Walther Stechow

Das Röntgen-Verfahren unter besonderer Berücksichtigung der militärischen Verhältnisse

Verlag
der
Wissenschaften

Walther Stechow

Das Röntgen-Verfahren unter besonderer Berücksichtigung der militärischen Verhältnisse

ISBN/EAN: 9783957007773

Auflage: 1

Erscheinungsjahr: 2016

Erscheinungsort: Norderstedt, Deutschland

Hergestellt in Europa, USA, Kanada, Australien, Japan
Verlag der Wissenschaften in Hansebooks GmbH, Norderstedt

Verlag
der
Wissenschaften

Bibliothek v. Coler.

Sammlung von Werken

aus dem

Bereiche der medizinischen Wissenschaften

mit besonderer Berücksichtigung

der militärmedizinischen Gebiete.

Herausgegeben von

O. Schjerning.

Band 18.

Das Röntgen-Verfahren

mit besonderer Berücksichtigung der militärischen Verhältnisse.

Von

Dr. **Stechow,**

Generalarzt und Korpsarzt des X. Armeekorps.

Berlin 1903.
Verlag von August Hirschwald.
NW. Unter den Linden 68.

Das

Röntgen-Verfahren

mit besonderer Berücksichtigung

der militärischen Verhältnisse.

Von

Dr. **Stechow,**
Generalarzt und Korpsarzt des X. Armeekorps.

Mit 91 Abbildungen.

Berlin 1903.
Verlag von August Hirschwald.
NW. Unter den Linden 68.

Vorwort.

Mit sicherem Gefühl hatte die Medizinal-Abteilung des Kriegsministeriums sofort die Bedeutung von Röntgen's wunderbarer Entdeckung erkannt und mit vorausschauendem Blick ohne Zögern die Mitarbeit militärischer Dienststellen auf diesem Gebiete angeordnet. So konnte hier von Anfang an der Entwicklungsgang verfolgt, die Eigentümlichkeiten militärischer Verhältnisse erforscht, die besten Methoden für die sich hier darbietenden besonderen Aufgaben aufgesucht werden. Daß die ersten Zeiten in angestrengter Arbeit nicht ohne mannigfache Schwierigkeiten und Enttäuschungen verliefen, ist erklärlich. Waren doch zunächst die Apparate unzulänglich, das Gebiet für die Verwendung der X-Strahlen unbekannt, die Fragestellung unsicher, die Methoden der Darstellung nicht ausgebildet. In überraschend kurzer Zeit jedoch, im Laufe weniger Jahre, war die anfängliche Unsicherheit, das Unzureichende aller an dem Verfahren beteiligten Faktoren geschwunden. Die Apparate erlangten rasch einen hohen Grad von Leistungsfähigkeit und Zuverlässigkeit, eine Uebersicht über die unter militärischen Verhältnissen vorkommenden Befunde wurde gewonnen, endlich wurden die Methoden der Untersuchung und Darstellung systematisch klargelegt sowie einfache, leicht zu handhabende und sichere Ergebnisse liefernde Verfahren ausfindig gemacht.

Die vorliegende Arbeit, hervorgegangen aus den Erfahrungen, welche bei Leitung zweier und bei Einrichtung mehrerer anderer Röntgenkabinette gewonnen wurden, gibt daher ein Bild sowohl von der Entwicklung der Methode in den Militärlazaretten als auch von dem dort bis jetzt erreichten Grad ihrer Ausbildung. Daß in den Militärlazaretten die überraschend schnellen Fortschritte der Technik stets alsbald nutzbar gemacht und in jährlich steigendem Maße zahlreiche Garnisonen mit den wertvollen Apparaten ausgerüstet werden konnten, ist der unausgesetzten energischen Förderung von seiten der Zentralstelle zu verdanken, welche hierdurch von Anfang an dem deutschen Heere einen wesentlichen Vorsprung vor anderen Armeen gesichert hat.

In dem Nachfolgenden soll dem Sanitätsoffizier eine Uebersicht über den Werdegang der Untersuchungsmethode, ihre jetzige Entwickelung, vor allem aber sichere Fingerzeige für sein eigenes praktisches Arbeiten gegeben werden. Es konnten nicht alle Verfahren aufgezählt werden, welche auf dem Wege über die richtige Fragestellung, eine einfache aber sichere Technik und brillante Bilder zu dem Endziel aller Anstrengungen, der richtigen Diagnose, führen. Angestrebt wurde aber, alle Apparate und Methoden so einfach zu behandeln, dass ein Mißgriff oder Fehlschlagen beim praktischen Arbeiten möglichst ausgeschlossen ist. Man darf sicher sein, daß bei genauer Beachtung der hier gegebenen Vorschriften die erreichten Resultate nichts zu wünschen übrig lassen.

Ohne Zweifel ist die gründliche Kenntnis und sichere Beherrschung des Röntgen-Verfahrens heutzutage für jeden Sanitätsoffizier notwendig, ja im Hinblick auf die im Kriege an jeden herantretenden Anforderungen fast unentbehrlich. Es wird daher ein weiteres Studium den Leistungen nur förderlich sein. Von einem besonderen Literaturverzeichnis wurde abgesehen, auf alles Wichtige ist in den Anmerkungen hingewiesen. Eine recht genaue Uebersicht der Literatur findet man bei Gocht, Lehrbuch der Röntgentechnik, Ferdinand Enke 1898, und bei Büttner u. Müller, Technik und Verwendung der Röntgen'schen Strahlen, Knapp 1900, ferner fortlaufend in den Fortschritten auf dem Gebiete der Röntgenstrahlen. Auf die letzte bemerkenswerte Veröffentlichung von Albers-Schönberg, Die Röntgentechnik, Gräfe u. Sillem 1903, welche erst nach Fertigstellung der vorliegenden Arbeit erschien, kann hier nur hingewiesen werden.

Den Herren Professor Raps, Ober-Ingenieur Raschorn und Ingenieur Rodde bin ich für ihre liebenswürdige Unterstützung bei Abfassung des technischen Teiles zu aufrichtigem Dank verpflichtet.

Dr. **Stechow.**

Inhaltsverzeichnis.

                                                Seite

1. Geschichte   1

    Röntgen's Entdeckung. Die vorhergehenden dazu führenden Erkenntnisse. Induktion, Entladungen in gewöhnlicher Luft, in verdünnten Gasen, Geissler'sche Röhren, Crookes'sche Röhren, Kathodenstrahlen, Lenard, Goldstein. Röntgenstrahlen, Entstehung, Eigenschaften, Natur der X.-Strahlen, Messung der Intensität, Wirkungen. Einführung der Apparate in die Armee. Ausstattung der Garnisonlazarette.

2. Apparate 27

   I. Der Induktor 27

      Wesen und Zweck des Induktors. Technischer Aufbau, primäre Spule, sekundäre Spule, Eisenkern. Wirkung der einzelnen Teile aufeinander beim Betrieb, Schließungs- und Oeffnungsstrom, Funkenbildung, Kondensator, Spannungen im sekundären Stromkreis. Größe der Induktoren für militärische Zwecke.

   II. Der Unterbrecher 39

      Selbsttätige Unterbrechung des Stromes.

     A. Einfache Unterbrecher 39

        Wagner'scher Hammer, Deprez-, Quecksilber-Unterbrecher, Interruptor von Foucault, Quecksilber-Wippe von Siemens & Halske.

     B. Motorunterbrecher 46

        Spitzenrad von Hofmeister, von Hauswald, von Thor Stenbeck und Balke. Unterbrecher mit Elektromotor und Exzenter von Siemens & Halske, Max Kohl, Ernecke, Voltohm-Gesellschaft, Hirschmann, Dr. Levy. Edison.

C. Turbinenunterbrecher 55
  Konstruktion der Allgemeinen Elektrizitäts-Gesellschaft für Gleichstrom und für Wechselstrom, Quecksilberstrahlunterbrecher nach Dr. Levy, Zentrifugen-Quecksilberunterbrecher und rotierender Unterbrecher mit Gleitkontakten von Hirschmann.

D. Elektrolytische Unterbrecher 62
  nach Wehnelt, nach Simon. Konstruktionen von Siemens & Halske, Hirschmann.

III. Die Stromquelle 72
  Akkumulatoren, Prinzip, Aufbau, Laden, Wartung. Gleichstrom. Wechselstrom. Gleichrichtung desselben. Graetz'sche Zellen. Apparat von Pollak. Grisson-Gleichrichter. Influenzmaschinen. Stromerzeugung mittelst kleiner Kraftmaschinen.

IV. Die Röntgenröhren 87
  Die ersten Formen. Anbringung der Antikathode. Jetzige Formen. Metallschirm von Hirschmann. Konstruktion von Wood. Nebenkugeln mit Gas haltenden Substanzen, Röhrchen von Palladium, Kapillarrohr. Selbstregulierende Röhren von Müller, Hirschmann. Abkühlbare Röntgenröhren, Metall-, Wasser-, Oelkühlung. Punktförmige Erzeugung der X-Strahlen. Einpolige Röntgenröhren. Ventilröhren.

V. Der Leuchtschirm 103
  Bariumplatincyanürschirm, Kryptoskop. Verstärkungsschirm.

3. Photographie 106
  Geschichtliches: Johann Heinrich Schulze, Nicéphore Niepce, Daguerre, Petzval, Einführung der Glasplatte durch Niepce de St. Victor, des Collodiums durch Le Gray, Harrison, Dr. Maddox, Trockenplatte mit Gelatine, Films. Entwickler. Die lichtempfindlichen Silbersalze.

  Negativverfahren 111
    Physikalische Entwicklung. Nasse Platten. Herstellung der Trockenplatten, farbenempfindliche Platten. Chemische Entwicklung der Trockenplatte, saure — alkalische, harte — weiche. Gang der Entwicklung, stufenweiser Aufbau des Bildes, Beurteilung der Dichtigkeit. Ueberexposition. Unterexposition. Besonderheiten der Röntgennegative. Vorsichtsmaßregeln beim Entwickeln, Films, Doppelfilms. Die einzelnen Entwickler. Eisenoxalat. Organische Entwickler, Pyrogallol, Hydrochinon, Metol, Rodinal, Glycin. Standentwicklung.

Inhaltsverzeichnis.

Schaukelapparate. Gleichzeitiges Entwickeln und Fixieren. Fixieren der Platten. Wässern. Härten. Trocknen. Abputzen. Verstärken. Abschwächen. Lackieren. Retouchieren. Signieren und Aufbewahren der Negative.

Positivverfahren 135

Auskopierverfahren, Chlorsilberkopieen. Wässern, Tonen, Fixieren, Tonfixierbad. Zurechtschneiden. Aufkleben, Satinieren. Kopierverfahren mit Entwicklung. Diapositive. Pausen.

4. Die Einrichtung der Röntgenstation 143

Aufnahmezimmer 143

Lage der Station, Dunkelkammer, Zimmer zur Fertigstellung der Bilder. Apparate für die Aufnahmen, Tische. Stative, besondere Apparate, um gleichmäßige Aufnahmen zu sichern, Schrauben, Winkel, Fußklotz, Metallzahlen, anatomische Werke, Skelett. Bleiblenden und Platten. Schutz gegen die X-Strahlen. Buchführung über die Aufnahmen.

Einrichtung der Dunkelkammer 161

Die rote Laterne. Seite für trockene Arbeiten, Bleibekleidung der Wand, Kassetten, Plattentaschen. Seite für nasse Arbeiten, Wasserleitung, Wanne zum Entwickeln, zum Wässern. Flache Schalen, Kuvetten zur Standentwicklung, Plattenböcke, Waage, Mensuren, Gaskocher, Diamant.

Zimmer zur Fertigstellung der Bilder 173

Beschneiden, Satinieren, Aufbewahrung der Platten.

5. Das praktische Arbeiten mit Röntgenstrahlen . . 175

Verwendung zu diagnostischen und therapeutischen Zwecken. Anwendung auf Mineralien, Pflanzen, den tierischen und menschlichen Körper. Art der Untersuchung, Schwierigkeiten bei der Deutung der erhaltenen Schattenbilder. Ueberlagerung der durch zentrale Projektion entstehenden Bilder. Entfernung der leuchtenden Röhre. Erkennung minimaler Abweichungen von der Norm. Gleichzeitige Aufnahme der gesunden Seite. Schema für Aufnahmen der gewöhnlichen Fälle. Größe und Qualität der photographischen Platten, Films, Expositionszeit. Aufnahme in zwei auf einander senkrechten Richtungen. Besondere Maßnahmen für den Kopf, Hals, Brustkorb, Bauch, Becken (Steine), Oberarm, Ellenbogen- und Handgelenk, genaue äußere Untersuchung, Finger, Hüftgelenk, Oberschenkel (Reitknochen), Kniegelenk (Sesambein), Fußgelenk, Füße. Besondere Methode für seitliche Aufnahmen. Fußgeschwulst, Brüche der Mittelfußknochen, Breithaupt, Weissbach, Pauzat, Poulet, Martin, Rittershausen, Stechow, Schulte, Kirchner, Busquet, Boisson und Chapotot, Nimier, Thiele, Muskat, Meiser, Thalwitzer, Blecher, Schmitz, Schipmann.

Befunde bei Röntgenaufnahmen, Behandlung ohne Röntgenuntersuchung. Os intermedium cruris.
Bestimmung der Lage von Fremdkörpern. Punktograph. Verfahren von Mackenzie, Schürmayer. Stereoskopische Aufnahmen Lambertz, Hildebrand, Chabaud, Walter. Stereoskopische Betrachtung, Apparat der Allgem. Elektr.-Gesellschaft, von Reiniger, Gebbert & Schall. Gewinnung scharfer Bilder von den Organen des Brustkorbes. Senkrechte Projektion mit einem Normalstrahlenbündel, Apparat von Behn, Orthodiagraph von Moritz, Guilleminot, Siemens & Halske, Hirschmann, der Allgemeinen Elektrizitäts-Gesellschaft. Sichtbarmachung einer Einschnittswunde durch eingelegte Bleiplatte.

Beurteilung vorgefundener Veränderungen . . . 241

Schädigungen durch Röntgenstrahlen . . . 244

Therapeutische Verwendung . . . 247

6. Transportable Röntgeneinrichtungen 250

Verwendung im Frieden. Apparate für Kriegszwecke, Ort ihrer Verwendung und Mitführung.

1. Geschichte.

Völlig unvermutet wurde im Herbst 1895 von Wilhelm Konrad Röntgen, Professor der Physik in Würzburg, eine neue Art von Strahlen aufgefunden, welche mit wunderbaren Eigenschaften begabt, ihrer Natur nach aber zunächst vollkommen rätselhaft waren. Aus letzterem Grunde gab ihnen der Entdecker vorläufig den Namen X-Strahlen. Die überraschte und infolge der bald sich herausstellenden hervorragenden praktischen Verwertbarkeit ausnahmsweise dankbare Mitwelt nannte sie jedoch alsbald Röntgenstrahlen. War diese Entdeckung auch keineswegs das Resultat planmäßiger vorausschauender Untersuchungen, so baute sie sich doch auf einer Reihe von Tatsachen auf, welche notwendiger Weise vorher bekannt sein mußten, bevor diese neue Strahlenart in die Erscheinung treten konnte. Es erscheint unerläßlich, den Weg zu betrachten, welcher vorher zurückzulegen war, ehe die Menschheit in den Besitz dieser ihren Aktionsradius mit einem Schlage zauberhaft erweiternden Strahlen gelangen konnte.

Michael Faraday[1]), der Schmiedsohn, den sein Genie vom einfachen Buchbindergehülfen zum größten Elektriker des 19. Jahrhunderts führte, hatte 1831 die Erscheinungen und Gesetze der Induktion aufgefunden. Aus diesen Entdeckungen waren im Laufe der nächsten Jahrzehnte die heute allbekannten Induktionsapparate hervorgegangen, von denen die kleineren zu medizinischen Zwecken gebraucht wurden,

---

1) Michael Faradays Leben u. Wirken von Silvanus P. Thompson, übersetzt von Agathe Schütte und Heinrich Dannehl. Halle a/S. 1900.

während die größeren mächtigen Apparate, wie sie zuerst Rühmkorff[1]) in Paris, später Stöhrer-Dresden in verbesserter Form lieferte, nur in physikalischen Laboratorien und etwa noch in Schaustellungen Verwendung fanden. Noch heute sind derartige Apparate gebrauchsfähig, und auch die X-Strahlen sind von Röntgen mit Hülfe eines Original-Rühmkorff entdeckt.

Der Induktionsappat besteht bekanntlich dem Prinzip nach nur aus zwei in einander gesteckten Rollen von isoliertem Kupferdraht mit einem Kern von weichem Eisen. In die innere dickere und kürzere wird unterbrochener Gleichstrom hineingeschickt, welcher im Augenblick des Entstehens und Verschwindens in dem äußeren dünneren und längeren Draht einen kurz dauernden Strom auftreten läßt. Letzterer ist von sehr viel geringerer Stärke, aber unvergleichlich höherer Spannung und bringt gerade vermöge der letzteren besondere Entladungserscheinungen hervor. Zum Induktor gehört dann noch ein Unterbrecher, welcher zumeist auf mechanische Weise das Oeffnen und Schließen des primären Stromes besorgt und ein Kondensator, eine Art Leydener Flasche, aus zahlreichen Lagen Stanniol und isolierendem Papier zusammengesetzt und gewöhnlich im Fuß des die Drahtrollen tragenden Gestelles untergebracht. Durch den Kondensator, dessen beide Belegungen die Unterbrechungsstelle des primären Stromes umfassen, wird die Wirkung des ganzen Apparates bedeutend gesteigert. Es mag an dieser Stelle genügen, festzuhalten, daß die freien Enden der sekundären Spule die beiden Pole einer elektrischen Kraftquelle darstellen, von denen ein im wesentlichen nach einer Richtung verlaufender Strom abgenommen und in seinen Wirkungen unter verschiedenen äußeren Bedingungen untersucht werden kann. Die einzelnen Teile des Induktors sollen später genauer besprochen werden. Hier handelt es sich nur darum, festzustellen, welche Wirkungen des sekundären Stromes vor Röntgen bekannt waren.

Man kann die Erscheinungen einteilen in solche, welche bei gewöhnlichem Luftdruck und solche, welche im gasverdünnten Raum auftreten.

Infolge der hohen Spannung, unter welcher die Elektri-

---

[1] Heinrich Daniel Rühmkorff, ein deutscher Erfinder. Ein Lebensbild zu seinem 100. Geburtstage von Emil Kosack, Diplom. Ingenieur. Hahn'sche Buchhandlung, Hannover 1903.

zität im sekundären Stromkreis erzeugt ist, vermag der ausgleichende Funke viel größere Widerstände zu überwinden als der schwach gespannte primäre Strom. Das auffallendste ist daher zunächst die große Schlagweite in gewöhnlicher Luft, welche besonders hervortritt, wenn der positive Pol eine Spitze, der negative eine Platte bildet. Der im Zickzack herumwandernde Entladungsfunke in Verbindung mit dem knatternden Geräusch erinnert durchaus an die Erscheinung des Blitzes, und diese Darstellung eines Gewitters im Kleinen war lange Zeit die einzige Verwendung der großen Funkeninduktoren. Für die kleineren fanden sich allmählich mehrere wichtige Anwendungsgebiete, so zur Beobachtung der Spectra, welche bei Benutzung verschiedener Metalle als Elektroden entstehen, zur gleichzeitigen Zündung beliebig vieler Minen[1], seit Anfang der sechziger Jahre des 19. Jahrhunderts zur Entzündung des Gasgemisches in der Lenoir'schen Gasmaschine und schließlich zu physiologischen und therapeutischen Zwecken. Daß sie gegenwärtig zur Entzündung des Gasgemisches in den Automobilfahrzeugen in ausgedehntem Gebrauch sind, ist ebenfalls bekannt.

Der in gewöhnliche Luft übergehende Funke besteht deutlich aus einem hellen Lichtstreifen in der Mitte, welcher nach Beobachtungen Lissajous im rotierenden Spiegel nur von momentaner Dauer ist und durch einen gegen den Funken gerichteten kräftigen Luftstrom nicht beeinflußt wird. Er ist umgeben von einer weniger hell leuchtenden, aber länger dauernden Aureole, welche durch den Luftstrom zur Seite geblasen werden kann. Lichtstreif und Aureole sind auch trennbar durch die Einwirkung eines kräftigen Magneten, zwischen dessen Polen die Entladung vor sich geht. Die Aureole wird dabei zu einer halbkreisförmigen Scheibe zusammengedrückt, welche sich stets so einstellt, daß ihre Stromrichtung die gleiche ist, wie diejenige der Molekularströme in den Magnetpolen.

---

[1] Die erste Minenentzündung nach Rühmkorff'scher Methode fand 1853 durch den Genieoberstleutnant Verdu statt. S. Zickler, Die elektrische Minenzündung. 1888. S. 64. J. J. 1854 wurde hiervon in grossartigster Weise von du Moncel beim Bau des Hafens von Cherbourg Gebrauch gemacht, indem durch Explodieren sehr grosser Minen, deren jede 4000 Kg Pulver enthielt, Felsboden von etwa 300000 cbm Gesamtmasse abgetrennt wurde.

Ueber die Form der Entladung in gewöhnlicher Luft hat B. Walter[1]) genaue photographische Aufnahmen an einem Funken von 8 cm Länge gemacht. Danach stellt sich zuerst eine mehrfach sich wiederholende und sich immer weiter vorschiebende Büschelentladung am positiven Pol ein, welcher vom negativen Pol her jedesmal eine schwächere Büschelung entgegen kommt. Die Form der Büschelung ist bei jedem Stoß fast dieselbe und die Hauptentladung folgt genau dem dadurch vorgezeichneten Wege. An dem ganzen Funken ließen sich fünf steigende Entladungen nachweisen, deren Dauer etwa $9 \cdot 10^{-4}$ Sekunden betrug.

Eine Fülle neuer und überraschender Erscheinungen tritt ein, wenn der Induktionsfunke durch den gasverdünnten Raum übergeht[2]). Vor allem fällt auf, daß der Widerstand der Gase mit zunehmender Verdünnung sinkt und daß daher die Pole der Funkenstrecke erheblich weiter auseinanderrücken können. Dabei nimmt das knatternde Geräusch allmählich ab, vom positiven Pol her erstreckt sich ein purpurroter deutlich quergeschichteter Lichtschein bis nahe an den negativen Pol, der von tiefblauem Licht umhüllt ist. Zwischen beiden Lichtarten in der Nähe des negativen Poles erscheint stets ein vollkommen dunkler Zwischenraum. Obwohl das vom positiven Pol ausgehende Licht scheinbar kontinuierlich ist, geht die Entladung dennoch stoßweise, wenn auch sehr rasch hintereinander, vor sich. Dies hat Poggendorf durch folgenden Versuch am deutlichsten nachgewiesen. Eine Pappscheibe wird in drei konzentrischen Kreisen mit schwarzen Flecken beklebt. In regelmäßigem Abstand erhält der innere Kreis 8, der mittlere 9, der äußere 10 derselben. Wird nun die Scheibe im Licht der vorher erwähnten Entladung in allmählich steigende Drehung versetzt, so wird bald eine Geschwindigkeit erreicht, bei welcher die Flecke des mittleren Kreises stillzustehen, die des inneren rückwärts, die des äußeren vorwärts zu laufen scheinen. Die sekundäre Entladung tritt nur jedesmal bei Unterbrechung des primären Stromes auf. Das scheinbare Stillstehen des Kreises mit 9 Flecken

---

[1]) Wiedemanns Annalen 1898 Bd. 66 S. 636 und 1899 Bd. 68 S. 776.

[2]) Diese Verhältnisse sind zuerst 1854 von Gassiot in Frankreich und ausführlicher 1858 von Plücker in Bonn untersucht worden.

erfolgt offenbar dann, wenn die Scheibe sich in der Zwischenzeit genau um $360/9$ d. i. 40^0 gedreht hat.

Die weiteren Erscheinungen der Funkenentladung im gasverdünnten Raume werden am besten in Glasröhren mit eingeschmolzenen Platinpolen beobachtet, wie sie zuerst mustergültig von dem mit Plücker arbeitenden Glasbläser Geißler in Bonn hergestellt wurden. Diesen Geißler'schen Röhren kann wie bekannt die allermannigfachste Gestalt in bezug auf Länge und Weite und der verschiedenste Inhalt gegeben werden. Es zeigt sich dann, daß die Qualität des von dem positiven Pol ausgehenden Lichtes abhängt von der Natur des Gases, welches den Innenraum in verdünntem Zustande erfüllt, ferner von der verschiedenen Weite des Gefäßes und endlich von der Spannung des durchgehenden Stromes. Allen diesen Erscheinungen ist aber eines gemeinsam, nämlich die Tatsache, daß der vom positiven Pol ausgehende Lichtschein allen Krümmungen und Windungen der ihm angewiesenen Bahn getreulich folgt. Hierdurch ist es möglich, mit solchen Geißler'schen Röhren lange Namenszüge, leuchtende Kronen für Ballettänzerinnen, phantastische rotierende Räder und ähnliche namentlich Laien erfreuende Farbeneffekte zu stande zu bringen. Im Laboratorium finden solche sorgfältig gearbeiteten Röhren Verwendung, um die Spektren der verschiedenen Gase zu untersuchen.

Daß bei länger dauernder Durchleitung des Stromes die negative Elektrode korrodiert wird, wurde bald erkannt, ebenso, daß Aluminium hiergegen verhältnismäßig am unempfindlichsten ist.

Eine weitere Eigenschaft der Funkenentladung wurde schon bei den Geißler'schen Röhren verwendet, nämlich die Fähigkeit, in einer großen Reihe bestrahlter Körper Fluoreszenz zu erzeugen. Dies ist die Eigenschaft unter dem Einfluß auffallenden Lichtes in einem besonderen, nach der Natur des Körpers verschiedenen Licht zu leuchten.

Eine große Reihe von Körpern teils fest teils in Flüssigkeiten gelöst, zeigen diese Erscheinung. Edelsteine, in dieser Weise bestrahlt, senden herrliche Farben aus. Uranglas erstrahlt hellgrün, wovon oft bei Geißler'schen Röhren Gebrauch gemacht wird. Verschiedene Pflanzenextrakte, Aesculin, Chlorophyll, Chinin sulfur. etc. schillern in besonderem Schein. Bei Morin aus Cubaholz ist in Verbindung mit Tonerde die Empfindlichkeit so groß, daß, wie Goppelsröder gefunden hat, bei einem Gehalt von $1/600$ mg Tonerde in 1 cbm Wasser auf Zusatz von Morinlösung noch deutlich grüne Fluoreszenz auftritt.

Das Gemeinsame in der großen Mannigfaltigkeit der hierher gehörigen Erscheinungen ist nach Stokes allerdings nicht unbestritten gebliebener Regel, daß das auffallende Licht in Strahlen größerer Wellenlänge verändert wird. Von größter Wichtigkeit ist das Verhalten der Doppelsalze Kaliumplatincyanür und Bariumplatincyanür. Papiere, auf welche diese Salze in dünner Lage befestigt sind, fluoreszieren verhältnismäßig stark, das erstere bläulich, das letztere in gelblichgrünem, also für unser Auge besonders wirksamen Licht. Dabei ist es ganz gleichgültig, ob die erregenden Strahlen schon an sich sichtbar sind oder außerhalb der Grenze unseres Sehvermögens liegen. Diese Salze haben also die höchst wertvolle Eigenschaft, auch unsichtbare Strahlen in eine für unser Auge lesbare Wellenlänge zu übersetzen und sind daher schon lange in den Laboratorien zum Nachweis der ultravioletten Teile des Spektrums und anderer Strahlenarten in Gebrauch.

In den bisher betrachteten Geißler'schen Röhren war die Verdünnung bis auf etwa 2 mm Hg-Druck, d. h. also auf ungefähr $1/300$ des gewöhnlichen Atmosphärendruckes getrieben, was schon nur durch ziemlich zeitraubende Manipulationen mit der Quecksilberluftpumpe zu erreichen ist. Eine Reihe neuer Erscheinungen wurde bekannt, als man die Verdünnung der in den Röhren eingeschlossenen Gase noch weiter auf $1/100000$ bis $1/1000000$ trieb. Dies geschah zuerst 1869 von Hittorf[1]), später in umfassenderer Weise von Crookes. Durch diese Untersuchungen wurde mit einem Male der bisher kaum beachtete negative Pol als der Sitz bemerkenswerter Kraftäußerungen erkannt.

Bleibt die Röhre in Verbindung mit der stetig arbeitenden Luftpumpe und werden von Zeit zu Zeit Entladungen hindurchgeschickt, so sieht man, daß der rötliche Lichtschein sich bei sinkendem Druck immer mehr auf den positiven Pol zurückzieht und das bläuliche Glimmlicht in der Nähe des negativen Poles immer weiter verrückt. Diese von der Kathode ausgehenden Strahlen haben aber mehrere merkwürdige und unerwartete Eigenschaften. Zunächst gehen sie stets gradlinig fort, während der positive Lichtschein allen Krümmungen

---

[1]) Poggendorffs Annalen Bd. 136 S. 1 und 197.

folgte. Sie versetzen die getroffene Glasstelle in lebhafte
Fluoreszenz und erhitzen sie bald so, daß das Glas schmilzt
und eingedrückt wird. Von Crookes rührt der schöne Versuch her, in den Gang der Kathodenstrahlen ein Metallkreuz
zu bringen, von dem alsdann auf der gegenüberliegenden
Wand der Glasbirne ein Schattenbild sich abzeichnet. Wird
nunmehr das in einem Scharnier bewegliche Kreuz umgeworfen, so erscheint der vorige Schatten heller als der umgebende Grund. Das geschützt gewesene Glas ist anscheinend
ausgeruht und ähnlich der Retina des Auges an diesen Stellen
jetzt für kurze Zeit lebhafterer Reaktion fähig. Leichte
Körper, wie ein auf Glasschienen laufendes Rädchen mit
Glimmerschaufeln vermögen die Kathodenstrahlen in Bewegung
zu setzen und nach dem positiven Pol hinzutreiben. Infolge
ihrer unter allen Umständen geradlinigen Richtung können
sie von Kathoden, welche die Gestalt eines Hohlspiegels
haben, konzentriert und auf einen Punkt im Inneren der
Birne zu vereinigter Wirkung gebracht werden. Schon
Crookes zeigte, daß ein im Brennpunkt angebrachtes Platinblech bei hinreichender Stromstärke bis zur Weißglut erhitzt
werden kann. Er stellte ferner fest, daß, während der positive Lichtschein in weniger evakuierten Röhren sich der Einwirkung eines Magneten gegenüber verhält wie die Aureole
in gewöhnlicher Luft, die Kathodenstrahlen in eigentümlicher
Weise abgelenkt werden.

Die Erklärung für diese merkwürdigen Erscheinungen
entnahm Crookes der kinetischen Gastheorie. Danach befinden sich die Moleküle eines Gases dauernd in äußerst
raschen gradlinigen Bewegungen, deren Richtung nur geändert wird durch Anprallen an andere Moleküle und die einschließende Gefäßwand. An letzterer kommt die Summe
aller darauf treffenden Stöße als Druck zum Vorschein.
Wird nun in einem gegebenen Raum das Gas dauernd verdünnt, die Zahl der Moleküle also vermindert, so wird auch
die Zahl der Zusammenstöße der Moleküle unter einander
geringer werden und es läßt sich theoretisch eine Verdünnung denken, bei welcher derartige Zusammenstöße nicht
mehr stattfinden und die Moleküle gradlinig von einer Gefäßwand zur andern ihre Bahn verfolgen können. Dann ist die
Materie unter ganz andern Bedingungen und zu ganz andern
Leistungen befähigt. Diesen Zustand glaubte Crookes in
seinen evakuierten Röhren erreicht zu haben und bezeichnete

ihn als vierten Aggregatzustand oder nach einer Ausdrucksweise Faraday's als strahlende Materie. Findet durch so verdünnte Materie eine elektrische Funkenentladung statt, so sollten die Moleküle von der Kathode mit großer Gewalt fortgeschleudert werden und in gradlinigen Bahnen verlaufend die beobachteten Wirkungen ausüben. Diese Hypothese fand eine Stütze in der Tatsache, daß bei längerer Funkenentladung die Kathode korrodiert und ihre Substanz als verschieden gefärbter Niederschlag auf der gegenüberliegenden Wand abgelagert wird.

Andere Forscher[1]) neigen zu der Ansicht, daß in den Kathodenstrahlen elekrische Longitudinalstrahlen vorliegen, welche bei 5 mm Quecksilberdruck eine Fortpflanzungsgeschwindigkeit gleich $^2/_{300}$ und bei 1,2 mm Druck eine solche von $^1/_{300}$ Lichtgeschwindigkeit besitzen.

Daß unter gewissen Bedingungen innerhalb eines sehr verdünnten Gases besondere Strahlen, Kathodenstrahlen, entstehen und hier auch Wirkungen äußern können, war somit erkannt. Allein nach außen hin war ihr Gebiet begrenzt durch die Glaswand, welche sie nicht zu durchdringen vermochten. Hertz, welcher die Zusammengehörigkeit von Licht und elektrischen Wellen auffand, zeigte, daß die Kathodenstrahlen auch durch äußerst dünne Schichten von Aluminium hindurchgehen und seinem Schüler Lenard[2]) gelang es, indem er in die Glaswand ein kleines Stück Aluminiumfolie einsetzte, nachzuweisen, daß Kathodenstrahlen hindurchtreten und auch außerhalb in gewöhnlicher Luft wirksam sein können. Er fand, daß sie sich von dem Aluminiumfenster aus nach allen Richtungen gradlinig fortsetzen, die Haut und das Auge nicht affizieren, dagegen die photographische Platte schwärzen, dünne Metallfolien durchdringen, aber von einer vollkommen durchsichtigen Quarzplatte aufgehalten werden. Sie dringen in das Innere metallisch abgeschlossener Räume, entladen positiv oder negativ elektrisch geladene Körper und durchsetzen mit größter Leichtigkeit einen völlig luftleeren Raum, in welchem sie nicht entstehen können. Die verschiedenen Gase verhalten sich wie trübe Medien gegenüber den Lichtstrahlen, sie absorbieren die Kathodenstrahlen entsprechend ihrer Dichte, bei höheren Verdünnungen verschwinden jedoch diese Verschiedenheiten der

---

1) G. Jaumann, Wiedemanns Annalen 1899 Bd. 67 S. 741.
2) Wiedemanns Annalen 1894 Bd. 51 S. 225.

verschiedenen Gase. Es gibt mehrere Arten von Kathodenstrahlen; bei geringer Verdünnung erzeugte verbreiten sich diffuser als in höherer Verdünnung entstandene. Bei den uns bekannten Lichtstrahlen findet sich das Analogon, daß kurzwelliges Licht in optisch trüben Medien mehr zerstreut wird als langwelliges.

Alle diese Beobachtungen ergaben sehr viel Aehnlichkeiten, aber auch eine ganze Reihe von den gewöhnlichen Lichtstrahlen abweichender Eigenschaften. Lenard schloß daher, daß die Kathodenstrahlen auf außerordentlich feinen Vorgängen im Aether beruhen müßten, bei welchen schon jedes einzelne Molekül als gesondertes Hindernis auftritt. Die Gasmoleküle trüben den Aether und hierbei kommt keine andere Eigenschaft von ihnen in Betracht als ihre Masse. Lenard faßt die Erscheinungen der Kathodenstrahlen also streng als Wellenphänomene im Aether auf. Später wies Lenard[1]) nach, daß Kathodenstrahlen auch im luftleeren Raum entstehen, wenn ultraviolette Strahlen auf eine darin befindliche Aluminiumelektrode fallen.

Sehr eingehende Untersuchungen über die Kathodenstrahlen verdanken wir Goldstein[2]). Er fand, daß das von der Kathode nach der Anode ausstrahlende Licht drei Schichtungen zeigt, welche in verdünnter Luft chamoisgelb, bläulich (gewöhnlich dunkler Raum, dark space, genannt) und rein blau erscheinen. Die erste und zweite Schicht bestehen aus gradlinigen Strahlen, welche die dritte Schicht durchdringen. Die erste Schicht ist sehr wenig entwickelt, die zweite weiter reichend, beide gehen nicht um Ecken des Glases herum. Die Eigenschaft Phosphoreszenz des Glases und starke Erwärmung zu erregen kommt nur den Strahlen der zweiten Schicht zu. In ihr werfen dem Strahlengang entgegenstehende Körper Schatten. Die Strahlen der dritten Schicht entstehen an den Strahlen der zweiten Schicht und breiten sich nach allen Richtungen gleichmäßig aus. Sie erfüllen den gesamten Raum der Vakuumröhre. Körper werfen in ihnen keinen Schatten, sobald in den hinter ihnen

---

1) Annalen der Physik, 4. Folge. 1900 Bd. 2 S. 359.
2) Sitzungsberichte der Kgl. Preuss. Akademie der Wissenschaften. 1886 S. 691, 1892 S. 827, 1897 S. 905.
Wiedemanns Annalen. 1894 Bd. 51 S. 622, Ebenda 1899 Bd. 67 S. 84.

liegenden Raum nach von anderen Punkten der zweiten
Schicht Strahlen dritter Ordnung gelangen können. Werden
Metallfolien in den Gang der Strahlen der zweiten Schicht
gebracht, so dringen diese um eine gewisse Tiefe ein und
erregen hier eine diffuse Strahlung, von welcher gewöhnlich
nur der nach rückwärts reflektierte Teil zur Wahrnehmung
kommt. Ist die Dicke der Wand kleiner als diese Ein-
dringungstiefe, so gelangen Strahlen hindurch. Das sind die
Lenard'schen Strahlen. Von der Rückseite einer mit
Löchern versehenen Kathode gehen gelbe Strahlen aus, welche
Goldstein Kanalstrahlen nannte. Sie scheinen identisch zu
sein mit der gelben ersten Schicht an der Vorderseite. Ihr
Verlauf ist stets so, als ob sie die rückwärtige Verlängerung
eines blauen Strahls der zweiten Schicht wären. Sie erregen
nur in sehr geringem Grade Fluoreszenz, verstäuben das
Metall der Kathode nicht und sind durch einen Magneten zu
beeinflussen. Feste Körper werfen in ihnen Schatten wie
in den bläulichen Kathodenstrahlen der zweiten Schicht.
Wehnelt[1]) fand, daß die der Kathode anliegende erste
Schicht und die Kanalstrahlen identisch sind und den End-
weg der positiven Bewegung darstellen. Diese positive
Strahlung ist stets normal zur Kathode gerichtet, wirft von
Körpern, welche innerhalb des dunkeln Kathodenraumes aufgestellt werden, Schatten auf die Kathode und wirkt oxydierend, während die Kathodenstrahlen, wie Villard gezeigt
hat, reduzieren.

Wehnelt[2]) wies ferner nach, daß bei steigender Eva-
kuierung der Röhren der Konvergenzpunkt der Kathodenstrahlen
von der Kathode weiter abrückt, daß hier eine völlige Durch-
kreuzung der Strahlen stattfindet und daß neben diesen
längst bekannten Kathodenstrahlen noch andere existieren,
welche nahezu parallel der Rohraxe unabhängig von der Lage der
Kathode verlaufen. Ihre Leuchtkraft ist viel geringer, die
von ihnen entworfenen Schattenbilder stets aufrecht, während
bei den Strahlen erster Ordnung sich die Lage des Schattens
nach der Stellung des Körpers und des auffangenden Schirmes
zu dem Schnittpunkt der Strahlen ändert.

Er fand ferner[3]), daß der dunkle Raum von der

---

1) Wiedemanns Annalen 1899 Bd. 67 S. 421.
2) Wiedemanns Annalen 1899 Bd. 68 S. 584.
3) Wiedemanns Annalen 1898 Bd. 65 S. 511.

Kathode sich vollkommen wie ein Dialektrikum, etwa wie Paraffinöl verhält, daß er den Entladungen des positiven Poles ein plötzliches Hindernis entgegensetzt und daß daher die Entladungen einen disruptiven Charakter annehmen.

E. Wiedemann[1]) bestätigte die starke Erhöhung des Entladungspotentiales beim Eintritt der Anode in den dunkeln Kathodenraum. Er fand, daß die Vereinigung der positiven und negativen Elektrizität in den Glimmlichtstrahlen stattfindet und daß der Strom von der positiven Elektrode durch die positive Lichtsäule, das Glimmlicht und alsdann erst durch den dunkeln Kathodenraum geht.

Entstehen an derselben Kathode nebeneinander parallel verlaufende Kathodenstrahlen, so kommen Deflexionen zu stande, wie von E. Wiedemann[2]) gefunden wurde.

Nach Untersuchungen von A. Kaufmann[3]) ist die Ablenkbarkeit der Kathodenstrahlen durch den Magneten allein bedingt durch die Potentialdifferenz zwischen Anode und Kathode und unabhängig von dem Gasdruck, der Natur der Gasfüllung und dem Elektrodenmaterial. Zu einer bestimmten Potentialdifferenz gehört eine bestimmte Ablenkbarkeit und zwar ist diese umgekehrt proportional der vorhandenen Potentialdifferenz. Auch durch elektrische Schwingungen sind die Kathodenstrahlen ablenkbar[4]).

Auf die Salze der Alkalimetalle[5]) üben die Kathodenstrahlen eine merkwürdige Wirkung aus, indem gefärbte Modifikationen entstehen, in denen Subchloride u. s. w. vermutet werden.

Goldstein[6]) hat auch hierüber genaue Untersuchungen angestellt und gefunden, daß außer den Alkalisalzen sehr viele andere Körper ebenfalls Nachfarben zeigen, wenn sie vor oder während der Bestrahlung erwärmt werden, ferner,

---

1) Wiedemanns Annalen 1897 Bd. 63 S. 242.
2) Wiedemanns Annalen 1897 Bd. 63 S. 246.
3) Wiedemanns Annalen 1897 Bd. 61 S. 544.
4) Ebert, Wiedemanns Annalen 1898 Bd. 64 S. 240. Vergl. auch Jaumann, Ebenda S. 262.
5) Wiedemann u. Schmidt in Wiedemanns Annalen 1898 Bd. 64 S. 78.
6) Tätigkeitsbericht der Physikalisch-technischen Reichsanstalt 1895 u. 1896, Sitzungsberichte der Königlich Preuss. Akademie der Wissenschaft zu Berlin 1901 S. 227.

daß es zwei Klassen von Nachfarben gibt, die sich durch die Entstehung und ihre Dauerhaftigkeit gegenüber gewöhnlichem Licht unterscheiden. Er hält es für möglich, daß hierbei nicht die Bildung von Subhaloiden im Spiele ist, sondern die Bildung von allotropen Modifikationen des betr. Salzes. Die Nachfarben werden auch durch die Entladungsfunken der Leydener Flasche erzeugt. Bezüglich der Natur der Einwirkung neigt Goldstein zu der Auffassung, daß die Kathodenstrahlen vielleicht nur dadurch wirken, daß sie bei jedem Anprall an feste Substanzen ultraviolettes, also chemisch wirksames Licht erzeugen.

Die Kathodenstrahlen erteilen Körpern, auf welche sie fallen, negative Ladung[1]). Lenard[2]) fand später, daß sie in jeder Hinsicht sich verhalten wie bewegte, negative Ladung führende Massen. Sie führen dieselbe auch in einen auf das äußerste evakuierten Raum und durch feste Dielektrika hindurch. Ihre Fortpflanzungsgeschwindigkeit ist von Des Coudres[3]) auf über 200 Kilom. in der Sekunde gefunden worden.

Mit Röhren, welche derartige Kathodenstrahlen ergeben, experimentierte Röntgen im Herbst 1895 und machte hierbei eine ebenso überraschende, wie ungeahnte Entdeckung. Sein erster Bericht hierüber[4]) rief ungeheures Erstaunen sowohl in der physikalischen wie in der medizinischen Welt hervor, denn man begriff sofort, daß man es mit einem neuen Agens zu tun hatte, von dessen weiterer Vervollkommnung und Nutzbarmachung die schönsten Erfolge in der Medizin zu erhoffen waren.

Gleich in seiner ersten Veröffentlichung hat Röntgen die Eigenschaften der neuen Strahlenart derart umfassend festgelegt, daß wesentlich Neues später nicht hinzugekommen ist. Als die hauptsächlichsten Eigentümlichkeiten bezeichnete er folgende:

1. Die Strahlen sind für das Auge nicht wahrnehmbar.
2. Sie durchdringen geradlinig feste Körper, welche für

---

1) Perrin, Comptes rendus 1895 Bd. 121 S. 1130.
2) Wiedemanns Annalen 1898 Bd. 64 S. 279.
3) Verhandlungen der Physikalischen Gesellschaft zu Berlin 1895 Bd. 14 S. 85.
4) Sitzungsberichte der Würzburger Physikalisch-medizinischen Gesellschaft, Dezember 1895.

Lichtstrahlen undurchgängig sind, wobei außer der Dichte noch andere Momente wirksam sein müssen. Schwarzer Karton, ein Buch von 1000 Seiten, Holz und Hartgummi von mehreren Zentimetern Dicke, Metalle in dünnen Folien, endlich die Weichteile der Hand zeigen sich durchlässig, deutlich heben sich im Schattenbild die dunkleren Knochen davon ab.
3. Sie bringen in zahlreichen Körpern Fluoreszenz hervor und beeinflussen die photographische Platte, wobei es zunächst fraglich bleibt, ob diese Wirkung direkt erfolgt oder indirekt durch Erregung von Fluoreszenz im Glas oder in der Gelatineschicht.
4. Brechung oder Reflexion ist nicht nachweisbar. Es können daher mit den X-Strahlen nicht Bilder, wie mit Linsen in der Kamera, sondern nur Schattenbilder aufgenommen werden. Pulver sind ebenso durchlässig wie kohärente Körper, es ist gleichgültig ob die Oberfläche der Körper rauh oder poliert ist.
5. Von Kathodenstrahlen unterscheiden sie sich dadurch, daß sie in weit geringerem Grade von Luft absorbiert und daß sie durch den Magneten nicht abgelenkt werden.
6. Sie entstehen an der Stelle, wo die Kathodenstrahlen die Glaswand treffen, jedoch auch an Aluminium und anderen Metallen.

In einer zweiten Mitteilung[1]) fügte Röntgen noch einige Punkte hinzu, welche sich dahin zusammen fassen lassen:
7. Die X-Strahlen entladen positiv oder negativ elektrisch geladene Körper und zwar dann, wenn bestrahlte Luft an ihnen vorbeistreicht. Eine Entladung findet ebenso statt, wenn die geladenen Körper sich in trockenem Wasserstoff befinden. In stark evakuierten Räumen geht die Entladung sehr viel langsamer vor sich. Die bestrahlte Luft verliert ihre entladende Eigenschaft durch Berührung mit einem Körper von großer Oberfläche z. B. beim Durchstreichen durch Watte oder zahlreiche feine Drahtgitter.
8. Manchmal ist Einschaltung eines Tesla'schen Appa-

---

1) Sitzungsberichte der Würzburger Physikalisch-medizinischen Gesellschaft, 9. März 1896.

rates (Condensator und Transformator) zur Erzielung kräftiger X-Strahlen vorteilhaft.

9. Läßt man Kathoden-Strahlen auf die vordere Seite einer zur Hälfte aus Platin zur anderen Hälfte aus Aluminium bestehenden Platte fallen, so ergibt die Aufnahme mit der Lochkamera, daß von der Vorderseite des Platins sehr viel mehr X-Strahlen ausgehen, als von dem benachbarten Aluminium. Auf der Rückseite dagegen sendet das Platin fast gar keine, das Aluminium verhältnismäßig viel X-Strahlen aus. Letztere müssen daher an der Vorderseite entstanden und durch das Aluminium in großer Menge hindurchgegangen sein.

In einer dritten Veröffentlichung vom März 1897 teilt Röntgen[1]) mit, daß Luft, während sie mit X-Strahlen bestrahlt wird, nach allen Seiten ähnliche Strahlen aussendet, wodurch Beugungserscheinungen vorgetäuscht werden können. Die an einer Platinplatte entstehenden X-Strahlen erfüllen eine Halbkugel bis nahe zum Rande fast gleichmäßig. Erst bei einem Emanationswinkel über $80°$, hauptsächlich aber von $89°—90°$ findet eine deutliche Verminderung der Intensität statt. Die kräftigsten und schärfsten Bilder werden daher erhalten, wenn man die unter etwa $80°$ von der Platinplatte abgehenden Strahlen zur Bilderzeugung verwendet. Inbetreff der Durchlässigkeit ermittelte er, daß, wenn man sich die durchstrahlten Körper in zur Strahlenrichtung senkrechte gleich dicke Schichten zerlegt denkt, jede dieser Schichten für die in sie eindringenden Strahlen durchlässiger ist als die vorhergehende. Sind von verschiedenen Körpern zwei Platten von bestimmter Dicke gleich durchlässig, so braucht diese Gleichheit nicht mehr zu bestehen, wenn man die Dicke im gleichen Verhältnis ändert. War z. B. in einem Fall eine einfache Platinschicht gleich durchlässig wie eine sechsfache Aluminiumschicht, so entsprach eine doppelte Platinschicht nicht einer zwölffachen, sondern einer sechzehnfachen Aluminiumschicht. Durch die Prüfung der von einer Röhre in verschiedenen Stadien der Luftverdünnung ausgesandten X-Strahlen kam Röntgen zu der Ueberzeugung,

---

1) Sitzungsberichte der Königl. Preuss. Akademie der Wissenschaften 1897 mitgeteilt in Wiedemanns Annalen 1897 Bd. 64 S. 18.

daß solche Strahlen bei einer Breite des Druckes von 3.1 mm bis unter 0.0002 mm Quecksilber entstehen können, daß zunächst (bei weichen Röhren) die mehr absorbierbaren, später die mehr penetrierenden erhalten werden und daß die Zusammensetzung der Strahlen, welche eine mit Platinanode versehene Entladungsröhre aussendet, wesentlich durch den zeitlichen Verlauf des Entladungsstromes bedingt ist. Wird vor eine sehr weiche Röhre eine Funkenstrecke oder ein Tesla-Transformator geschaltet, also nichts geändert als die Form der Entladung, so werden sogleich sehr viel durchdringendere Strahlen erhalten, während Einlassen von Luft in eine hart gewordene Röhre dieselbe weicher macht. Aehnlich wie gewöhnliches weißes Licht besteht auch die von einer Vakuumröhre ausgesandte Strahlung aus einem Gemisch von Strahlen verschiedener Absorbierbarkeit und Intensität.

Bezüglich der Parallelität, welche etwa zwischen den photographischen und Fluoreszenzwirkungen verschiedener Arten von X-Strahlen besteht, wurde folgendes gefunden. Sind eine harte und eine weiche Röhre auf den beiden Hälften eines nach Art eines Photometers eingerichteten Fluoreszenzschirmes auf gleiche Helligkeit eingestellt und wird nunmehr eine photographische Platte an den Ort des Schirmes gebracht, so ergibt die Bestrahlung mit der weichen Röhre erheblich stärkere Schwärzung, offenbar weil die weicheren Strahlen in höherem Maße absorbiert werden, als die durchdringenderen.

Die alsbald an allen Orten einsetzenden Untersuchungen brachten eine Reihe neuer Thatsachen an das Tageslicht.

G. Brandes und E'Dorn[1]) legten am 7. 5. 1896 der Berliner Akademie der Wissenschaften eine Untersuchung vor, bei welcher sie gefunden hatten, daß durch X-Strahlen eine Lichtempfindung im Auge entsteht, welche bei einer bestimmten Schlagweite, etwa 5—6 cm, am deutlichsten bemerkbar war. Die Empfindung war fast gleich stark im linsenlosen wie im normalen Auge und nicht veranlaßt durch Fluoreszenzwirkung auf irgend welche Teile des inneren Auges. Die Linse zeigte keine besondere Absorption der X-Strahlen. Sehpurpur wurde von ihnen nicht verändert.

---

[1]) Wiedemanns Annalen 1897 Bd. 60 S. 478. S. auch Dorn, Zur Sichtbarkeit der Röntgenstrahlen, Wiedemanns Annalen 1898 Bd. 64 S. 620.

Eine ähnliche Beobachtung war von Röntgen[1]) schon im November 1895 gemacht, wurde jedoch erst später mitgeteilt, zugleich mit einer Abänderung des Versuches. Hält man dicht vor das offene oder geschlossene Auge einen schmalen Metallspalt und bringt den mit einem schwarzen Tuch dicht umhüllten Kopf in die Nähe der Entladungsröhre, so sieht man einen hellen Streifen, der bei Bewegung des Spaltes in horizontaler Richtung andere Gestalt annimmt, er wird gerade, gekrümmt oder kreisförmig. A. Crzellitzer[2]) wiederholte diese Versuche und fand Lichtempfindungen besonders bei harten Röhren. Seine Ergebnisse gewähren interessante Ausblicke in physiologischer und diagnostischer Hinsicht für Fälle, in welchen der Augenspiegel infolge von Star, Blutung oder ähnlichen Zuständen versagt.

P. Czermak[3]) stellte ebenfalls durch Aufnahmen mit Hülfe der Lochkamera den Entstehungsort der X-Strahlen in der leuchtenden Röhre fest. Da durch das mit einer Aluminiumplatte verschlossene Loch einer Bleikamera nur die X-Strahlen aussendenden Teile sich gradlinig auf der Platte projizieren können, so ist hiermit ein Mittel gegeben, den Entstehungsort der Strahlen festzulegen. In erster Linie ist dies das Platinblech der Antikathode, sodann aber in sehr viel schwächerem Grade jeder Teil des von den Strahlen getroffenen fluoreszierenden Glases.

Später wurde erkannt[4]), daß jeder feste Körper, der von den X-Strahlen getroffen wird, selbst wieder zu einem Zentrum sekundärer Strahlen wird. Hierdurch erklärt sich die Unschärfe und Verwaschenheit von Projektionen dicker Körperteile.

Die erste Entstehung der Röntgen-Strahlen in der evakuierten Röhre ist, wie Wehnelt[5]) fand, von keinem andern Faktor in so starkem Maße abhängig als von dem Auftreten

---

1) Wiedemanns Annalen 1898 Bd. 64 S. 36.

Vgl. auch Himstedt und Nagel, Annalen der Physik, Neue Folge 1901 Bd. 4 S. 537.

2) Fortschritte auf dem Gebiete d. Röntgenstrahlen. 1902 Bd. V S. 245.

3) Wiedemanns Annalen. 1897 Bd. 60 S. 760.

4) S. B. Walter, Fortschritte auf dem Gebiete der Röntgenstrahlen. 1897 Bd. I S. 83.

5) Wiedemanns Annalen. 1898 Bd. 65 S. 511.

disruptiver schnell gedämpfter Entladungen. Alle Anordnungen, welche in evakuierten Räumen solche Entladungen begünstigen, sind auch der Erzeugung von X-Strahlen förderlich.

A. Winkelmann[1]) untersuchte die Einwirkung einer Funkenstrecke, welche in Oel erzeugt wurde, auf das Entstehen von X-Strahlen. Es zeigte sich Maximalwirkung, wenn die Funkenstrecke zwischen Kathode und Induktor geschaltet war. Röntgen-Strahlen wurden bei weit höheren Drucken in den Röhren erhalten, so in Luft bei 10 mm, in Wasserstoff bei 30 mm Quecksilber. Der Maximaldruck, bei welchem noch X-Strahlen auftraten, fand sich abhängig von der Länge der Funkenstrecke, der Natur des eingeschlossenen Gases und den Dimensionen der Röhre.

C. Zoth[2]) wiederholte Röntgen's Versuche betreffend Durchlässigkeit von Pulver und kompakten Stücken desselben Materials und stellte an Steinsalz, Alaun, Doppelspath und Glas fest, daß die kompakte Substanz in bestimmtem Grade durchlässig ist, gepreßtes Pulver etwas weniger, loses Pulver noch weniger. Er glaubte, daß dieses Verhalten im Sinne von minimalen Reflexionen oder Brechungen an den Partikeln des Pulvers gedeutet werden könnte.

Lenard[3]) hatte bereits für Kathodenstrahlen gefunden, daß die entladende Wirkung, welche sie auf elektrisch geladene Körper ausüben, auf die Durchstrahlung der umgebenden Luft und deren Hinzutritt zu dem fraglichen Körper zurückzuführen ist. In gleicher Weise wirken Röntgenstrahlen. Die durchstrahlte Luft wird hierbei elektrisch leitend und behält dieses Vermögen noch einige Zeit nach der Bestrahlung bei. Alle Vorrichtungen, welche die Berührung der durchstrahlten Luft mit dem geladenen Körper hindern (Schirme, Luftzug), lassen die Entladung nicht zu stande kommen. Die mit Kathoden- und Röntgenstrahlen behandelte Luft enthält ferner Kerne für Dampfkondensation, wie ebenfalls Lenard und Richard[4]) nachwiesen.

Nach Precht[5]) vermögen die X-Strahlen die nach Gold-

---

1) Annalen der Physik. 4. Folge. 1900 Bd. 2 S. 757.
2) Wiedemanns Annalen. 1896 Bd. 58 S. 353.
3) Wiedemanns Annalen. 1897 Bd. 63 S. 253.
4) Mitteilungen des naturwissenschaftlichen Vereins für Neu-Pommern. 1896.
5) Wiedemanns Annalen. 1897 Bd. 61 S. 350.

stein's Untersuchungen durch Kathodenstrahlen mit Leichtigkeit bewirkte Farbenänderung und Zersetzung von Salzen nicht herbeizuführen.

Ueber die Natur der neuen Strahlen konnte Röntgen nur vorläufige Vermutungen äußern. Er dachte daran, daß hier die lang gesuchten longitudinalen Aetherschwingungen vorliegen könnten, eine Anschauung, der sich später besonders Zehnder[1]) anschloß, Von mehreren Seiten wurde über erfolgreiche Interferenzversuche berichtet, welche erlauben sollten, die Wellenlänge zu bestimmen und die X-Strahlen in die Gegend weit jenseits der hyperultravioletten Strahlen einzureihen. Allein die gewonnenen Resultate schwankten in weiten Grenzen. Fomm[2]) fand aus den Bildern hinter einem beugenden Spalt die Wellenlänge zu $0{,}014\,\mu$, Meier[3]) zu $0{,}015\,\mu$, Sagnac[4]) gar zu $0{,}04\,\mu$, während wieder Voller und Walter[5]) zu dem Schluß kommen, daß die Wellenlänge nicht über $0{,}001\,\mu$ betragen könne. Haga und Wund[6]) gelangten zu der Schätzung, daß die Wellenlänge der Röntgenstrahlen unter einigen Zehnteln $\mu\mu$ liege. Ob den X-Strahlen überhaupt eine Ablenkbarkeit zukommt und die hieraus ableitbare Wellenlänge, blieb bei derartig differierenden Ergebnissen daher zweifelhaft.

L. Graetz[7]) versuchte nicht erst an den irgendwie entstandenen X-Strahlen etwaige Polarisation zu entdecken, sondern sie gleich polarisiert entstehen zu lassen, indem er Kathodenstrahlen auf Kristalle von Kalkspat, Turmalin, Andalusit und Dichroit fallen ließ. Diese Kristalle waren in Vakuumröhren eingeschmolzen, welche während der Beobachtung mit der Luftpumpe in Verbindung blieben, sodaß der Luftdruck im Innern variiert werden konnte. Die erhaltenen X-Strahlen waren so intensiv, daß man das Skelett der Hand

---

1) Die Mechanik des Weltalls. Freiburg 1897. Vgl. auch, Das Wesen der Elektrizität und Röntgenstrahlen von Stabsarzt Sehrwald, Fortschr. auf d. Gebiet der Röntgenstrahlen. 1898 Bd. II S. 1.
2) Wiedemanns Annalen. 1896 Bd. 59 S. 350.
3) Fortschritte auf d. Gebiete der Röntgenstrahlen. 1899 Bd. III S. 76. Wiedemanns Annalen. 1899 Bd. 68 S. 903.
4) Comptes rendus. Bd. 122 No. 13.
5) Wiedemanns Annalen. 1897 Bd. 61 S. 88.
6) Wiedemanns Annalen. 1899 Bd. 68 S. 884.
7) Wiedemanns Annalen. 1898 Bd. 65 S. 453.

deutlich sehen konnte. Eine Polarisation war in keinem Falle zu erzielen. Graetz kommt zu dem Schluß, daß die Möglichkeit der Longitudinalität der Strahlen immer noch bestehen bleibt, falls man es überhaupt mit Wellen zu tun hat.

Demgegenüber versuchte eine andere Theorie die Erklärung zu bringen und zwar fußend auf den älteren, von Crookes inbetreff der Kathodenstrahlen aufgestellten Ansichten. Hiernach werden in den Kathodenstrahlen Molekel mit einer Geschwindigkeit von 100000 km[1]) in der Sekunde fortbewegt und erzeugen durch dieses molekulare Bombardement sowohl die Fortbewegung leichter Räder, das Erglühen der Wand, die Fluoreszenz u. s. w. In weiterer Ausbildung hat sich die Molekulartheorie zu einer Dissoziationstheorie ausgestaltet, welche annimmt, daß es unter der Einwirkung disruptiver elektrischer Entladungen zu einer Zertrümmerung der Molekel auch chemisch einfacher Gase kommt. Die Molekel sind unelektrisch, welchen Zustand man sich sehr wohl aus der Vereinigung eines positiven und eines negativen Atomes hervorgegangen vorstellen kann. Wird dieser Zusammenhang gesprengt, so werden Atome mit entgegengesetzten Elektrizitäten frei, die elektronegativen werden von der Kathode abgestoßen und führen die negative Elektrizität in der Richtung des erhaltenen Stoßes weiter. Durch ihre elektrische Ladung erklärt sich ihre Ablenkbarkeit durch den Magneten.

Hier nun knüpft die von Vosmaer, Ortt und besonders von B. Walter[2]) ausgebaute Theorie an, welche in den Röntgenstrahlen nichts anderes sieht als die von der Antikathode nach allen Seiten hin auseinander geschleuderten Kathodenstrahlenteilchen, welche jedoch an ersterer ihre elektrische Ladung abgegeben haben. Diese Teilchen sind von solcher Feinheit, daß sie nicht nur zwischen den Molekülen der wägbaren Materie, sondern sogar mitten durch die Moleküle selbst hindurchzufliegen vermögen. Hieraus erklärt sich ihre Durchdringungsfähigkeit für anscheinend dichte Körper, ihre Aktion auf die photographische Platte, fluoreszierende

---

1) Donath, Die Einrichtungen z. Erzeugung d. Röntgenstrahlen. 1899 S. 160, vgl. auch Kaufmann in Wiedemanns Annalen. 1897 Bd. 61 S. 544.

2) B. Walter, Fortschritte auf d. Gebiete d. Röntgenstrahlen. 1899 Bd. II S. 144. Siehe auch Ebenda. 1897 Bd. I S. 188.

Substanzen, endlich auch ihre offensive Wirkung auf den menschlichen Körper.

L. Graetz[1]) wies nach, daß nicht nur Kathoden-, sondern auch Röntgenstrahlen bei leicht beweglichen Körpern Rotation hervorrufen und erklärte beide Arten der Einwirkung durch elektrostatische Abstoßung der Körper, welche durch die leitend gewordene Luft dieselbe negative Ladung erhalten haben wie die Kathode.

Welche von beiden Theorieen sich schließlich als die richtige erweisen wird, muß die weitere Forschung lehren. Jedenfalls erinnert der jetzige Widerstreit der Meinungen lebhaft an den Gegensatz von Newton's Emissions- und Huyghens Undulations-Theorie des Lichtes am Ausgang des siebzehnten Jahrhunderts[2]).

Unter den Eigenschaften der Röntgenstrahlen ist noch näher zu erörtern ihre Fähigkeit, dichte Körper je nach ihrer Natur in verschiedenem Grade zu durchdringen. An sich ist dies nicht etwas so überraschendes, ist es doch z. B. von Wärmestrahlen und elektrischen Wellen längst bekannt. Welche Verhältnisse der durchstrahlten Körper jedoch diese filtrierenden Eigenschaften bedingen, darüber herrschte lange Zeit Ungewißheit. Sehrwald[3]) berichtete schon im Juli 1896 über seine Beobachtungen an den Halogenen Jod, Brom und Chlor. Er hatte gefunden, daß Jodkristalle einen Schatten werfen ähnlich wie dichte Metalle. Des weiteren stellte er fest, daß auch Chlor und Brom erhebliche Undurchlässigkeit für Röntgenstrahlen zeigen und zwar nicht nur in Substanz oder in festen Verbindungen mit Metallen, sondern auch in wasserklaren Lösungen wie Bromoform, Chloroform und Chlorkohlenstoff. Ebenso zeigten sich die Metalle von hohem Atomgewicht, wie Gold, Platin und Wismut, besonders undurchlässig, während Stickstoff (als Ammoniak), Kohlenstoff, auch Cyan sehr wenig X-Strahlen absorbierten. Er gelangte zu der Anschauung, daß diese Undurchlässigkeit an das Atom der Halogene ge-

---

1) Verhandlungen der Deutschen Physikal. Gesellschaft. 1900 S. 58. Annalen der Physik. 4. Folge. 1900 Bd. 1 S. 648.

2) Eine übersichtliche Darstellung der vorhandenen Erklärungsversuche s. in B. Donath, Die Einrichtungen zur Erzeugung der Röntgenstrahlen. Berlin 1899 S. 151.

3) Deutsche medizin. Gesellschaft. 1896 S. 477.

bunden und nicht etwa eine Folge der Atomgruppierung im Molekül ist.

Novak und Sulc[1]) hatten schon im Februar 1896 nach Beobachtung von beinahe 300 verschiedenen Substanzen darauf hingewiesen, daß das Absorptionsvermögen für X-Strahlen nicht von der Molekulargröße abhängig ist, sondern lediglich von dem Atomgewicht abhängt. Diese Ansicht wurde von Walter[2]) in allen Richtungen bestätigt.

Eine Skala zur Prüfung und Vergleichung verschiedener Körper auf ihre Durchlässigkeit für X-Strahlen gab schon im Juni 1896 O. Zoth[3]) an. Sie bestand aus Streifen von Zinnfolie von 0,01 mm Dicke, welche stufenweise ansteigend übereinander gelegt waren. Ein ähnliches Instrument ist später unter dem Namen Aktinometer von Bose angegeben; es enthält auf den Stanniolstufen noch Zahlen aus undurchsichtigem Draht, von denen auf dem Schirm um so höhere gelesen werden können, je durchdringender die Strahlen sind. Weitere Verbesserungen dieser Instrumente stellen dar die von Walter[4]) angegebene Härteskala, bei welcher in acht Bleifenster Platinfolien eingelegt sind, deren Dicke nicht in arithmetischer, sondern in geometrischer Progression wächst, ferner der von Benoist angegebene, von Walter verbesserte Apparat, bei welchem die Härte der X-Strahlen gemessen wird durch Vergleich der Durchlässigkeit eines Silberbleches und verschieden dicker Scheiben von Aluminium. Hierbei befindet sich in der Mitte eine silberne Platte von 0,11 mm Dicke, ringsherum 6 Sektoren von Aluminium, deren Dicke nach einer arithmetischen Reihe zweiter Ordnung von 2 mm bis 8 mm wächst. Das Instrument beruht auf der Tatsache, daß die Durchlässigkeit der Metalle mit einem Atomgewicht von 100—150, also z. B. des Silbers, sich gegenüber den Strahlungen verschiedenen Härtegrades in viel geringerem Grade ändert als die der übrigen chemischen Elemente.

In einem Dampfstrahl vermehren die X-Strahlen die Kondensation. Da Helmholtz[5]) nachgewiesen hatte, daß

---

1) Zeitschrift für physikalische Chemie. 1896 Bd. 19 S. 489.
2) Fortschritte auf d. Gebiete der Röntgenstrahlen. 1898 S. 142.
3) Wiedemanns Annalen. 1896 Bd. 58 S. 344.
4) Fortschritte auf d. Gebiete der Röntgenstrahlen. 1902 Bd VI S. 68.
5) Wiedemanns Annalen. 1887 Bd. 32 S. 1.

durch Staub, ferner durch eine Reihe elektrischer und chemischer Prozesse, bei welchen isolierte Atome gebildet werden, verstärkte Nebelbildung im Dampfstrahl eintritt, so führte Richarz[1]) diese Erscheinung bei den X-Strahlen analog auf das Auftreten isolierter Atome, auf Ionisierung zurück.

Der Widerstand einer Selenzelle wird nach Himstedt[2]) durch Röntgen-Strahlen um mehr als 50% vermindert. Es ergibt sich hieraus die Hoffnung, auf diesem Wege die Intensität der Strahlen exakt messen oder die Leistung verschiedener Röhren vergleichen zu können.

Die Art der Einwirkung von X-Strahlen auf phothographische Platten untersuchte Precht[3]). Er fand einmal, daß die Wirkung, wie zu erwarten war, mit dem Quadrat der Entfernung abnimmt. Bezüglich der zeitlichen Einwirkung bei gleichbleibender Entfernung stellte er fest, daß die Schwärzung zuerst sehr schnell ansteigt, um alsdann auch bei sehr langer Exposition nur in geringem Grade zuzunehmen. Für die erste Periode gilt annäherungsweise das Gesetz, daß die Schwärzung um gleichviel wächst, wenn die Expositionszeiten wie die Quadrate der natürlichen Zahlenreihe zunehmen. In Uebereinstimmung mit den Arbeiten der Gebrüder Lumière fand Precht[4]), daß die Empfindlichkeit der Bromsilbergelatine für Röntgen-Strahlen durchaus ihrer Lichtempfindlichkeit entspricht und daß die gewöhnlichen Farbensensibilatoren ohne Einfluß sind.

Auf die menschliche Haut üben die X-Strahlen eine merkwürdige Entzündung erregende Wirkung aus, welche sich durch späten Eintritt und schleppenden Verlauf auszeichnet.

Noch im Dezember 1895 konnte Röntgen seine Entdeckung an maßgebendster Stelle vorführen. Ging dieselbe auch von einem Physiker aus, so verstanden doch in erster Linie die Mediziner ihre Tragweite zu würdigen, machten die X-Strahlen doch den lebenden Körper gewissermaßen durch-

---

1) Wiedemanns Annalen. 1896 Bd. 59 S. 592.
2) Annalen der Physik. Neue Folge. 1901 Bd. 4 S. 531.
3) Fortschritte auf d. Gebiete d. Röntgenstrahlen. 1899 Bd. III S. 64 und Archiv für wissenschaftliche Photographie. 1899 S. 260.
4) Wiedemanns Annalen. 1897 Bd. 61 S. 347.

sichtig und versprachen so einen alten Traum zu erfüllen, wenn ihre Wirksamkeit erst bis über die Finger hinaus gesteigert und ihre Anwendung durch verbesserte Apparate erleichtert und abgekürzt sein würde. Den rastlosen mühevollen Arbeiten der Mediziner ist der Antrieb zur Herstellung zweckmäßiger Apparate in erster Linie zu verdanken. Die Ausbildung der Apparate in der kurzen Zeit von nur 4—5 Jahren bis zu der Höhe der Wirkung und Dauerhaftigkeit, wie wir sie jetzt kennen, diese Durchbildung und Vervollkommnung des Werkzeuges konnte aber nur gelingen in einer Zeit, in der die von wissenschaftlichem Geist durchwehte Technik bereits eine derartige Höhe erreicht hatte, wie am Schlusse des 19. Jahrhunderts. Die Welt mußte schon in dem hohen Maße elektrotechnisch vorgeschritten und geschult sein, um in der kurzen Frist die sicheren Grundsätze für den Aufbau der Apparate zu finden. Auch die Medizin mußte in einer kurzen Spanne Zeit für das immer mächtiger werdende Rüstzeug die richtige Anwendung, die Grenzen seiner Wirksamkeit, seinen Nutzen wie seine Gefahren ausfindig machen, ja auch (geradeso wie es bei der Einführung des Thermometers, des Augenspiegels und vieler anderer Hilfsmittel gegangen war) manche Zweifelnde erst von der Notwendigkeit seiner Anwendung, der moralischen Verpflichtung sich in allen Fällen dieser idealen Sonde zu bedienen, überzeugen.

Vorerst war allerdings der Anfang recht schwer, obwohl sofort in eine Prüfung über die medizinische Verwendbarkeit mit aller Energie eingetreten wurde. Bereits im Januar 1896 stellte die Medizinal-Abteilung des Kriegsministeriums in Verbindung mit der physikalisch-technischen Reichsanstalt eingehende Versuche zu dem Zwecke an, die Verwertbarkeit Röntgen'scher Strahlen für medizinisch-chirurgische Zwecke aufzuklären. Diese Versuche, von denen alsbald der Oeffentlichkeit Bericht gegeben wurde[1]), haben bahnbrechend gewirkt und namentlich unmittelbar zu der außerordentlich früh erfolgenden Einführung des Verfahrens in die Militärlazarette geführt. Wie mühselig waren aber diese Arbeiten! Die leuchtenden Röhren mußten in der Reichsanstalt selbst angefertigt werden, es stand nur ein Induktor von 20 cm

---

[1]) Veröffentlichungen aus dem Gebiete des Militär-Sanitätswesens, herausgegeben von der Medizinal-Abteilung des Königlich Preussischen Kriegsministeriums. Heft 10. Ausgegeben am 20. März 1896.

Funkenlänge zur Verfügung und die Aufnahme einer Hand dauerte 15—20, eines Fußes (anatomisches Präparat) 65 Minuten[1]). Mit voller Sicherheit wurde aber dargetan, daß Fremdkörper wie Kugeln, Metallteile, Glassplitter mit Leichtigkeit aufgefunden, die Stellung der Enden bei Knochenbrüchen selbst durch einen Verband hindurch wahrgenommen, die Konturen der Gelenke kontrolliert, ja auch Geschwülste, Erweichungsherde im Knochen selber sichtbar gemacht werden können. Sehr genau wurde die Entstehung des Bildes aus übereinandergelegten Schatten, die von einem Punkt aus projiziert werden, und daher das Fehlen der „Tiefen im Raum" klargelegt. Eine einfache Methode der Höhenbestimmung eines Punktes durch doppelte Aufnahme bei horizontaler Verschiebung der Lichtquelle wurde angegeben, die Durchlässigkeit einer Reihe von Körpergeweben, Verbandstoffen und Medikamenten geprüft, schließlich auf die außerordentlich vielversprechende Verwendbarkeit besonders zu kriegschirurgischen Zwecken hingewiesen, wenn nur erst, sei es durch mächtigere Apparate oder auf andere Weise die Expositionsdauer auf ein erträgliches Maß herabgesetzt und der ganze Körper durchstrahlt werden könnte. Diese Hoffnung ist freilich nur schrittweise aber in vollem Umfange im Laufe der nächsten Jahre in Erfüllung gegangen.

Jedenfalls genügten schon die damals gewonnenen Erfahrungen der Medizinal-Abteilung, um bereits im Februar 1896 die Errichtung zweier Röntgenkabinette anzuordnen. Das eine derselben in der Kaiser Wilhelms-Akademie war mehr für wissenschaftliche Untersuchungen, Unterweisung der Studierenden und der zu Fortbildungskursen kommandierten Sanitätsoffiziere bestimmt und hat namentlich für die verschiedenen Schießversuche der Medizinal-Abteilung hervorragende Aufklärungen geliefert. Das andere Kabinett wurde im Garnisonlazarett I eingerichtet und diente den unmittelbaren Anforderungen des Truppensanitätsdienstes, der Untersuchung kranker Soldaten und Invaliden sowie zur Erforschung mancher militär-medizinischer Fragen. Hier sind hauptsächlich die Grundsätze für die Einrichtung solcher Kabinette für Zwecke des Heeres festgelegt und Aufklärung gewonnen worden über

---

[1]) Auch von anderen Seiten wurden ähnliche Klagen laut. Vgl. die Röntgen'schen X-Strahlen von Prof. G. Wunschmann. Berlin 1896.

den Umfang und die Art der Tätigkeit unter den besonderen Verhältnisse des militärischen Lebens[1]).

Das Arbeiten hier war zunächst ungemein schwierig, da alsbald nach Bekanntwerden der neuen Entdeckung von allen Seiten Anforderungen hervortraten, denen die Apparate in der damaligen Zeit durchaus nicht gewachsen waren. Zwar war bis zum Sommer 1896 die zur Aufnahme einer Hand notwendige Zeit schon auf etwa 5 Minuten heruntergegangen, allein was bedeutete das gegenüber den Aufgaben, Verletzungen oder Kugeln im Becken, Schultergürtel oder Oberschenkel von Kriegsinvaliden zu suchen, welche sich oft eines ganz achtbaren Leibesumfanges erfreuten. Es blieb nichts anderes übrig als die Aufnahmezeiten nach heutigen Begriffen ungebührlich lange auszudehnen und Daueraufnahmen von zwei Stunden kamen vor. Allerdings gelang es schon im Juli 1896 eine Kugel im Kopf (eines Lebenden) in Querrichtung, im August in der Längsrichtung festzustellen[2]),

---

[1]) Die erste Aufnahme ist im Garnisonlazarett I am 15. 5. 96 gemacht und betraf einen Artilleristen, welcher bei einer Splitterung einer Deichsel Verletzungen am Handrücken erlitten hatte. Beim Sondieren der später eiternden Wunde war ein 1 cm langes Stück der Sonde verschwunden, das nun prompt unter der Haut nachgewiesen wurde. Bis zum Schluss des Jahres 1896 wurden 359 Aufnahmen gemacht, 1897 745, 1898 1373, 1899 1431, 1900 1137, 1901 971. Die Verminderung der hier gemachten Aufnahmen erklärt sich durch die Einrichtung zahlreicher Röntgenkabinette in anderen Garnisonlazaretten. Vgl. S. 26.

[2]) Der Kanonier J. hatte sich am 15. 6. 96 mit einer Pistole eine Kugel in den Mund geschossen. Eingangsöffnung im weichen Gaumen, Ausschuss fehlt, Lähmung des Gaumensegels, Blindheit des linken Auges. Am 15. 7. 96 wurde bei einer Aufnahme in linker Seitenlage bei 1 Stunde Exposition der Kugelschatten mitten im Gehirn etwas näher zur oberen Schädelgrenze gefunden. Am 26. 8. 96 gelang es auch in Rückenlage bei Belichtung von oben den Kugelschatten genau in der Mittellinie nachzuweisen, Expositionsdauer allerdings 2 Stunden. — Von A. Eulenburg wurden in der No. 33 der Deutschen medizin. Wochenschrift vom 13. 8. 96 zwei Fälle bekannt gegeben, bei welchen Professor Buka-Charlottenburg ein Geschoss im Schädel nachgewiesen hatte. — In den Schädel einer Leiche eingebrachte Infanterie-Geschosse wurden in der Kaiser Wilhelms-Akademie bereits im Mai sowohl auf dem leuchtenden Schirm nachgewiesen als auch photographirt. Vgl. Schjerning u. Kranzfelder, D. med. Wochenschr. 1895 S. 541.

allein derartige Versuche waren eine qualvolle Anstrengung sowohl für den tätigen wie den leidenden Teil und erforderten eine unglaubliche Anspannung der Aufmerksamkeit auf die zahlreichen einem so lang dauernden Versuch von allen Seiten drohenden Gefahren. Vielfach konnten die Invaliden nur auf einen Tag nach Berlin kommen, es war also unter allen Umständen erforderlich, brauchbare Aufnahmen zu erhalten, da eine Wiederholung nicht möglich war. Dies Alles mußte geleistet werden mit einem Induktor von höchstens 30 cm Funkenlänge, einem einfachen kleinen Feder-Quecksilber-Unterbrecher, einer Stromquelle von 3 Akkumulatorenkasten mit je 4 Zellen, welche zum Laden jedesmal $2^1/_2$ Kilometer weit in die Stadt gefahren werden mußten, und mit den unzuverlässigen ersten Röhren, welche weder Durchdringungskraft noch Dauerhaftigkeit besaßen und namentlich bei langen Beanspruchungen häufig in unberechenbarer Weise versagten[1]).

Die weitere Anwendung des Röntgenverfahrens ist in der ersten Zeit namentlich in Deutschland mit rastlosem Eifer gefördert werden. Bald entstanden an allen größeren Krankenhäusern, namentlich den Universitätskliniken, derartige Einrichtungen. Besonders sind zu nennen die Krankenhäuser in Hamburg-Eppendorf und die chirurgische Universitätsklinik in Halle, welche mit großen Mitteln Kabinette einrichteten und bald mustergültige Leistungen vorführten.

Die Militär-Medizinal-Verwaltung wandte auch diesem neuen Verfahren dauernd das lebhafteste Interesse zu. Im Jahre 1897 wurde noch ein Röntgenkabinett in der Wilhelms-Heilanstalt in Wiesbaden eingerichtet, 1898 kamen hierzu vier neue Kabinette in Magdeburg, Metz, Breslau und Danzig, 1899 elf in den übrigen Orten mit einem Korpslazarett, 1900 wurden 31 Lazarette mit solchen Einrichtungen versehen, sodaß am Schlusse des Jahrhunderts die Armee mit rund 250 Garnisonen an 49 Orten über Röntgenkabinette verfügte, d. h. etwa der fünfte

---

1) Sobald die Technik bessere Apparate zur Verfügung stellte, wurden dieselben beschafft. Die hiermit gewonnenen Resultate konnten in einer grösseren Reihe von interessanten wohlgelungenen Aufnahmen schon 1897 auf dem Chirurgenkongress in Berlin, dem Schwedischen Aerztekongress in Stockholm und dem XII. internationalen medizinischen Kongress in Moskau, ferner 1898 auf dem IX. internationalen Kongress für Hygiene und Demographie in Madrid, sowie 1900 auf dem XIII. internationalen medizinischen Kongress in Paris vorgelegt werden.

Teil aller Garnisonen war hiermit ausgerüstet. Gegenwärtig stehen den 17 Preußischen Armeekorps über 60 Röntgenkabinette zur Verfügung und ihre Zahl wird noch jährlich vermehrt. Daß die neue Untersuchungsart überall, wo Apparate vorhanden sind, fleißig geübt wird, dafür bürgt das allseitige rege Interesse der Sanitätsoffiziere. Die Zahl der in einem Armeekorps jährlich erforderlichen Aufnahmen dürfte mit 1200 bis 1500 nicht zu niedrig geschätzt werden.

2. Apparate.

Die zur Erzeugung von Röntgenstrahlen erforderlichen Apparate müssen nunmehr im einzelnen betrachtet werden. Dazu gehören: 1. Der Induktor. 2. Der Unterbrecher. 3. Die Stromquelle. 4. Die Röntgen-Röhren. 5. Der fluoreszierende Leuchtschirm.

I. Der Induktor.

Der Induktor ist eine Form der heut in der Technik zu so hoher Bedeutung gelangten Transformatoren, welche die Aufgabe haben, durch einen Strom von niedriger Spannung einen solchen von höherer Spannung oder umgekehrt zu erzeugen. Die Bedeutung dieser Apparate ist darum eine so hervorragende, weil der Transformator eine Maschine darstellt, bei welcher sogar sehr beträchtliche Arbeit ohne alle mechanisch bewegte, daher abnutzbare Teile geleistet wird. Technisch werden solche Apparate gebraucht, um große Elektrizitätsmengen auf weite Entfernungen versendbar zu machen. Meist wird zunächst Elektrizität von mäßiger Spannung erzeugt, da bei Dynamomaschinen nur hierbei genügende Isolierung herzustellen ist. Der so gewonnene Strom wird im Transformator auf eine Spannung von 20000—40000—100000 Volt herauftransformiert und damit befähigt, große Strecken auf verhältnismäßig dünnen Drähten zu überwinden. Am Verbrauchsorte wird andererseits der Strom wieder heruntertransformiert auf die übliche Gebrauchsspannung von 110 oder 220 Volt. Der entscheidende Beweis für die Ausführbarkeit dieses Verfahrens auch auf größere

Entfernungen wurde auf der internationalen elektrotechnischen Ausstellung zu Frankfurt a. M. im August 1891 geliefert. Durch eine Turbine von 356 P. S. wurde primär ein Strom von etwa 800 Ampère bei 55 Volt Spannung erzeugt, in Oeltransformatoren auf 8500 Volt herauftransformiert und auf drei 4 mm dicken Drähten 170 Kilometer weit nach Frankfurt a. M. geleitet, wo er wieder in Oeltransformatoren auf 65 Volt heruntertransformiert zu Kraft- und Beleuchtungszwecken Verwendung fand. Schließlich führten Versuche mit Erhöhung der Spannung auf 25 000 Volt zu völlig befriedigenden Ergebnissen. Der Wirkungsgrad betrug etwa 75 pCt.[1]).

Der technische Aufbau eines Induktors ist im Prinzip außerordentlich einfach. Er besteht nur aus einer innen liegenden primären Spule, welche außen von der sekundären umgeben ist. Im Innern der ersteren steckt ein Kern von weichem Eisen.

Die primäre Spule besteht aus Kupferdraht von etwa 2 mm Stärke, welcher gut isoliert und in mehreren Lagen aufgewickelt ist, sodaß er bei den großen Apparaten in 500—600 Windungen gegen 100 Meter Länge erreicht. Diese Spule ist nach außen gut isoliert durch einen Hartgummizylinder von 1—1.5 cm Stärke. Ist der Induktor für Gebrauch mit dem Wehnelt-Unterbrecher bestimmt, so wird die primäre Spule nach Walter[2]) zweckmäßig in Abteilungen zerlegt, welche nach Belieben parallel oder hinter einander geschaltet werden können. Es wird dann der Draht so aufgewickelt, daß vier übereinander liegende, von einander unabhängige Lagen entstehen, deren acht Enden zu einem gemeinsamen Schaltbrett geführt werden. Durch verschiedene Schaltstücke lassen sie sich entweder alle vier parallel oder zu zwei hinter einander oder alle vier hinter einander schalten, sodaß drei verschiedene Abstufungen in der dem Strom gebotenen Bahn entstehen. Welchen Einfluß diese verschiedenen Schaltungen auf die Selbstinduktion der Spule haben, wird weiter unten erörtert werden. Bei den neueren Ausführungen des Apparates durch Siemens & Halske sind die Enden der einzelnen Lagen bis zu einem Schalttisch hingeführt.

---

1) Offizieller Bericht über die internationale elektrotechnische Ausstellung in Frankfurt a. M. 1891 Bd. 2 S. 319.

2) B. Walter, Fortschritte auf dem Gebiete der Röntgenstrahlen. 1900 Bd. IV S. 46.

wo man eine beliebige Anzahl Windungen einschalten kann, je nach der Selbstinduktion, welche man haben will.

Die sekundäre Spule aus etwa 0.1 mm dickem, sorgfältig übersponnenem Kupferdraht, war bei den früheren Apparaten in fortlaufenden hin- und hergehenden Lagen aufgewickelt. Es trafen also an einem Ende immer Windungen zusammen, welche durch die Drahtlänge zweier ganzer Lagen getrennt waren und zwischen welchen beim Betrieb eine sehr erhebliche Spannungsdifferenz entstand. Die Folge davon war ein leichtes Durchschlagen an einer solchen Stelle. Ferner war bei der fortlaufenden Aufwickelung eine Reparatur unmöglich. War ein Durchschlagen eingetreten, so waren zwei oder mehrere Lagen einfach ausgeschaltet und der Induktor mußte mit einer erheblich verminderten Leistungsfähigkeit weiter benutzt oder die sekundäre Spule völlig ersetzt werden.

Noch ein anderer Uebelstand trat auf: Die isolierende Hülle der primären Spule war bei den früheren Apparaten nur verhältnismäßig dünn und gegen mechanische Gewalt wenig widerstandsfähig. Der lange, in einem Zug gewickelte sekundäre Draht, der eine nicht gänzlich starre Röhre von großem Gewicht darstellt, sank mit der Zeit in der Mitte ein und klemmte seine Unterlage so fest, daß auch eine Herausnahme der primären Spule bei eintretenden Defekten unmöglich war. Schon Stöhrer brachte nach Poggendorff's Vorschlag bei seinen Apparaten die Verbesserung an, daß er die sekundäre Spule in drei Unterabteilungen trennte.

Bei den neueren Konstruktionen wird hierin noch weiter gegangen. Der sorgfältig mit Seide umsponnene Draht läuft durch heißes Paraffin oder ein ähnliches Isoliermaterial, welches alle Poren der Faser erfüllt. Er wird alsdann aufgewickelt zu flachen Scheiben von 3—5 mm Dicke, in welchen jeder Luftraum mit dem Isoliermaterial vergossen wird. Seitlich sind diese Scheiben begrenzt durch Pergamentpapier oder ähnliches Material, welches beim Zusammenreihen die einzelnen Abschnitte trennt. Die hervorstehenden Drahtenden aller Spulen müssen alsdann so verbunden werden, daß eine im selben Sinne fortlaufende Strombahn entsteht. Anfang und Ende der gesamten sekundären Spule werden zu zwei Klemmen geführt, deren Entfernung der Leistungsfähigkeit des Induktors entspricht und an welche Leitungsdrähte angelegt werden können, um den sekundären

Strom in beliebige Apparate zu führen. Bei größeren Apparaten erreicht die sekundäre Spule wohl 50 Kilometer Länge und sogar mehr. Durch die Verstärkung des isolierenden Zylinders um die primäre Spule und die vielfache Unterteilung der sekundären ist nunmehr ein Auseinandernehmen, wenn einmal ein Durchschlagen des Funkens statt-

Fig. 1.

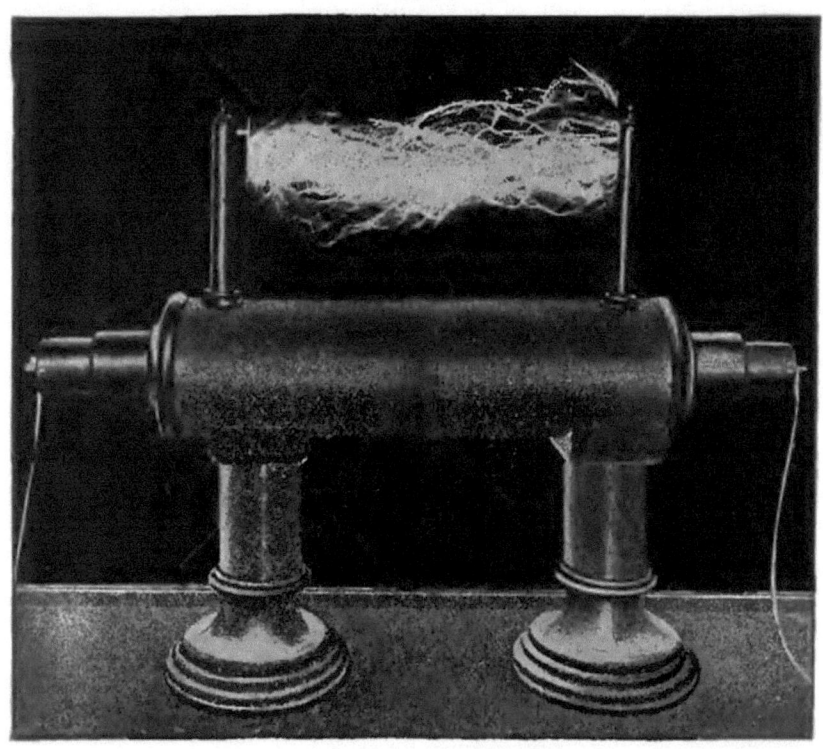

Induktor für 100 cm Funkenlänge von Siemens & Halske.

finden sollte, leicht möglich, doch kommt bei den neueren Apparaten solch' ein Zufall kaum mehr vor.

Im Innern der primären Spule und sie beiderseits überragend ist ein Eisenkern gelagert, der früher aus dünnen sorgfältig gefirnißten Drähten von weichem Eisen aufgebaut war, jetzt aber vielfach aus Eisenblechen besteht (Dynamoblech).

Hiermit sind die wesentlichen Teile eines Induktors ge-

Der Induktor.

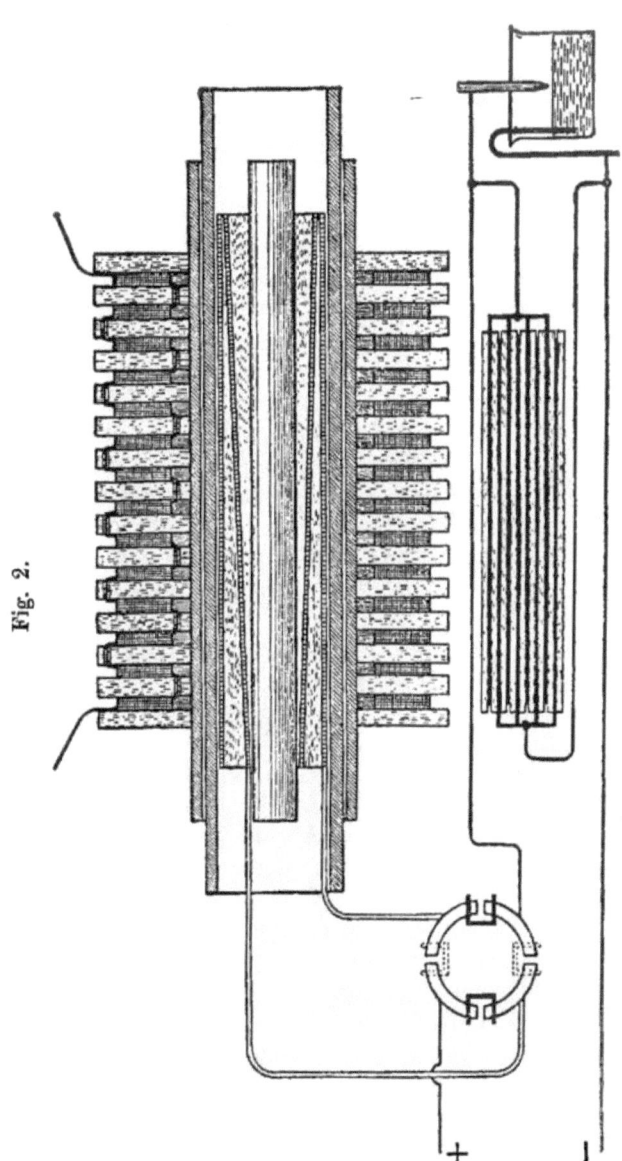

Fig. 2.

Aufbau und Schaltungsschema eines Funkeninduktors.

geben und es handelt sich nunmehr darum, darüber klar zu werden, was in einer derartigen Anordnung vor sich geht, wenn in der primären Spule ein Strom geschlossen und geöffnet wird. Dabei sind auseinanderzuhalten die Wirkungen des primären Stroms auf den Eisenkern (Magnetoinduktion) auf die sekundäre Spule (Elektroinduktion) und auf die eigenen Windungen (Selbstinduktion). Hierzu kommt die Wirkung des sekundären Stromes auf den primären und den Eisenkern.

Zunächst ist die Einwirkung auf den Kern von weichem Eisen zu untersuchen. Ein durchflossener Leiter ist von kreisförmigen Kraftlinien umgeben, deren Verlauf man sichtbar machen kann, wenn man den Draht durch eine Papier- oder Glasplatte gehen läßt, welche mit Eisenfeilspähnen bestreut ist.

Die Feilspähne ordnen sich in konzentrischen Kraftlinien an, deren Dichte mit der Entfernung vom Mittelpunkt abnimmt. Eine in dieses Feld gebrachte Magnetnadel stellt sich stets tangential zu den Kraftlinien, ihr Nordpol gibt die Richtung derselben an. Blickt man in der Richtung des Stromes auf die Ebene der Kraftlinien, so umkreisen sie den stromführenden Leiter im Sinne der Drehung des Uhrzeigers. Wird der stromführende Leiter zu einem Solenoid aufgerollt, so summieren sich die Kraftlinien der einzelnen Windungen zu gemeinsamer magnetischer Wirkung. Es entsteht ein Nordpol an derjenigen Endfläche, an welcher der Strom entgegengesetzt dem Uhrzeiger fließt. Die Stärke des im Innern einer solchen Spule entstehenden magnetischen Feldes hängt ab von der Anzahl der Windungen und der Stärke des durchfließenden Stromes. Das Produkt aus der Anzahl der Windungen auf 1 cm Länge und der Stromstärke nennt man die Zahl der Ampèrewindungen. Die Feldstärke, d. h. die Anzahl der pro Quadratzentimeter des Solenoid-Querschnittes entstehenden Kraftlinien ist gleich $^5/_4$ mal der Zahl der Ampèrewindungen.

Umfließt der elektrische Strom ein Eisenstück, so wird dasselbe magnetisch. Der erregte Magnetismus ist ein dauernder, wenn es sich um Stahl handelt, dagegen ein vorübergehender bei weichem kohlenstoffarmen Schmiedeeisen. Die Pole bestimmen sich nach der bekannten Regel: Denkt man sich eine Person mit dem Strom schwimmend und das Eisen ansehend, so entsteht ein Nordpol an der Seite, wohin sie den linken Arm ausstreckt, oder einfacher: hält man die

Finger der rechten Hand ausgestreckt in der Richtung des Stromes, so zeigt der rechtwinklig abgespreizte Daumen den Nordpol an. Die verhältnismäßig recht geringe Anzahl von Kraftlinien, welche innerhalb eines leeren Solenoids entstehen, wird enorm gesteigert durch Einführung eines Eisenkernes in das Innere der Spule. Die Steigerung ist am bedeutendsten bei Schmiedeeisen und Stahlguß, geringer bei Gußeisen. Es beträgt z. B. bei 10 Ampèrewindungen die Feldstärke der leeren Spule 12,5 Kraftlinien, bei Hinzufügung des Kernes von Schmiedeeisen 12000, von Stahlguß 13500. Die Zahl, welche angibt, um wieviel mal die Anzahl der Kraftlinien durch das Einführen des Eisenkerns vermehrt ist, nennt man die magnetische Leitungsfähigkeit oder magnetische Permeabilität des Eisens. Sie ist z. B. bei 10 Ampèrewindungen gleich $\frac{10 \times 5}{4}$ d. i. 12,5 Kraftlinien für Schmiedeeisen gleich $\frac{12000}{12,5} = 960$, für Stahlguß gleich $\frac{13500}{12,5} = 1080$. Während nun die Zahl der erzeugten Kraftlinien bei leerer Spule immer im gleichen Verhältnis zu der Zahl der Ampèrewindungen steht, nämlich immer $5/4$ derselben beträgt, ist die magnetische Permeabilität der verschiedenen Eisensorten eine veränderliche Größe, welche bei wachsender Zahl der Ampèrewindungen sinkt. Bei 30 Ampèrewindungen ist sie für Schmiedeeisen nur noch $\frac{15300 \times 4}{30 \times 5} = 408$, für Stahlguß gleich $\frac{15800 \times 4}{30 \times 5} = 421$. Die Kraftlinien des Solenoids und des durch den Strom entstandenen Magneten addieren sich und äußern gemeinsame Wirkungen in die Umgebung.

Die Einwirkung eines stromdurchflossenen Solenoids, der primären Spule, auf einen in der Nähe befindlichen zunächst stromfreien Leiter, die sekundäre Spule, besteht in der schon von Faraday aufgefundenen Induktion, d. h. in der Erzeugung eines neuen von dem ersten ganz verschiedenen sekundären Stromes. Das Grundgesetz der elektrischen Induktion lautet bekanntlich: Immer wenn in einem Stromkreis der elektrische Strom geöffnet oder geschlossen wird (abnimmt oder zunimmt), entsteht in einem benachbarten Leiter ein momentaner (induzierter) Strom. Die gleiche Wirkung zeigt sich, wenn der stromdurchflossene Leiter von dem andern entfernt oder ihm genähert wird. Die Richtung des induzierten Stromes ist beim Eintritt des primären diesem entgegengesetzt, beim Austritt diesem gleich. Nach Lenz läßt sich das hierbei obwaltende Gesetz so ausdrücken: Der Strom, welcher durch eine Bewegung entsteht, bringt selbst die entgegengesetzte Bewegung hervor, und: die Bewegung, welche durch einen Strom entsteht, bringt selbst den entgegengesetzten Strom hervor.

Gerade so aber wie eine stromdurchflossene Spule nach außen vollkommen wie ein Magnet sich verhält, sich bei freier Beweglichkeit in die Nordsüdrichtung stellt, magnetische Eisenmassen anzieht oder abstößt, ebenso veranlaßt ein Magnet elektrische Wirkungen. Bewegungen eines solchen in der Nähe eines Leiters erzeugen in dem letzteren Induktionsströme wie die Bewegungen einer stromdurchflossenen Spule. Das gleiche in beiden Fällen ist das Auftreten von magnetischen Kraftlinien, welche eine Einwirkung auf den vorher stromlosen Leiter ausüben. Aber nicht das einfache Vorhandensein ruhender Kraftlinien induziert den Strom, sondern ihre Ab- oder ihre Zunahme, ihr Auftreten oder Verschwinden ist das Wesentliche und Bedingende. Je stärker der primäre Strom oder der Magnet ist, je rascher er auftritt, seine Lage oder Intensität wechselt, endlich je zahlreicher die Windungen der sekundären Spule sind, desto größer die induzierte elektromotorische Kraft in letzterer. Die genauere Durchrechnung dieser Verhältnisse führt, wenn von den Streuungsverhältnissen abgesehen wird, zu dem Ergebnis, daß die elektromotorischen Kräfte in der primären und sekundären Spule sich verhalten wie die Windungszahlen. Auf jede Windung der sekundären Spule wirkt die elektromotorische Kraft der primären Spule in gleicher Weise. Hat diese in jeder Windung derselben den Wert e und sind n hintereinander geschaltete Windungen vorhanden, so addieren sich alle Spannungen und die gesamte elektromotorische Kraft beträgt n × e. Da aber der gesamte Effekt e × i, d. h. das Produkt aus Spannung und Stromstärke unter den oben angenommenen Verhältnissen keine Aenderung erfahren kann, so muß die Stromstärke in demselben Grade abnehmen als die Spannung gestiegen ist. Bei einer Spannung von n × e beträgt die Stromstärke nur noch $\frac{i}{n}$.

Was nun den Gesamtaufbau des Induktors betrifft, so ergibt sich aus den vorher angegebenen Zahlen über die im Eisenkern auftretenden Kraftlinien, in wie hohem Maße die induzierende Wirkung der primären Spule durch Einführen eines solchen verstärkt wird. Das Material desselben anlangend, so ist zunächst klar, daß derselbe aus möglichst weichem Eisen bestehen muß, welches imstande ist, in kürzester Frist Magnetismus anzunehmen und wieder unmagnetisch zu werden. Dem primären Strom wird die in Bezug auf die Molekularmagnete richtende Arbeit hierdurch erleichtert. Nun stellt aber der Eisenkern einen Leiter in der Nähe der primären Strombahn vor, welcher so gut wie die sekundäre Spule von den entgegengesetzt gerichteten induzierten Strömen durchflossen wird. Wäre der Kern aus kompaktem Eisen, so würden diese Ströme in der Querrichtung fließen und hemmend auf den Verlauf der Induktion wirken. Wird diesen Wirbelströmen, auch Foucault'sche Ströme genannt, der Weg durch isolierende Schichten verlegt, so können sie nicht zur Entwickelung kommen und die Induktionswirkung wird beträchtlich vermehrt. Aus diesem Grunde wurde der Eisenkern früher in zahlreiche Drahtbündel aufgelöst, dessen einzelne Glieder in der Längsrichtung gut von einander isoliert wurden. Neuerdings werden hierzu dünne Eisenbleche (Dynamobleche) genommen, wodurch mehr Eisen in den Kern gebracht werden kann.

Bei allen Rühmkorffs und den bisher gebauten Funken-Induktoren ist die Form der Walze mit weit auseinanderstehenden Polen die gleiche geblieben. Diese Form hat aber einen schlechten magnetischen Kreis, da die erzeugten Kraftlinien genötigt sind, den Rückweg durch den weiten Luftraum zu nehmen. Bei technischen Transformatoren, welche große Elektrizitätsmengen umzusetzen haben, sind daher verschiedene Konstruktionen ersonnen, welche den magnetischen Kreis ganz mit durchlässigem Eisen schließen, auf welche aber hier nicht näher eingegangen werden kann[1]). Für Röntgenzwecke ist von allen Firmen die alte Walzenform mit ungeschlossenen Kraftlinien beibehalten, da hierbei der Abfall des Magnetismus sich rascher vollzieht. Letzteres ist von großer Wichtigkeit, da hier dauernd weit höhere

---

1) Vergl. Die Dynamoelektrischen Maschinen von Silvanus P. Thompson. 6. Aufl. 1901 Halle a. S. Wilhelm Knapp.

Spannungen vorkommen als bei den technischen Transformatoren.

Geradeso wie auf einen daneben liegenden Leiter wirkt aber der primäre Strom auch auf die Windungen seines eigenen Stromkreises induzierend. Diese neben der Magnetoinduktion und Elektroinduktion vorhandene dritte Art von Induktion, die ebenfalls schon von Faraday entdeckt wurde, ist die Selbstinduktion. Tritt der primäre Strom in seine Strombahn ein, so entsteht in derselben ein entgegengesetzt gerichteter Strom, welcher den ersten zunächst schwächt. Der primäre Strom gelangt daher nicht gleich zu seiner vollen Stärke, sondern erlangt diese erst nach einer gewissen, wenn auch kurzen Zeit. Wird der primäre Strom unterbrochen, so wirkt wieder jede Windung auf die andere induzierend und es entsteht nunmehr ein zweiter Induktionsstrom, welcher dem primären gleichgerichtet ist. Da aber beim Oeffnen die Aenderung in der Intensität des primären Stromes sehr viel rascher eintritt als beim Schließen, so erhält der hierdurch induzierte Strom eine sehr viel höhere Spannung, welche an der Unterbrechungsstelle als Oeffnungsfunke sich bemerkbar macht. Die in der eigenen Strombahn induzierten Ströme werden Extraströme genannt. Während der Schließungsextrastrom, ohne direkte Wirkungen nach außen auszulösen, nur in der Schwächung und Verzögerung des primären Stromes sich bekundet[1]), tritt das Vorhandensein des Oeffnungsextrastromes in der Funkenbildung deutlich in die Erscheinung.

Diese Funkenbildung hat mehrfache Uebelstände im Gefolge. Einmal werden hierdurch Teile der Unterbrechungsstelle losgerissen, und diese selbst bei längerem Gebrauch rauh also zum guten Stromschluß ungeeignet gemacht. Ferner bildet der Funke eine Verlängerung in der Dauer des primären Stromes, welcher ja doch möglichst rasch zu vollständigem Verschwinden gebracht werden soll. Schließlich, gleicht sich auch ein Teil der heranströmenden Elektrizitätsmengen durch den Funken aus, so flutet doch ein anderer Teil zurück in die primäre Rolle und schwächt deren Induktionswirkung auf die sekundäre. Hier schafft der von Fizeau eingeführte Kondensator Abhülfe. Der-

---

1) Ueber den Nachweis desselben s. Edlund in Poggendorffs Annalen Bd. 77 S. 161, auch Müller-Pouillet 1890 Bd. 3 S. 857.

selbe stellt bekanntlich eine vielfach geschichtete Franklin'sche Tafel dar, welche so angelegt wird, daß ihre beiden Belegungen parallel zum Unterbrecher liegen und somit die Funkenstrecke umfassen. Die Elektrizitätsmengen, welche durch den Oeffnungsextrastrom in Bewegung gesetzt worden sind, werden vom Kondensator aufgenommen, es findet kein Zurückfluten und keine oder nur geringe Funkenbildung statt, und die Wirkung des ganzen Apparates wird eine höhere. Ob diese von altersher in den Lehrbüchern enthaltene Erklärung der Wirkung des Kondensators die beobachteten Tatsachen schon erschöpft, konnte zweifelhaft erscheinen. Denn wenn in der Tat der einzige Zweck des Kondensators wäre, eine große Menge in Bewegung gesetzter Elektrizität aufzunehmen, so könnte er vielleicht zu klein, aber kaum zu groß genommen werden. Nun hat unter Andern B. Walter[1]) durch genaue Messungen von einem 30 cm Induktor von Max Kohl-Chemnitz festgestellt, daß für ein gegebenes Verhältnis der beiden Spulen ein Kondensator von ganz bestimmter Kapazität erforderlich ist, um die größte Funkenlänge zu erhalten. Es ergab sich bei stufenweiser Vergrößerung des Kondensators zunächst ein sehr rasches Ansteigen der Funkenlänge, welche bei 0,22 Mikro-Farad ihren höchsten Betrag von 30 cm erreichten. Bei weiterer Steigerung der Kapazität jedoch ging die Länge der Funken langsam wieder herunter. Hieraus folgt, daß bis zu einer gewissen Größe der Kapazität der Kondensator tatsächlich in der bisher angenommenen Weise wirkt, indem er den Oeffnungsextrastrom in sich aufnimmt, dadurch den Oeffnungsfunken schwächt und die Dauer des Oeffnungsstromes kürzt. Wird aber die Kapazität vergrößert, so entwickeln sich Schwingungen, welche mit noch weiter zunehmender Kapazität immer langsamer werden und die Unterbrechung des primären Stromes wieder verzögern. Diese Schwingungen wurden mit Hilfe einer Braun'schen Kathodenstrahlenröhre[2]) von Walter im rotierenden Spiegel direkt nachgewiesen.

Wichtige Untersuchungen für den praktischen Aufbau von Induktorien verdanken wir Klingelfuss[3]). Er stellte

---

1) Wiedemanns Annalen 1897 Bd. 62 S. 300.
2) Ueber die Kathodenstrahlen-Röhre siehe Braun in Wiedemanns Annalen 1897 Bd. 60 S. 552.
3) Annalen der Physik 4. Folge 1901 Bd. 5 S. 837.

das Verhältnis fest, welches zwischen der Anzahl der primären und sekundären Windungen, sowie der Kapazität des Kondensators und der Stromstärke bestehen muß, um in der sekundären Spule die höchsten Wirkungen bei niedrigster Spannung zu erhalten. Es ist nach den gefundenen Grundsätzen möglich, für Induktoren bis zu 1 m Funkenlänge alle Größen derart vorauszubestimmen, daß die geforderte Leistung mit Sicherheit erreicht wird. Dabei ist die Zahl der Windungen im Vergleich mit andern, dieselbe Leistung zeigenden Apparaten eine sehr geringe, sodaß es wieder möglich ist, Draht von größerem Querschnitt zu verwenden. Durch die Verwendung kürzeren und dickeren Drahtes ist der Widerstand sehr gering. So hat eine sekundäre Spule, welche 35 cm lange Funken liefert, nur 3250 Ohm Widerstand, eine für meterlange Funken nur 86000 Windungen mit 40000 Ohm Widerstand.

Die Spannungen, welche an der Sekundärklemme des Induktors auftreten, sind sehr erhebliche. Nach Thompson beträgt die Potentialdifferenz bei 2 cm Schlagweite 31350 Volt, bei 20 cm 130000 Volt, bei 1 Meter 650000 Volt. Für praktische Röntgenzwecke werden gewöhnlich Apparate von 30—40, auch 50 cm Funkenlänge verwendet. Man kann somit annehmen, daß man es bei ihnen mit Spannungen von etwa 200000 bis 300000 Volt zu tun hat.

Die Größe der Apparate richtet sich nach den von ihnen verlangten Leistungen. Innerhalb der Militärlazarette werden die größten Anforderungen gestellt, da es sich hier ausschließlich um die kräftigsten, ausgesuchtesten Leute handelt, deren lebensfrische Gewebe der Durchstrahlung viel größeren Widerstand entgegensetzen als die in Zivilkrankenhäusern vielfach vorhandenen Kinder und dekrepiden Menschen. Seitens der Fabrikanten werden namentlich aus Billigkeitsrücksichten noch häufig Apparate zu 20—25 cm Schlagweite empfohlen. Dieselben sind unter Berücksichtigung der oben erwähnten Tatsachen für militärische Zwecke durchaus zu widerraten. Soweit die Einrichtungen bis jetzt entwickelt sind, müssen Induktoren von mindestens 35—40 cm Schlagweite unbedingt gefordert werden.

II. Der Unterbrecher.

Die Unterbrechungen des primären Stromes können natürlich nicht mit der Hand ausgeführt werden, sondern hierzu sind besondere selbsttätig arbeitende Apparate nötig, deren Vervollkommnung für die Röntgentechnik von ganz besonderer Wichtigkeit gewesen ist. Bei Beginn der Röntgenära war nur eine kleine Zahl von Konstruktionen vorhanden, welche für die nur kurze Zeit dauernden Laboratoriumsversuche ausgereicht hatten, aber den nun erfolgenden lang dauernden Beanspruchungen nicht gewachsen waren.

A. Einfache Unterbrecher.

Die einfachste Vorrichtung ist der bekannte von de la Rive in Genf und Wagner in Frankfurt a. M. erfundene magnetische Hammer, bei welchem ein Anker angezogen, die

Fig. 3.

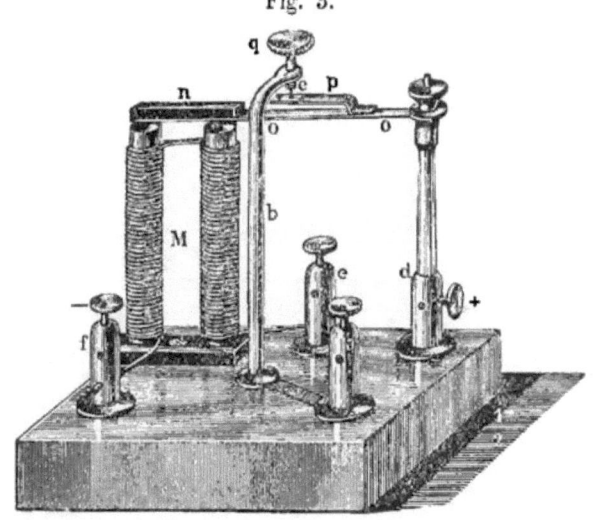

Wagner'scher Hammer mit Doppelfeder nach Poggendorff.

ihn tragende in der Strombahn liegende Messingfeder von einem Kontakt entfernt und hierdurch der Strom unterbrochen wird. Der Apparat ist gewöhnlich auf dem Grundbrett des Induktors vor dem Eisenkern montiert, kann jedoch auch als selbständiger Apparat angeordnet werden. Er liegt immer im Hauptstrom und vermag etwa 20 Unterbrechungen in der Sekunde zu leisten. Die Kontakte an der Unterbrechungsstelle sind mit Platin belegt, was bei geringen Stromstärken und kürzerem Gebrauch für lange Zeit gutes Funktionieren gewährleistet. Dem Uebelstand, daß sofort beim Stromschluß der Anker angezogen wird, der Strom also längere Zeit unterbrochen als geschlossen ist, hat schon Poggendorf durch Anbringen einer zweiten, auf der ersten parallel aufsitzenden Feder abgeholfen.

Dieser Apparat hat unstreitig den Vorzug großer Einfachheit. Er arbeitet in jeder Lage, bedarf keiner besonderen Wartung und zur Regulierung nur des Anziehens einer der Messingfeder gegenüberstehenden Schraube. Er

Fig. 4.

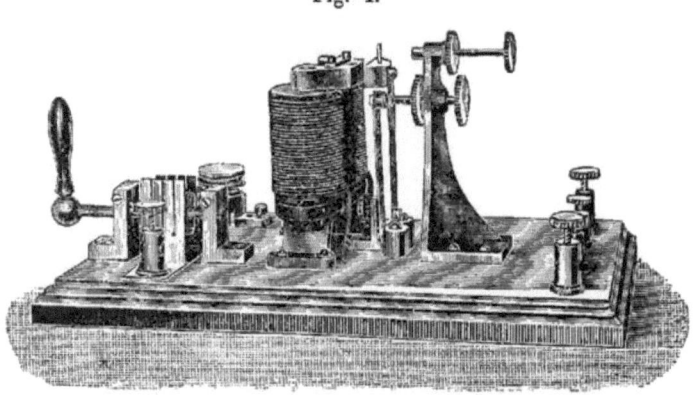

Präzisions-Platin-Unterbrecher von Dr. Max Levy.

empfiehlt sich durch diese Eigenschaften namentlich auch für transportabeln Gebrauch, und von vielen Konstrukteuren ist versucht worden, ihn durch stärkere Bauart und Abänderung einzelner Teile, namentlich der Feder, stärkeren Strömen und längeren Beanspruchungen gegenüber leistungsfähig auszugestalten. Wenn auch hierdurch zweifellos manche Verbesserungen erreicht sind, z. B. in der durch D. R. G. M. geschützten Form von Levy, so können derartige Apparate heutzutage doch nur noch als ein Notbehelf gelten. Die Elastizität der Federn ist eine beschränkte. Bei den längeren Arbeiten mit stärkeren Strömen, wie sie bei Röntgenaufnahmen notwendig werden, leiden die Kontakte. Durch die entstehenden Funken werden kleine Partikel selbst vom

Platin losgerissen, verdampfen und verzögern die Stromunterbrechung. Die Berührungsflächen werden uneben, wodurch der Stromschluß erschwert und vermehrter Anlaß zur Funkenbildung, wohl auch zu kurz dauerndem Zusammenbacken der Kontakte gegeben wird. Das Ergebnis ist ein unregelmäßiges Arbeiten und flackerndes Leuchten der Röhren, dem nur durch häufiges Abfeilen oder Ersetzen der Kontakte abgeholfen werden kann.

Der Unterbrecher von Deprez besitzt als Hauptteil ein Stück weichen Eisens, welches um eine vertikale oder hori-

Fig. 5.

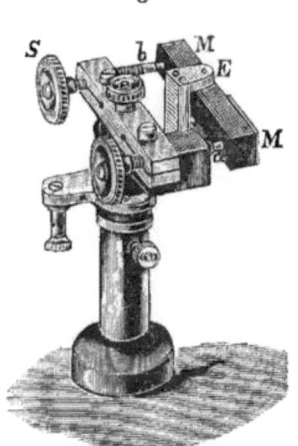

Deprez-Unterbrecher.

zontale Achse leicht drehbar ist und dessen eines Ende von dem Magneten des Induktionsapparates angezogen werden kann. Hierdurch wird der Stromkreis geöffnet und alsdann das Eisenstück durch eine Feder, welche mit regulierbarem Druck auf das andere Ende wirkt, in die Anfangslage zurückgeführt. Wenn auch die Schwingungen des Eisens rascher wie beim Wagner'schen Hammer erfolgen (bis 45 mal in der Sekunde), so hat doch die Bewegungsfähigkeit der Feder eine Grenze, und die Stromunterbrechung erfolgt wieder an metallischen Kontakten, sodaß für Dauerbeanspruchung ebenfalls dieselben Bedenken und Schwierigkeiten entstehen wie bei jenem einfacheren Instrument. Auch der

Deprez-Unterbrecher wird daher nur noch vereinzelt angewandt, namentlich in Fällen, in denen der ganze Apparat nur zu kurz dauernden Arbeiten bestimmt ist, und besonders für transportable, also möglichst leichte Apparate empfohlen.

Da sowohl beim Wagner'schen Hammer als beim Deprez-Unterbrecher die schwingende Feder nur auf einer Seite Kontakt gewinnt, somit während einer ganzen Schwingung nur einmal den Strom schließt, suchte F. Dessauer-Aschaffenburg[1]) die Leistung des Unterbrechers zu verdoppeln, indem er auch der zweiten Hälfte der Schwingung einen

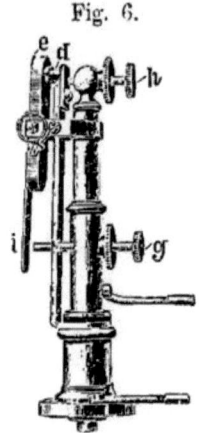

Fig. 6.

Deprez-Unterbrecher von Siemens u. Halske.

Kontakt gegenüberstellte. Trotzdem man ein „Kleben" der Federn hierbei annehmen möchte, soll durch die Elastizität derselben doch das Hin- und Herschwingen gesichert, die Kontaktzeit besonders lange ausgenutzt und die Wirksamkeit des Apparates wesentlich vermehrt sein. Daß derselbe weitere Verbreitung gefunden, ist nicht bekannt geworden.

Um den Stromschluß für längere Zeit sicherer zu gestalten, ist eine andere Klasse von Unterbrechern konstruiert, bei welcher eine Metallnadel in Quecksilber taucht. Die Wirkung muß hier eine bessere werden, da das Quecksilber stets in vollen Kontakt mit der stromführenden Nadel treten

---

1) Fortschritte auf dem Gebiete der Röntgenstrahlen 1899 Bd. II S. 150.

kann. Zum schnelleren Auslöschen des Funkens wird das
Quecksilber mit Wasser, Petroleum oder Alkohol überschichtet.
Letzterer gibt wohl die beste Wirkung und läßt eine leichte
Reinigung zu.

Das Eintauchen der Nadel kann in verschiedener Weise
bewirkt werden. Bei dem Apparat von Stöhrer[1]) ist die
Nadel einfach an einer Verlängerung der den Anker tragenden Feder befestigt und liegt mit dem den Anker bewegenden
Elektromagneten im Primärstromkreis.

Bei anderen Konstruktionen werden zwei Stromkreise angewendet, der primäre, welcher unterbrochen werden soll,
und ein Hilfsstrom, welcher den die Nadel bewegenden

Fig. 7.

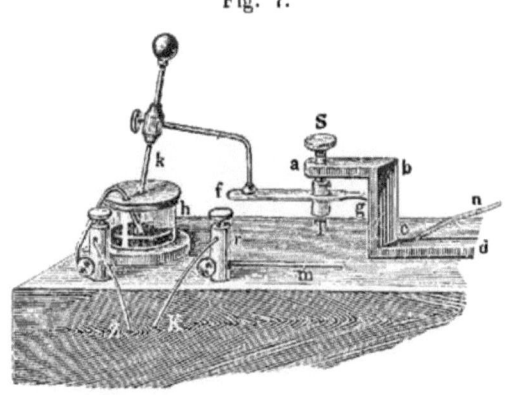

Quecksilber-Interruptor nach Stöhrer.

Magneten erregt. Der den Anker tragende Teil ist dann
meist ein starrer Messingbalken, welcher um einen Drehpunkt schwingend auf der einen Seite vom Magneten nieder-
gezogen und durch eine regulierbare Feder auf der anderen
Seite wieder gehoben wird.

In dieser einfachen Ausführung hat der Apparat viele
Mängel. Der Ausschlag der Nadel ist nur ein geringer. Das
Quecksilber gerät notwendigerweise in Bewegung, auf seiner
Oberfläche bilden sich Wellen, durch welche verursacht wird,
daß einmal die Nadel aus einem Wellenberge nicht heraus-
tritt, während sie ein andermal bei vorliegendem Wellental

---

1) Müller-Pouillet, Lehrbuch der Physik, 9. Aufl. Bd. III
S. 873.

das Quecksilber nicht erreicht. Auch kann sich ein Quecksilberfaden bilden, welcher mit der Spitze der Nadel in Verbindung bleibend die Stromöffnung für einige Zeit überhaupt verhindert. Das Quecksilber vermag eben den Bewegungen der Nadel nicht mit der ausreichenden Schnelligkeit zu folgen. Hierdurch entsteht ein unregelmäßiges, sehr störendes Arbeiten der leuchtenden Röhre, welchem auch durch Hilfsmittel wie z. B. Einlegen eines Metallringes in das Quecksilber, wo-

Fig. 8.

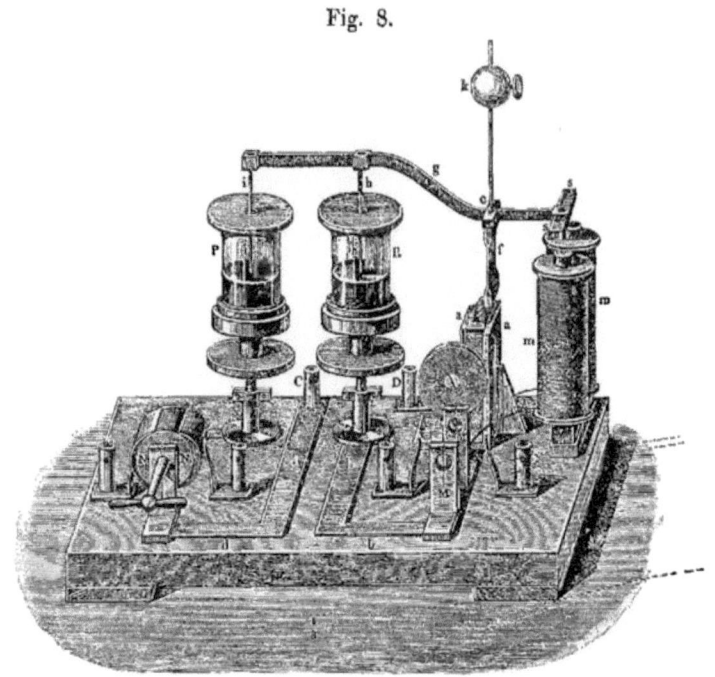

Foucault's Interruptor.

durch die Wellenbewegung unterbrochen werden soll, nicht genügend abgeholfen wird.

Abweichend hiervon ist der Interruptor von Foucault eingerichtet.

Der wagerechte Balken ist an einer senkrecht stehenden Feder befestigt und trägt in deren Verlängerung einen runden Metallstab, an welchem ein Gewicht in beliebiger Höhe eingestellt werden kann. An der einen Seite der Feder trägt der Balken den Anker, an der andern zwei senkrecht stehende, in Quecksilbergefäße tauchende Stifte. Beide Gefäße können in beliebiger Höhe eingestellt werden. In dem einen wird der Hauptstrom der primären Spule unterbrochen, in dem andern der den Magneten speisende Hilfsstrom. Bei einer Schwingung des Wagebalkens wird der Strom, wie ersichtlich, einmal unterbrochen.

Eine erhebliche Verbesserung der Wirkung wird erzielt durch die auf ähnlichem Prinzip beruhende schnellschwingende Quecksilberwippe von Siemens & Halske. Hier erfolgt durch einen Magneten ein schnelles Oszillieren eines um

Fig. 9.

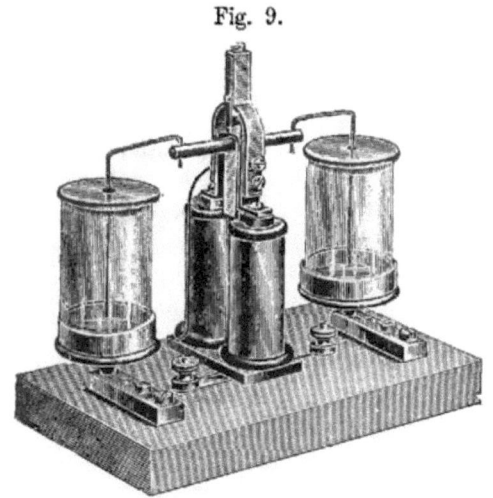

Quecksilberwippe von Siemens & Halske.

eine wagerechte Achse zwischen den Polen beweglichen Ankers, der einen nach beiden Seiten verlängerten Wagebalken trägt. Von jedem Ende des letzteren geht ein Kupferdraht nach abwärts in ein nach der Höhe verstellbares Gefäß, welches mit Petroleum überschichtetes Quecksilber enthält. Beide Gefäße sind leitend mit einander verbunden. Der Strom wird dem Wagebalken zugeführt und geht durch die Nadeln und das Quecksilber zurück. Da die beiden Quecksilbergefäße nur einen Pol bilden, wird der Strom bei jeder Schwingung des Balkens zweimal unterbrochen, somit die Wirkung gegen den Apparat von Foucault verdoppelt. Der zum Betrieb der Wippe erforderliche Strom beträgt nur 0,1 bis 0,2 Ampère.

B. Motorunterbrecher.

In dem Bestreben, einerseits die Zahl der Unterbrechungen zu steigern, andererseits die zum Antrieb notwendige Kraft möglichst zu verringern, sind einige Konstruktionen angegeben, bei welchen ein mit Spitzen versehenes stromführendes Metallrad durch Quecksilber hindurch bewegt wird. Im Juli 1897 beschrieb F. Hofmeister-Tübingen[1]) einen Quecksilberunterbrecher, bei welchem ein kleiner Elektromotor eine Welle dreht, an welcher ein dreistrahliger Stern aus Nickelin mit Platinspitzen und ein kupfernes Vollrad sitzen. Beide tauchen in je ein Glasgefäß, welches bis zu einer bestimmten Höhe mit Quecksilber gefüllt ist. Letzteres ist in dem Gefäß für den Stern noch mit Wasser überschichtet. Die Achse des Motors, der durch eine besondere Stromquelle angetrieben wird, ist gegen die übrige Welle isoliert und kann an dieser Stelle leicht durch Lösen einer Kuppelung von letzterer getrennt werden. Der Strom der primären Spule gelangt in das eine Quecksilbergefäß, wird durch die in das Quecksilber schlagenden Platinspitzen des Sternes geschlossen und auf dem Wege über die Welle, die massive Kupferscheibe und das Quecksilber des anderen Gefäßes zurückgeleitet. Die Unterbrechungszahl soll sich von 5 bis 60 in der Sekunde abstufen lassen, der Unterbrecher mit Motor kostet bei dem Mechaniker Schur-Tübingen nur 60 Mark.

Im März 1898 beschrieb Hauswald[2]) ein Abänderung des Apparates, wobei der dreischenklige Stern aus Silber gearbeitet und jeder Schenkel knieförmig umgebogen und zweischneidig zugeschärft war. Der Apparat soll ganz geräuschlos arbeiten und stärkere Ströme bis 10 Ampère vertragen.

Von Thor Stenbeck und Balke-Stockholm[3]) ist ein ähnlicher Apparat angegeben, bei welchem statt der runden Stifte eine in zwei flache Spitzen auslaufende Scheibe durch das Quecksilber geführt wird. Die flache schneidenartige Form der Arme soll das Eintauchen erleichtern und ein Verspritzen sowohl des Quecksilbers als auch des darüber ge-

---

1) Wiedemanns Annalen 1897 Bd. 62 S. 379.
2) Wiedemanns Annalen 1898 Bd. 65 S. 479.
3) Verhandlungen der Deutschen Gesellschaft für Chirurgie, 26. Congress 1897 S. 55.

schichteten Alkohols verhindern. In der Minute sollen leicht bis 2000 Unterbrechungen zu erhalten sein.

Ein hiermit ziemlich übereinstimmender Apparat wurde von Dr. Stenbeck dem Röntgenkabinett im Garnisonlazarett I Berlin im Jahre 1897 zur Verfügung gestellt. Hier war die Achse eines kleinen Motors nur durch einen übergestreiften Gummischlauch mit einer Welle gekuppelt, welche die Wand eines Becherglases horizontal durchsetzte und am freien

Fig. 10.

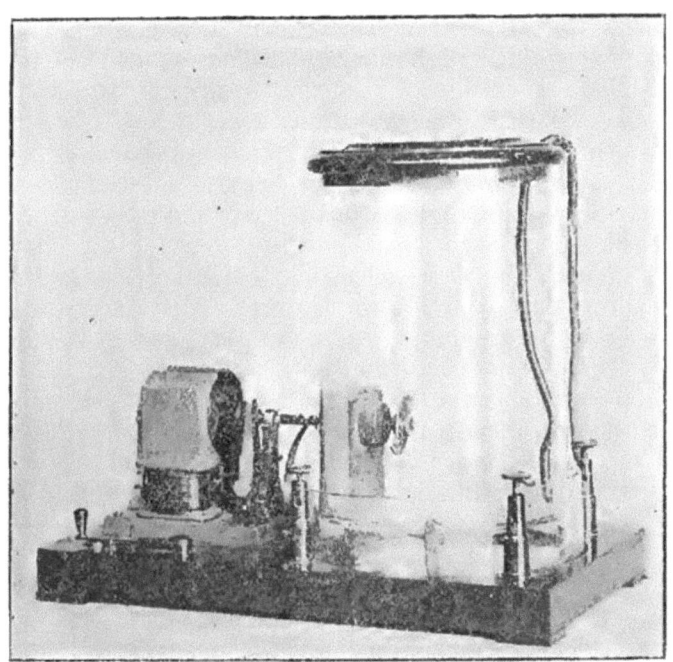

Motor-Unterbrecher von Thor Stenbeck.

Ende zwei zugespitzte schneidenartig zusammengedrückte Arme trug. Der primäre Strom wurde dieser Welle außen durch eine Kontaktfeder zugeführt und durch einen in das Quecksilber eingetauchten Kupferbügel zurückgeleitet. Es war also hierbei nur ein etwa 1300 ccm großes Gefäß vorhanden, dessen Boden mit Quecksilber bedeckt und das im übrigen etwa zur Hälfte mit Spiritus angefüllt wurde.

Es zeigte sich, daß die Antriebskraft in der Tat nur minimal zu sein brauchte, sowie daß die Unterbrechungen regelmäßig erfolgten und gut regulierbar waren, jedoch machte die Dichtung der durch die Glaswand gehenden Welle gegen den überschichtenden Alkohol Schwierigkeiten.

Einen erheblichen Fortschritt in der Technik des Stromunterbrechens stellen diejenigen Apparate dar, bei welchen durch einen rotierenden Elektromotor eine Kupfernadel rasch und gleichmäßig in senkrechter Richtung auf- und abbewegt wird und durch ihr Eintauchen in Quecksilber den Strom schließt. Durch passende Wahl des die Nadel tragenden Exzenters kann ihre Exkursion beliebig groß gemacht und so eingerichtet werden, daß ein regelmäßiges Eintauchen in das Quecksilber unter allen Umständen gesichert ist. Die bei den früher beschriebenen Apparaten erwähnten so sehr störenden Wellen auf der Oberfläche des Quecksilbers sind hierbei ohne Belang. Durch Heben oder Senken des Gefäßes kann die Dauer des Stromschlusses aufs feinste reguliert werden. Der Elektromotor verlangt keine andere Bedienung als ein zeitweises Oelen. Das wie gewöhnlich mit Alkohol überschichtete Quecksilber wird zwar durch die Stöße der Nadel und die Funkenbildung zerstäubt, jedoch ist bei der gewöhnlichen Größe der Gefäße (etwa 200 ccm Quecksilber und 500 ccm Alkohol) ein Reinigen selbst bei täglichem Gebrauch in militärischen Röntgenkabinetten nur alle 3—4 Wochen erforderlich.[1]

Von Dumstrey und Metzner[2] ist empfohlen, anstatt mit dem stehen bleibenden und sich verunreinigenden Alkohol

---

[1] Das Reinigen geschieht am besten durch Ausgiessen des Quecksilbers in ein hohes Gefäss und mehrmaliges Durchspülen an der Wasserleitung. Den Rest von Schlamm und Wasser entfernt man durch Hineinbringen von Stückchen Fliesspapier mittelst eines Holzstäbchens. Die vollkommene Entfernung des Wassers ist wichtig, weil durch Zurückbleiben desselben die Wirkung des Alkohols geschwächt wird. Das Unterbrechergefäss wird ebenfalls mit Fliesspapier, das man in durch Schwefelsäure angesäuertes Wasser tauchen kann, gut ausgerieben und nachher sorgfältig ausgespült und getrocknet. Uebertriebene Sorgfalt braucht man auf die Entfernung der letzten Reste des schwarzen Anfluges nicht zu verwenden, da er sich beim Arbeiten sofort wieder bildet. Den alten Alkohol giesst man am besten fort, da er aus der Luft Wasser aufgenommen hat.

[2] Fortschritte auf dem Gebiete der Röntgenstrahlen 1897 Bd. I. S. 115.

das Quecksilber mit Wasser zu überschichten, welches während des Betriebes an die Wasserleitung angeschlossen, hierdurch fortwährend erneuert wird und jeden sich bildenden Schlamm fortspült. Allerdings wird auf diese Weise stets eine Schicht klarer Flüssigkeit gewährleistet, auch ist der Verlust an Quecksilber nicht in Rechnung zu ziehen. Das Wasser aber ist ein sehr viel besserer Stromleiter als Alkohol, man hat daher dauernd mit beträchtlichen Stromverlusten zu rechnen.

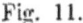

Fig. 11.

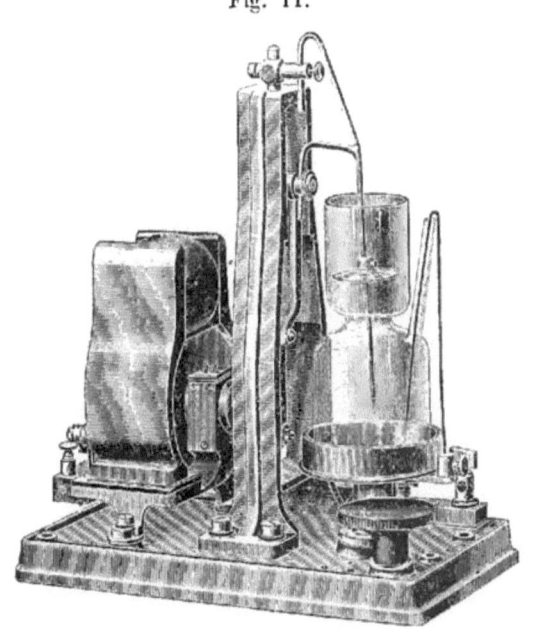

Motorunterbrecher von Siemens u. Halske.

Die Wirkung dieser Apparate war eine wahrhaft erlösende, da man zum ersten Mal ein Instrument in der Hand hatte, welches, einmal einreguliert, jeden Augenblick mit voller Sicherheit arbeitet und auch in Bezug auf die Schnelligkeit der Unterbrechung weiten Spielraum bietet. In der Sekunde werden bis 50 Unterbrechungen erreicht.

Die von den einzelnen Firmen konstruierten Motorunterbrecher weichen sowohl in Bezug auf die Größe des Motors und die Stärke der arbeitenden Teile wie auch hinsichtlich der Anordnung und der Uebertragung der wirksamen

Der Unterbrecher.

Kraft auf die den Strom schließende Kupfernadel nicht unbeträchtlich von einander ab. Indessen ist der Hauptgedanke der Konstruktion stets ein so deutlich erkennbarer, daß man sich bei allen Mustern leicht zurechtfinden kann und eine eingehende Beschreibung der verschiedenen Ausführungen daher hier entbehrlich erscheint. Es mag nur darauf hinge-

Fig. 12.

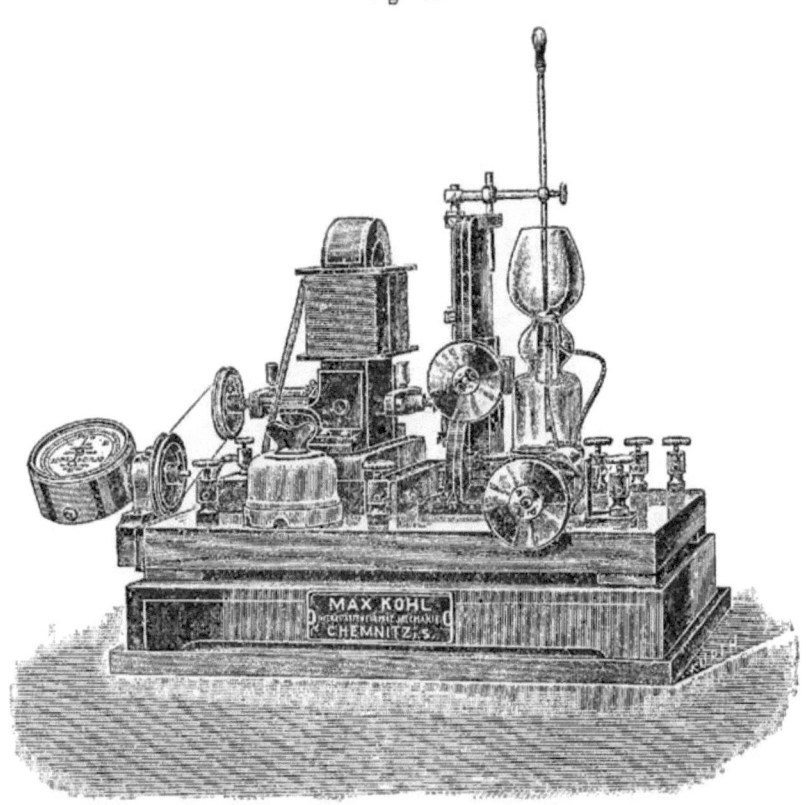

Rotierender Unterbrecher für Akkumulatorenbetrieb von Max Kohl.

wiesen werden, daß man gut tut, ein nicht zu kleines Modell zu wählen, da kräftiger gearbeitete Teile weniger empfindlich sind, auch ein größeres Quecksilbergefäß mehr Schutz gegen Verspritzen der Flüssigkeit gewährt und ein selteneres Reinigen benötigt. Die folgenden Abbildungen zeigen die bekanntesten Typen der Motorunterbrecher. An den Apparaten von Max Kohl-Chemnitz sind vielfach Tachometer angebracht, welche gestatten, jederzeit während des Betriebes die Unterbrechungszahl exakt abzulesen.

Von F. Ernecke-Berlin ist ein Unterbrecher angegeben (Fig. 17), bei welchem ein horizontal gelagerter Motor auf

Fig. 13.

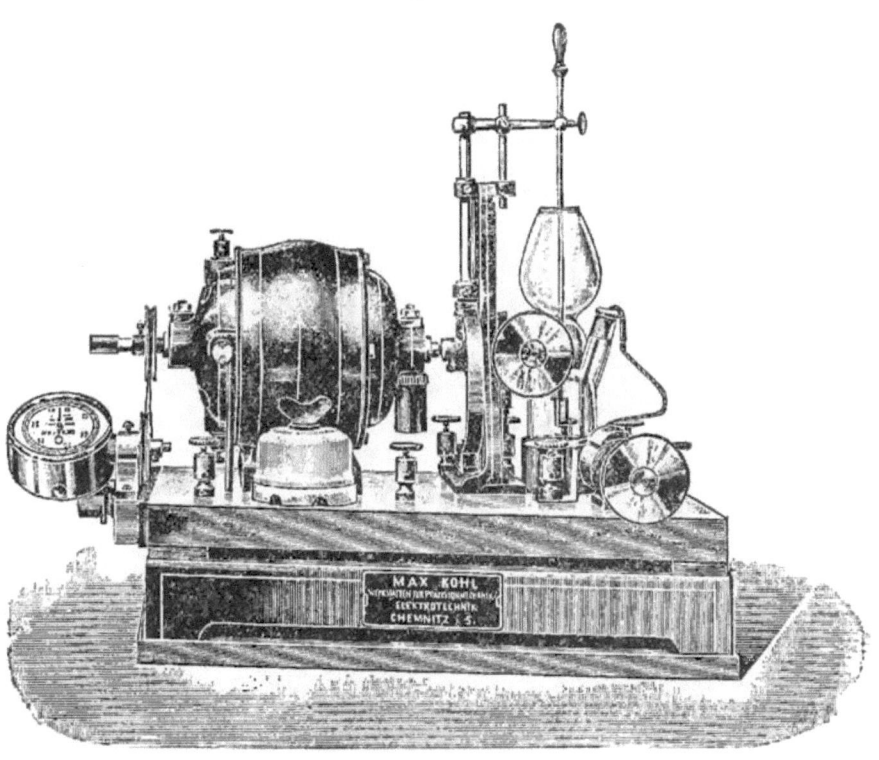

Rotierender Unterbrecher zum Anschluss an Lichtleitungen mit Gleichstrom von 110 Volt Spannung von Max Kohl.

beiden Enden seiner Achse einen in Quecksilber tauchenden Stift trägt. Da die Achsen der Stifte um 180° versetzt sind, erfolgen bei einer Umdrehung des Ankers zwei Unterbrechungen, somit die doppelte Zahl wie bei den nur einseitig wirkenden Apparaten.

Auf einem ganz anderen Prinzip beruht der Unter-

Fig. 14.

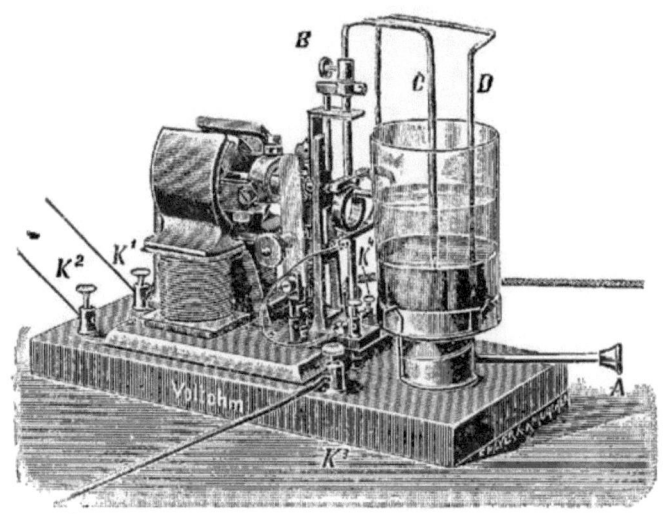

Motorunterbrecher der Voltohm-Elektrizitäts-Gesellschaft.

Fig. 15.

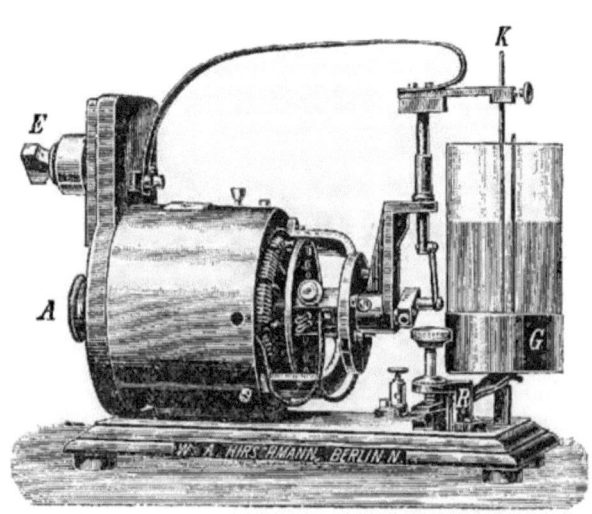

Motor-Unterbrecher von Hirschmann.

Der Unterbrecher.

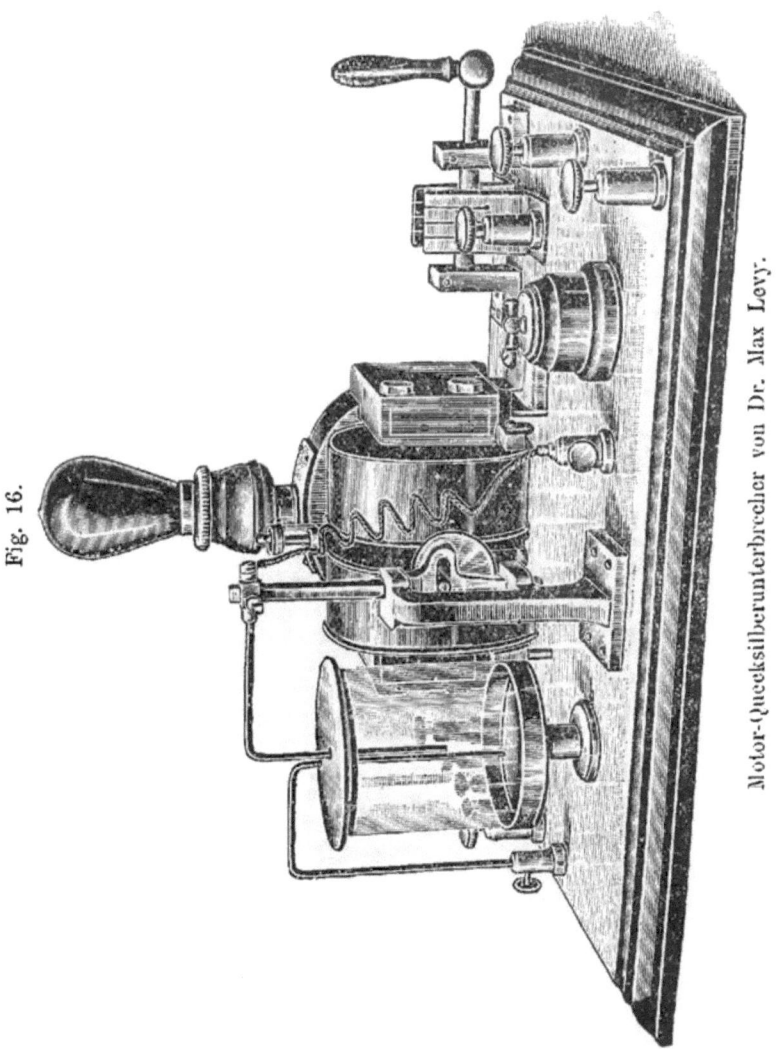

Fig. 16. Motor-Quecksilberunterbrecher von Dr. Max Levy.

brecher von Edison[1]). Ein kleiner Gleichstrommotor treibt eine Achse mit zwei darauf festsitzenden Zahnrädern an. Die Zähne haben Kontakt mit zwei gegenüberstehenden flachen Bürsten, durch welche der Strom ein- und austritt. Zu gleicher Zeit setzt der Motor aber noch ein Gebläse in Bewegung,

---

[1] Katalog der Edison Manufacturing Co.

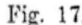

Fig. 17.

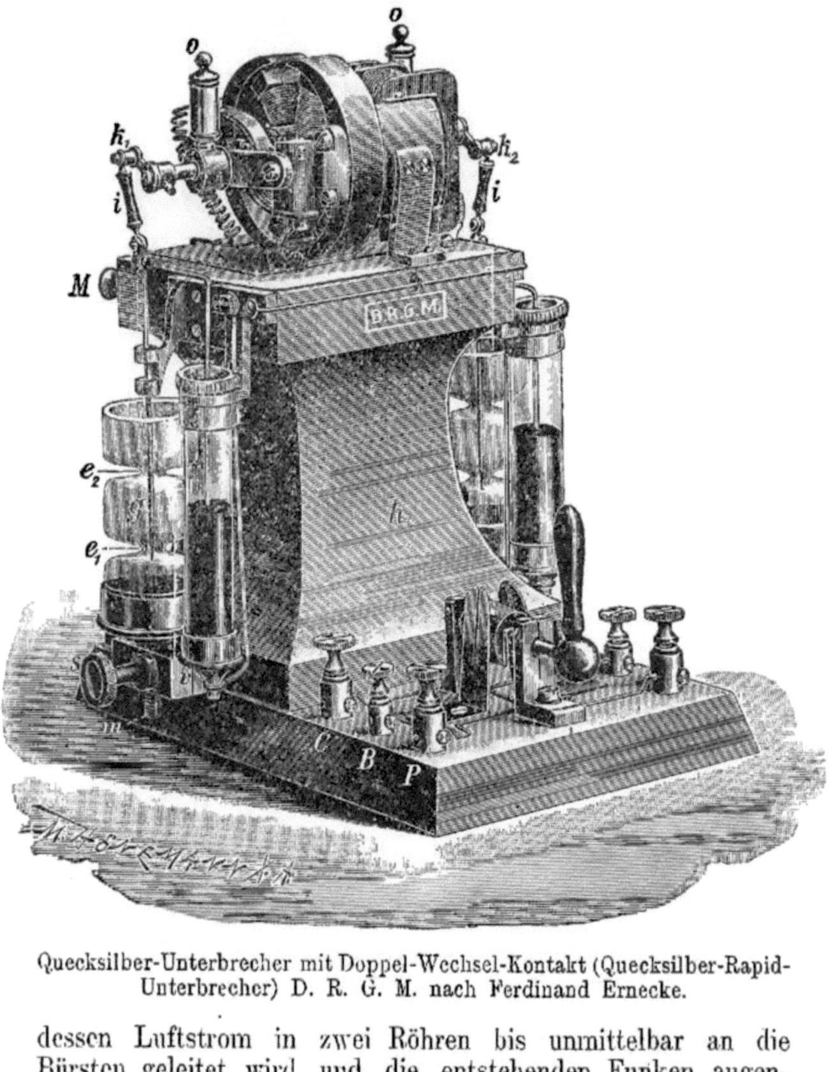

Quecksilber-Unterbrecher mit Doppel-Wechsel-Kontakt (Quecksilber-Rapid-
Unterbrecher) D. R. G. M. nach Ferdinand Ernecke.

dessen Luftstrom in zwei Röhren bis unmittelbar an die
Bürsten geleitet wird und die entstehenden Funken augenblicklich auslöscht. Hierdurch wird eine sehr rasche Unterbrechung und damit hohe Spannung im sekundären Stromkreise gewährleistet, welche den Gebrauch besonders harter,
durchdringende Strahlen liefernder Röhren ermöglichen soll.
Die originelle Einrichtung wird mit dem Namen Instantaneous

air-break-wheel apparatus bezeichnet. Ob sie außerhalb Amerikas Anwendung gefunden, ist nicht bekannt geworden. C. Beck - New York [1]) ist von den damit erzielten Erfolgen sehr befriedigt.

C. Turbinenunterbrecher.

Obwohl die vorher genannten Motorunterbrecher ein vollkommen verläßliches Werkzeug darstellen, mit welchem man den Anforderungen an die Röntgentechnik Genüge tun kann, erschien es wünschenswert, für spezielle Zwecke noch raschere Unterbrechungen zu erzeugen. Solche kamen in Frage für Durchleuchtungen, bei welchen für das Auge eine dauernd gleichmäßige Helligkeit erzeugt werden muß, für die Anwendung hochgespannter Ströme von 110 oder 220 Volt aus Zentralen, ferner behufs Abkürzung der Expositionszeit. Diesen Anforderungen konnte der Motorunterbrecher mit seinen hin- und herschwingenden Teilen nicht genügen. Die Aufgabe wurde zuerst von Boas[2]) im Jahre 1898 gelöst durch Anwendung eines ganz neuen Prinzips, welches darin besteht, daß ein Elektromotor eine hohle, an ihrem unteren Ende mit einer Turbine versehene Metallwelle dreht, welche oberhalb an einer Seite eine von der Mittellinie entfernte Oeffnung besitzt. Hierdurch entsteht ein knieförmig gebogenes Rohr. Der hohle Fuß steht in Quecksilber, hebt bei der Drehung dasselbe in die Höhe und schleudert es durch die seitliche Oeffnung in feinem Strahl an die gegenüberliegende Wand. Hier trifft der mit dem einen Pol verbundene Strahl auf die Zähne eines Rades, welche abwechselnd leitend und nicht leitend sind, und wird so zur Batterie zurückgeführt. Durch Einfügung von Radkränzen mit verschiedener Breite der Zähne und verschiedene Regulierung des Motors lassen sich weitgehende Abstufungen der Unterbrechungszahl erzielen, welche von 10 bis 1500 in der Sekunde betragen können. Da übrigens mit dem Einsetzen anderer Radkränze immer ein Auseinandernehmen des ganzen Apparates verbunden ist, muß für das praktische Arbeiten hiervon meist abgesehen werden.

---

1) Die Röntgenstrahlen im Dienste der Chirurgie. München 1902, Seitz u. Schauer, S. 10.

2) Fortschritte auf dem Gebiete der Röntgenstrahlen 1899 Bd. II. S. 114.

Fig. 18.

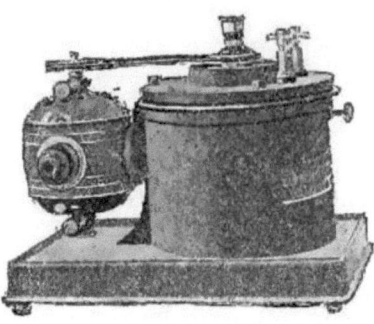

Turbinen-Unterbrecher für Gleichstrom der Allgemeinen Elektrizitäts-Gesellschaft Berlin.

Fig. 19.

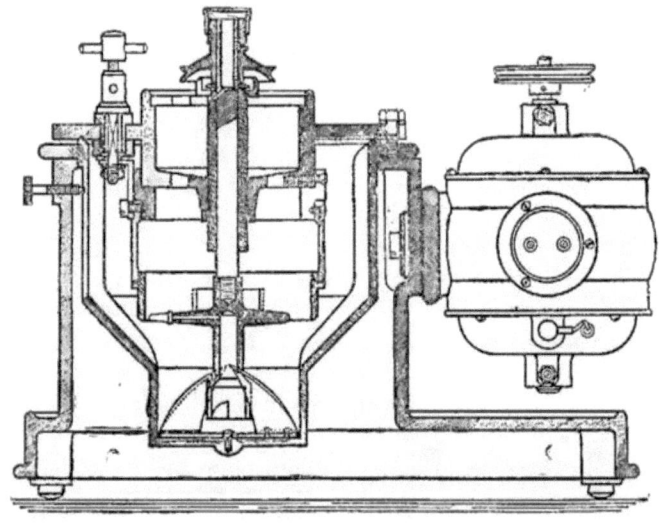

Turbinen-Unterbrecher für Gleichstrom der Allgemeinen Elektrizitäts-Gesellschaft Berlin.

Der Unterbrecher ist meist mit Gleichstrommotor ausgerüstet. In diesem Fall ist die Regulierbarkeit eine sehr vollkommene, da sowohl die Geschwindigkeit des Motors als auch die Stärke des Primärstromes leicht verändert werden kann.

Fig. 20.

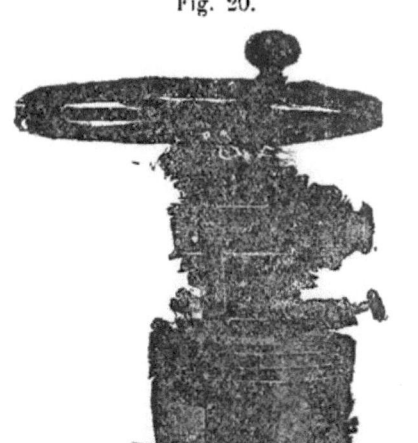

Turbinen-Unterbrecher für Wechselstrom der Allgemeinen Elektrizitäts-Gesellschaft Berlin.

Fig. 21.

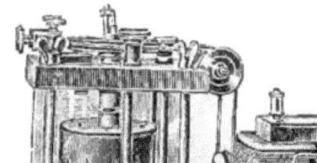

Quecksilberstrahlunterbrecher nach Dr. Max Levy.

Eine andere Ausführung ist für Wechselstrom bestimmt. Hier muß der Motor erst durch ein Hilfsrad von Hand angedreht werden, bis die den Perioden des Wechselstromes (meist 50 in der Sekunde) entsprechende Geschwindigkeit erreicht ist. Diese Geschwindigkeit kann dann nicht mehr

58   Der Unterbrecher.

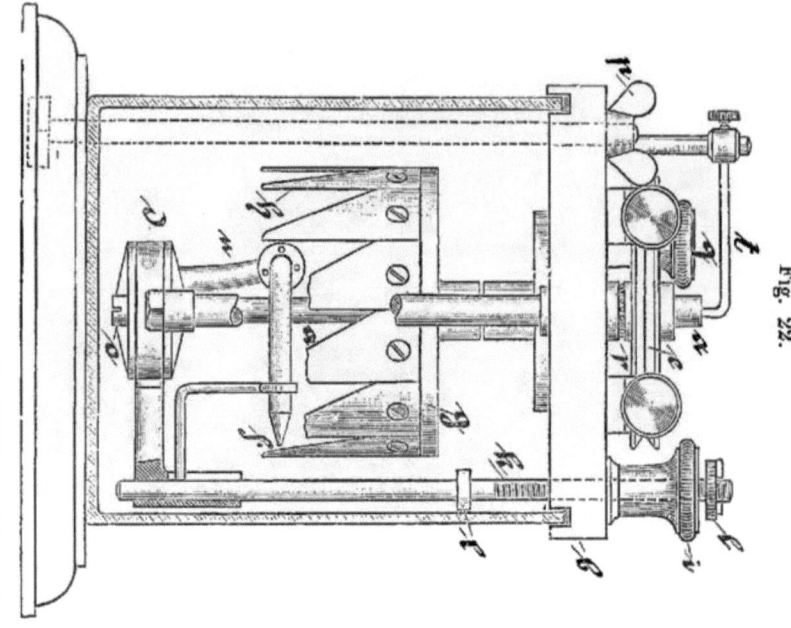

Fig. 22.

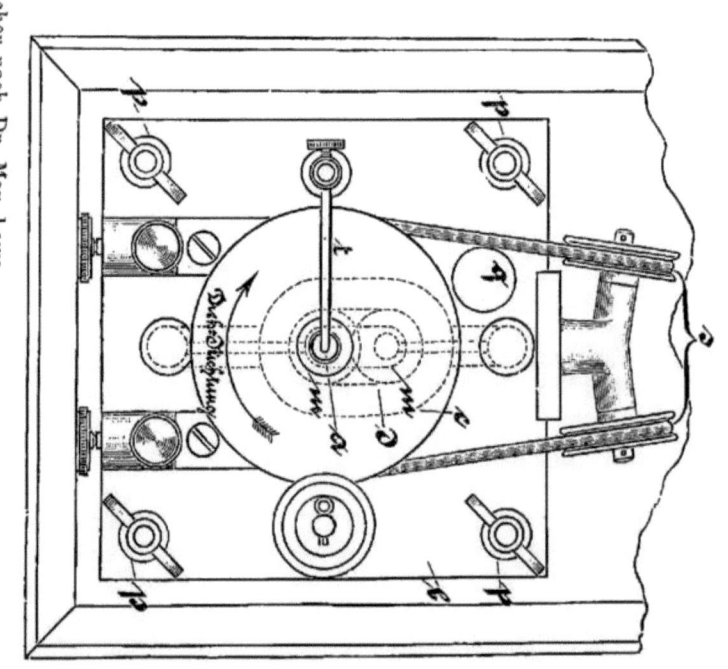

Fig. 23.

Quecksilberstrahlunterbrecher nach Dr. Max Levy.

verändert werden. Die Regulierung erfolgt nur durch Beeinflussung des Primärstromes.

Obwohl das Andrehen des Motors einen kleinen Aufenthalt verursacht und nur die Stärke des Primärstromes geändert werden kann, läßt sich auch mit dem Wechselstromunterbrecher nach kurzer Zeit gut und sicher arbeiten. Da der Motor selber sehr wenig Kraft gebraucht und wenig Geräusch macht, kann man ihn nach der ersten Ingangsetzung während der ganzen Arbeitszeit in Bewegung lassen.

Von Dr. Max Levy-Berlin[1]) ist ein „Quecksilberstrahlunterbrecher" angegeben, bei welchem die durch einen Elektromotor angetriebene Welle eine Kapselräderpumpe mit zwei Zahnrädern in Bewegung setzt. Hierdurch wird das Quecksilber gehoben und durch eine horizontal gerichtete, an der Drehung nicht teilnehmende Düse ausgespritzt. Auf der Welle befindet sich ein Metallkranz mit nach unten gerichteten, auswechselbaren Zähnen, welche bei ihrer Drehung den Quecksilberstrahl schneiden und so jedesmal Stromschluß bewirken. Die Zähne sind nach unten abgeschrägt ähnlich wie bei einer Säge und können einzeln in beliebiger Zahl eingesetzt werden. Durch eine auf dem Verschlußdeckel angebrachte Schraube läßt sich die Ausspritzöffnung heben oder senken, wodurch infolge der Gestalt der Zähne die Dauer des Stromschlusses in weiten Grenzen verändert und der jedesmal zur Verfügung stehenden elektromotorischen Kraft angepaßt werden kann. Die Achse kann mit 300 bis 1000 Umdrehungen p. M. laufen. Setzt man also einen Zahn ein, so erhält man 300 Unterbrechungen, bei 24 Zähnen bis 24 000 in der Minute. Der Unterbrecher, der in Petroleum läuft und ebenfalls nur selten eine Reinigung erfordert, ist also ohne Verschwendung von Energie in Widerständen in hohem Grade anpassungsfähig.

Nach einem ähnlichen Prinzip ist ein „Zentrifugen-Quecksilberunterbrecher mit kontinuierlich fließendem Quecksilberstrahl" von W. A. Hirschmann konstruiert[2]). Die senkrecht stehende, unten hohle Welle hebt das Quecksilber in ein feststehendes Gefäß, dessen unterer Rand so aufgebogen ist, daß eine gewisse Menge Quecksilber darin Platz findet. Durch

---

1) Elektrotechnische Zeitschrift 1899 S. 717.
2) Fortschritte auf dem Gebiete der Röntgenstrahlen 1898 Bd. II S. 187.

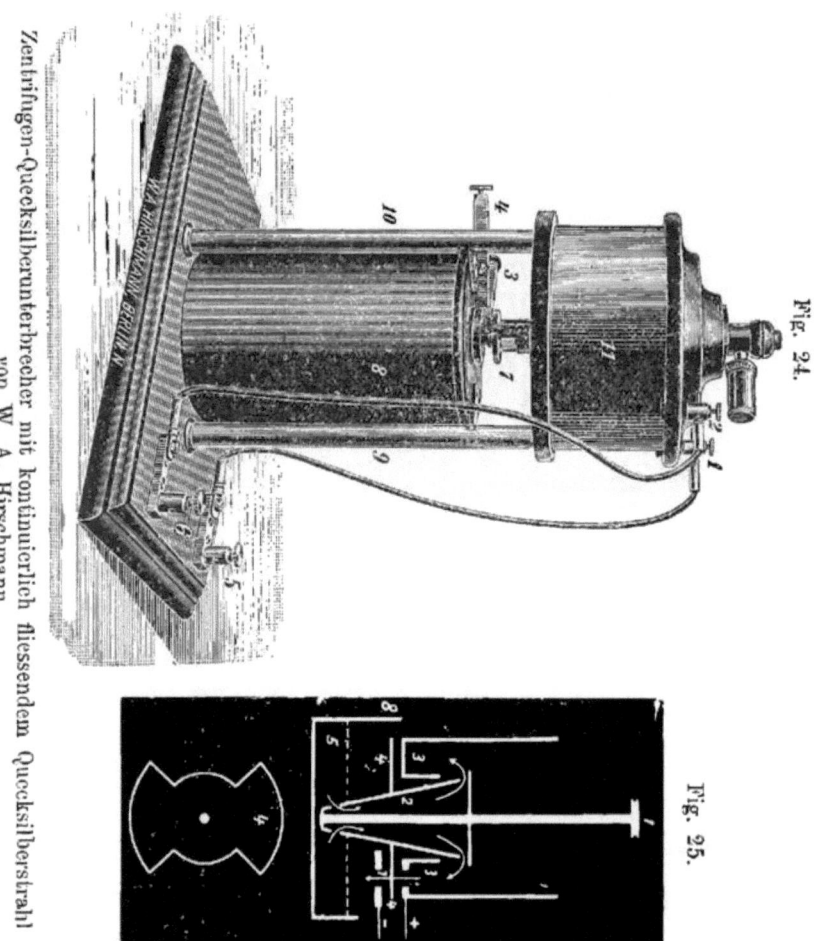

Fig. 24.

Fig. 25.

Zentrifugen-Quecksilberunterbrecher mit kontinuierlich fliessendem Quecksilberstrahl von W. A. Hirschmann.

ein Loch am Boden dieses Randes fließt nun dauernd ein feiner Strahl, welcher als Anode dient, nach unten und trifft hier auf einen Kontakt, welcher den Strom zurückleitet. Gleichzeitig mit der Welle rotiert eine an dieser befestigte Scheibe, welche verschiedene Ausschnitte trägt, in horizontaler Richtung, durchschneidet mit ihren Zähnen den Quecksilberstrahl und unterbricht auf diese Weise den Strom.

Bei einer anderen Konstruktion derselben Firma (rotierender Unterbrecher mit Gleitkontakten) wird eine unten hohle Welle durch einen Elektromotor angetrieben. Das untere

Fig. 26.

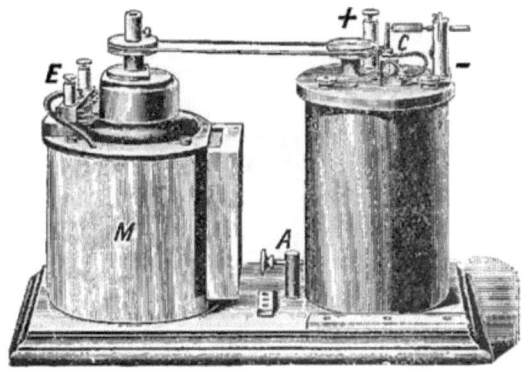

Fig. 27.

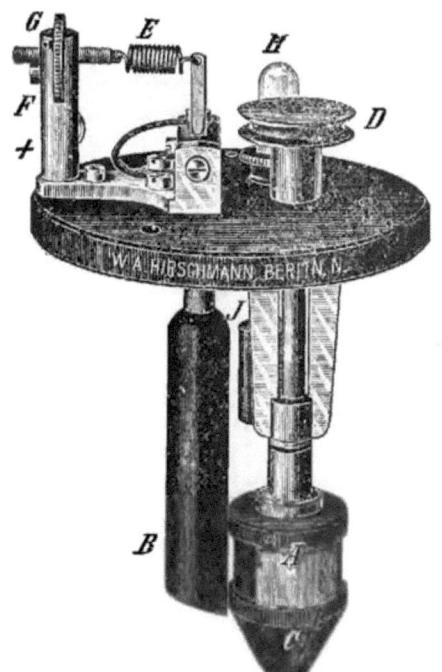

Rotierender Unterbrecher mit Gleitkontakten von W. A. Hirschmann,
D.R.P. 116 246 und 121 597.

Ende derselben trägt außen Metallkontakte, deren Zahl verändert werden kann und welche bei der Umdrehung an einem feststehenden Kontakt schleifen, dessen Druck gegen die Welle durch eine Feder regulierbar ist. Von dem am Boden befindlichen Quecksilber wird nun ein kleines Quantum gehoben und gleichmäßig über die Kupferkontakte verteilt, welche daher dauernd amalgamiert und somit gut stromleitend erhalten werden. Durch die exzentrische Stellung der rotierenden Welle soll jede Trichterbildung im Alkohol und somit die Gefahr der Explosion sicher vermieden werden. Der Apparat hat sich als zuverlässig bewährt.

D. Elektrolytische Unterbrecher.

Einen weiteren Fortschritt in der Unterbrechertechnik bedeutet der zuerst von Dr. A. Wehnelt-Charlottenburg[1]) angegebene elektrolytische Unterbrecher, welcher mit staunenswerter Einfachheit außerordentlich rasche und präzise Unterbrechungen des Stromes ermöglicht. Er beruht auf der längst bekannten Tatsache, daß, wenn Strom von erheblich höherer Spannung als die entgegenwirkende Polarisationsspannung ist, mittelst zweier Elektroden von verschiedener Größe durch einen Elektrolyt geleitet wird, Licht- und Wärmeerscheinungen an der kleineren auftreten.

Der Aufbau ist folgender. In einem Glasgefäß befindet sich Schwefelsäure von 20—25° Bé. In die Flüssigkeit taucht eine Bleielektrode von großer Oberfläche, der eine andere von sehr kleiner, z. B. ein bis nahe zur Spitze isolierter Platindraht gegenübersteht. Wird letztere zur Anode gemacht und bei vorgeschalteter Induktionsspule ein Strom von wenigstens 40 Volt hindurchgeleitet, so entsteht ein surrendes Geräusch, welches Stromunterbrechungen bis 1700 in der Sekunde anzeigt. In den Hauptstrom des Induktors eingeschaltet ergibt dieser einfache Unterbrecher eine außerordentliche Kraft und Fülle der sekundären Funken, wobei noch dazu der Kondensator fortgelassen werden muß, sodaß eine wesentliche Vereinfachung der ganzen Einrichtung eintritt.

Die Wirkung des Apparates wurde zunächst darauf zurückgeführt, daß der Strom die kleine Anode momentan

---

1) Kurze Mitteilung in Elektrotechn. Zeitschrift 1899 S. 76, Ausführliche Untersuchung in Wiedemanns Annalen 1899 Bd. 68 S. 233.

bis zur Weißglut erhitzt. Es tritt dann durch die Wärme- und elektrolytische Wirkung Wasserverdampfung und Zersetzung, eine Bildung von Knallgas ein, wodurch die Anode mit einem Gasmantel umgeben und die Leitung sofort unterbrochen wird. Durch die starke Wärmeentwicklung wird ein großer Teil der im Strom zugeführten Kraft verbraucht, doch ist dies ein Nachteil, der bei Anschluß an eine Zentrale und gegenüber den sonstigen Vorzügen nicht ins Gewicht fällt. Unbequem ist die rasche Erwärmung des Elektrolyten und der Umstand, daß von 70° C. ab die Unterbrechungen unregelmäßig werden und schließlich ganz aufhören. Diesem Uebelstande ist bei den neueren Konstruktionen begegnet durch eine den Elektrolyten durchziehende, mit der Wasserleitung in Verbindung zu setzende Kühlschlange, sowie durch Vergrößerung der Flüssigkeitsmenge auf 8—10 Liter.

Spätere Untersucher[1]) haben die ersten Angaben Wehnelt's bestätigt und erweitert. Danach ist die Unterbrechungszahl in der Sekunde abhängig von der Spannung, der Größe der Platinanode, des vorgeschalteten Widerstandes und der Selbstinduktion des Stromkreises. Durch Einschalten beträchtlicher Selbstinduktion bei gleichbleibendem Widerstande läßt sich die Unterbrechungszahl auf 10—12 in der Sekunde herabdrücken, während sie andererseits bis auf 3000 gesteigert werden kann. Als Minimum der Spannung wurden 25, sogar 12 Volt gefunden, sehr viel besser arbeitet der Apparat aber mit höheren Spannungen, er eignet sich daher ganz besonders zum unmittelbaren Anschluß an städtische Gleichstromnetze. Von d'Arsonval, Thomson und Swinton wird angegeben, daß der Unterbrecher ebenso gut mit Wechselstrom als mit Gleichstrom arbeitet, jedoch hierbei nur auf die Stromstöße einer Richtung anspricht. Simon[2]) bestätigte, daß der Wehnelt immer nur in demjenigen Kurventeile des Wechselstromes unterbricht, in dem die Platinspitze Anode ist; wählte er jedoch die Funkenstrecke sehr klein (2 cm), so erfolgte auch Funkenbildung im anderen Kurventeile. Er stellte ferner fest, daß es sich immer um Oeffnungsfunken handelt. Für den praktischen Gebrauch hat sich jedoch der direkte Betrieb mit Wechsel-

---

1) S. Elektrotechn. Zeitschrift 1899 S. 363.
2) Wiedemanns Annalen 1899 Bd. 68 S. 273.

strom nach Walter[1]) nicht bewährt. Ueber die Verwendung des Grisson-Gleichrichters sowie die Schaltung von Siemens & Halske (vorgeschaltete Funkenstrecke) ist in dem Abschnitt über Stromquellen das Nötige zu finden.

Klupathy[2]) hat darauf aufmerksam gemacht, daß zur Erzielung eines solchen Effektes die Joule'sche Wärme allein nicht hinreichend ist, daß vielmehr hierfür noch die Peltier'sche Wärme als mitwirkend angesehen werden muß. Hierdurch erklärt sich auch die Tatsache, daß der Apparat nur bei einer Stromrichtung arbeitet. Ist die Drahtelektrode Anode, so addieren sich die Joule'sche und Peltier'sche Wärme und bringen die regelmäßige Bildung der isolierenden und stromunterbrechenden Gashaube hervor. Ist sie dagegen Kathode, so äußert sich der Peltier'sche Effekt in Abkühlung, welche die Joule'sche Wärme herabsetzt und die Unterbrechungen nur bei sehr starkem Strom zu stande kommen läßt, wobei dann gleichzeitig in dem durch Elektrolyse erzeugten Knallgas ein Voltalichtbogen entsteht, der eine rasche Verbrennung der Kathode zur Folge hat.

In der praktischen Ausführung sind folgende Fortschritte zu verzeichnen. Der Platindraht wird mit einem Porzellanrohr umgeben und kann durch eine Schraube weiter vorgeschoben und festgestellt werden. Von der seitlichen Einführung in das Glasgefäß ist abgegangen, weil die Dichtung Schwierigkeiten macht. An Stelle eines einzigen von oben eingeführten Drahtes werden jetzt meist drei genommen, welche von verschiedener Dicke sind und verschieden weit hervorragen. Hierdurch in Verbindung mit einer mehrfach unterteilten Primärwickelung mit verschieden großer Selbstinduktion und einem Regulierwiderstand läßt sich die Unterbrechungszahl in sehr großer Breite verändern.

Von Elihu Thomson und Robert Shand[3]) ist eine Konstruktion angegeben, bei welcher die Drahtanode innerhalb der Bleikathode herabgeführt ist, sodaß der ganze Bau ein sehr kompendiöser wird. Besondere Vorteile dieser Konstruktion sind nicht bekannt geworden.

---

1) Fortschritte auf dem Gebiete der Röntgenstrahlen 1901 Bd. V S. 13.

2) Ungar. Akademie der Wissenschaften (III. Klasse). Sitzung am 26. 5. 02 nach Elektrotechn. Zeitschrift 1902 S. 892.

3) Elektrotechn. Zeitschr. 1899 S. 407.

Der Unterbrecher. 65

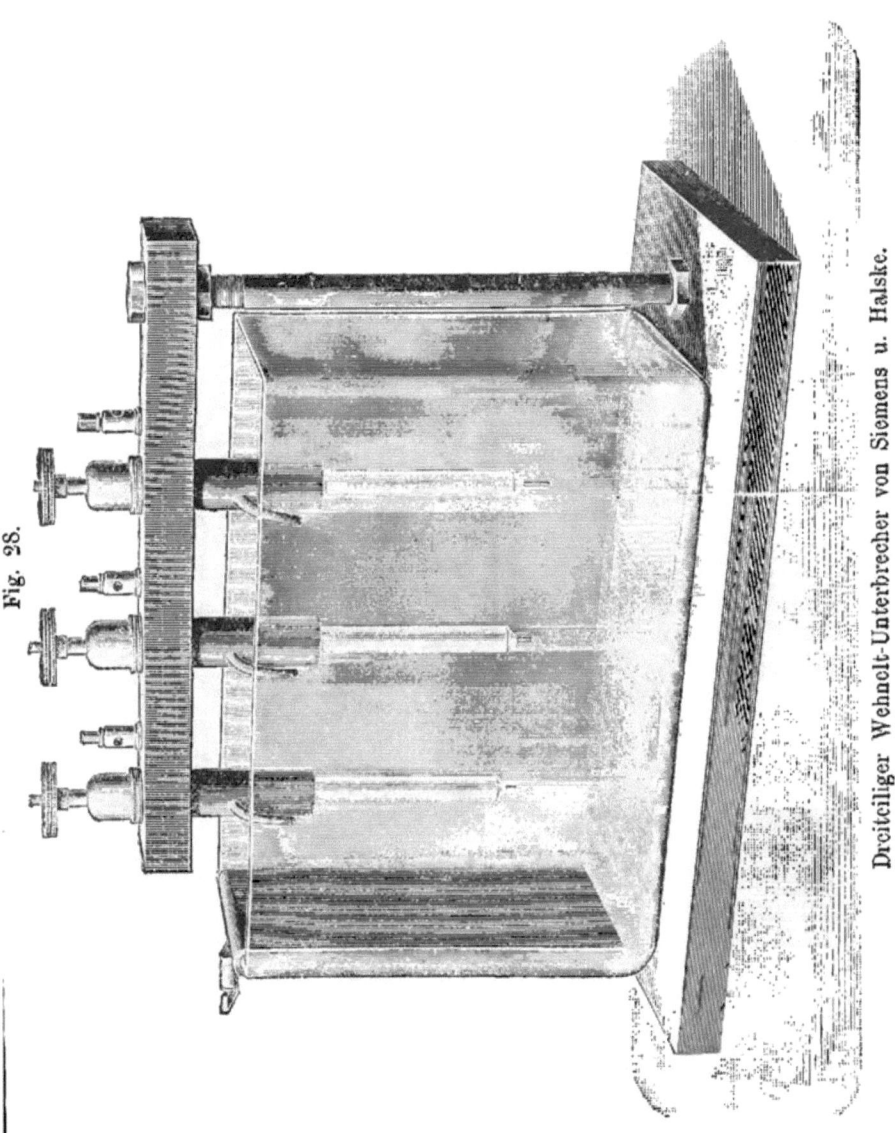

Fig. 28.

Dreiteiliger Wehnelt-Unterbrecher von Siemens u. Halske.

Von Wehnelt[1]) selber ist zu seinem ersten Patent vom 3. Januar 1899 ein Zusatzpatent vom 20. März 1901 erworben, wonach die Anode mit einer dünnen Schicht feuer-

---
1) Elektrotechnische Zeitschrift 1902 S. 931.

Stechow, Das Röntgen-Verfahren.

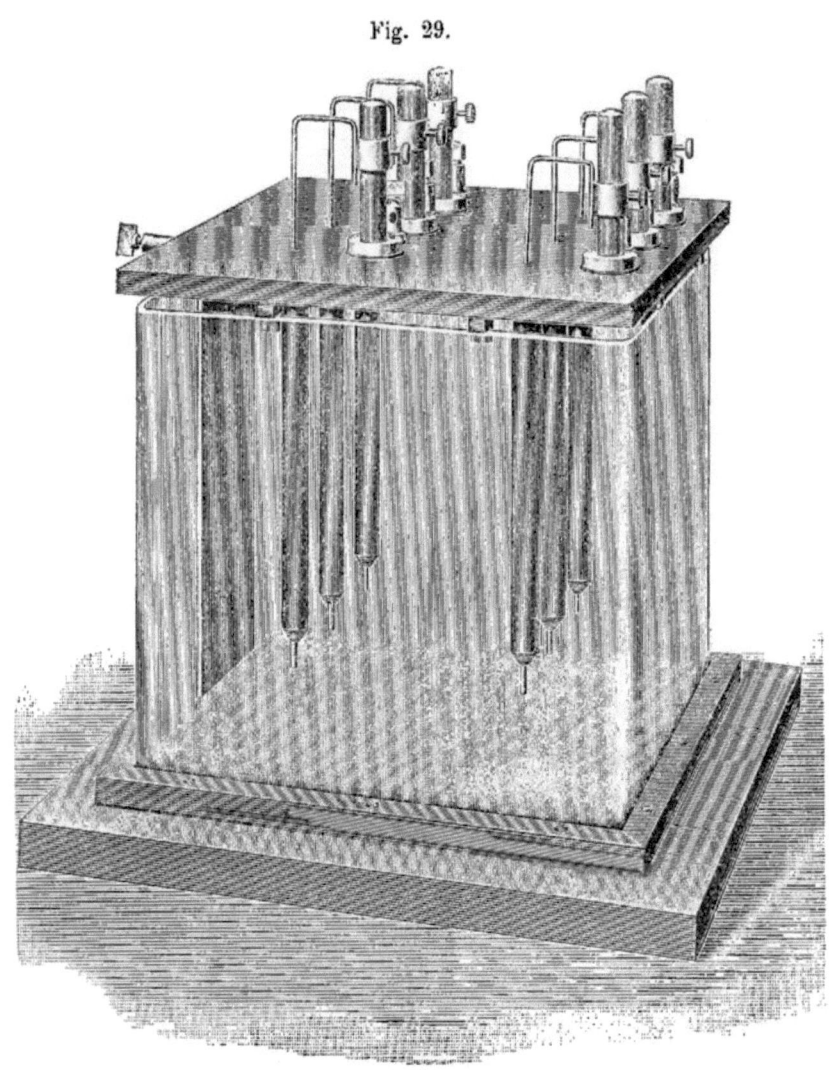

Fig. 29.

Sechsteiliger Wehnelt-Unterbrecher von Siemens u. Halske.

beständigen Materials z. B. Porzellan umgeben wird, sodaß diese Elektrode kerzenartig abbrennt und der Draht seine wirksame Länge selbsttätig auf gleicher Grösse erhält.

Bei den neueren Konstruktionen des Wehnelt-Unterbrechers werden drei, ja von B. Walter[1]) selbst sechs Platinstifte von verschiedener Länge und Dicke in isolierender Hülle verwendet, wodurch eine weitgehende Abstufung in der Zahl und Art der Unterbrechungen erzielt wird.

Die Firma Siemens & Halske verwendet bei ihren gangbarsten Röntgeneinrichtungen, welche zum Anschluß an Gleichstrom von 65—220 Volt bestimmt sind, einen dreiteiligen Wehnelt-Unterbrecher mit zwei 3 mm starken Platinstiften und einem solchen von 1 mm Stärke, welche auf 3, 4 und 5 mm Länge eingestellt werden. Der 40 bis 50 cm Induktor besitzt eine dreifach unterteilte Primärwickelung. Der Schalttisch (oder die Schalttafel) enthält außer Ausschalter, einem Strom- und Spannungszeiger, einer roten Glühlampe und Sicherungen einen Regulierwiderstand, welcher durch zwei Kurbeln um ca. 12 Ohm in Abstufungen von 0,1 Ohm abgeändert werden kann, ferner einen Kombinationsschalter, welcher gestattet, die verschiedenen Abteilungen der Primärwickelung passend mit den einzelnen Platinstiften zusammenzuschalten und fünf verschiedene Abstufungen der Funkenlänge von ca. 10 bis 50 cm zu erzielen. Bei den vollkommensten Einrichtungen finden sich an Stelle des Kombinationsschalters zwei getrennte Schalter, welche eine noch größere Zahl von Abstufungen ermöglichen. Bei Vorhandensein von Betriebsspannung über 150 Volt wird noch ein Nebenschlußwiderstand parallel zum Induktor und Unterbrecher geschaltet. Hierdurch wird der höchste Wert der Spannung an den Enden der Primärspule und des Unterbrechers soweit erniedrigt, daß der Strom in der Primärspule verhältnismäßig langsam ansteigt und eine umgekehrte Entladung durch die Röntgenröhre vermieden wird.

W. A. Hirschmann[2]) hat in seinem „elektrolytischen Unterbrecher mit Flächenkontakten" dem aus der Porzellanhülse heraustretenden unteren Ende des Platinstiftes eine kleine Scheibe ebenfalls aus Platin aufgesetzt. Porzellankörper umgeben dieselbe und sind derartig aufgeschliffen sowie mit Hilfe eines umgebenden Gestelles aus massivem Kupfer angepreßt, daß keine Flüssigkeit in das Innere des

---

[1]) Fortschritte auf dem Gebiete der Röntgenstrahlen 1901 Bd. 5 S. 13.

[2]) Fortschritte auf dem Gebiete der Röntgenstrahlen 1902 Bd. V. S. 258.

Porzellanrohres eintreten kann und der Kontakt mit dem Elektrolyten auf die Peripherie der Scheibe beschränkt wird. Hierdurch wird vermieden, daß die Säure längs des Platinstiftes nach oben kriecht und die oberen Verbindungen zerstört.

Auch bei der Konstruktion von Siemens & Halske kommt das Ueberkriechen von Säure nicht vor.

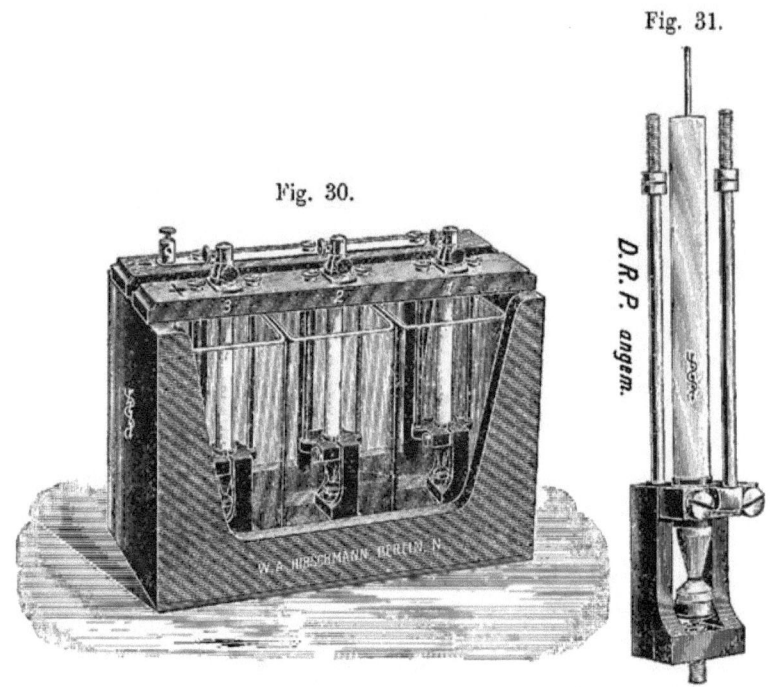

Fig. 30.   Fig. 31.

Elektrolytischer Unterbrecher mit Flächenkontakten von W. A. Hirschmann.

A. v. Rzewuski[1]) machte die interessante Beobachtung, daß der Wehnelt-Unterbrecher auch für Spannungen von nur 24 Volt verwendet werden kann, sobald dafür gesorgt wird, daß der Ansammlung des Gases an der aktiven Elektrode entgegengearbeitet wird. Durch das längere Vorhandensein einer Gasblase an dieser Stelle wird nämlich die vollkommene Unterbrechung des Stromes verzögert. In dieser

---

1) Annalen der Physik. 4. Folge 1900 Bd. 1 S. 614.

Richtung wirkt schon heftiges Bewegen der aktiven Elektrode günstig, viel besser ist es jedoch, einen Strom verdünnter Säure dauernd dagegen fließen zu lassen. Dies wird erreicht durch Einführen einer gegen die Anode gerichteten Glasrohrspitze, welcher verdünnte Säure aus einem höher stehenden Gefäß dauernd zugeführt wird.

Daß der Wehnelt-Unterbrecher auch für schwache Ströme von nur 10—12 Volt Spannung, wie sie bei Vergleichung geringer Kapazitäten gebraucht werden, in besonders zierlicher Form zweckmäßig verwendet werden kann, zeigte neuerdings Starke[1]).

Von T. H. Simon[2]) ist eine interessante Modifikation des elektrolytischen Unterbrechers angegeben. Er ging aus von Untersuchungen über die Art der Unterbrechung im Wehnelt-Apparat. Er fand sie in der Joule'schen Wärme, welche durch die plötzliche Zusammendrängung des Stromes, dem überall sonst ein großer Querschnitt zur Verfügung steht, auf die kleine Oberfläche der Platinspitze hervorgerufen wird, und stellte hierfür auch eine mathematische, mit den beobachteten Tatsachen gut übereinstimmende Formulierung auf. War die plötzliche Einengung des Stromes auf einen kleinen elektrolytischen Leitungsquerschnitt in der Tat das Bedingende, so mußte derselbe Erfolg jedesmal eintreten, wenn in einem Elektrolyten von sonst großem Querschnitt an einer Stelle die Strombahn stark verengt wird. Daß dies der Fall, zeigte er durch mehrfach modifizierte Versuche, z. B. Einsetzen einer Tonzelle mit einer feinen Oeffnung in verdünnte Schwefelsäure. Wird der Flüssigkeit innen und außen der Strom durch gleichgroße Elektroden zugeführt, so entsteht wie bei dem Apparat von Wehnelt eine rapide Stromunterbrechung an der Stelle der Durchbohrung. Auch andere ähnliche Konstruktionen[3]) zeigen ganz dieselbe Erscheinung. Die Vorzüge dieser Einrichtung sind, daß sie von der Stromrichtung unabhängig arbeitet, daß sie sowohl mit Gleich-

---

1) Verhandlungen der Deutschen Physikalischen Gesellschaft 1901 S. 125 u. 148.

2) Wiedemanns Annalen 1899 Bd. 68 S. 273 u. 860 und Elektrotechnische Zeitschr. 1899 S. 440. Das von Simon aufgestellte Wirkungsgesetz bestätigt G. Ruhmer. S. Elektrotechn. Zeitschrift 1899 S. 786.

3) Elektrotechn. Zeitschrift 1899 S. 440.

strom wie mit Wechselstrom (letztere Anordnung ist jedoch für Röntgeninstrumentarien nicht anwendbar) anspricht, wobei bei letzterem im Gegensatz zum Wehnelt in beiden Phasen Unterbrechungen stattfinden, und daß schließlich Er-

Fig. 32.

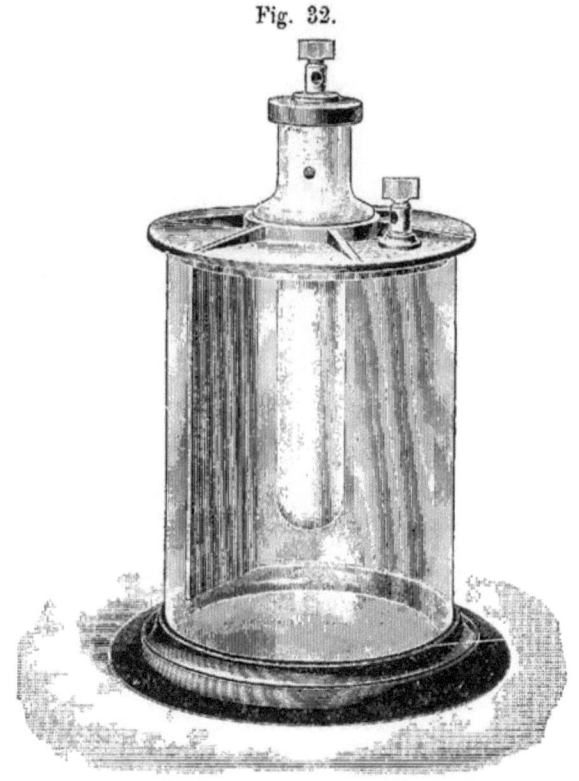

Simon-Unterbrecher von Siemens u. Halske.

wärmung der Flüssigkeit ohne Einfluß auf das Funktionieren ist.

Es ist durch die späteren Arbeiten von Wehnelt[1]), Simon[2]), Voller und Walter[3]), Ziegler[4]) als sichergestellt zu erachten, daß die explosionsartige Gasbildung nicht durch

---

1) Wiedemanns Annalen 1899 Bd. 68 S. 233.
2) Ebenda S. 273 u. S. 860.
3) Ebenda S. 526.
4) Ebenda Bd. 69 S. 718.

Erwärmung der kleinen Platinanode zu stande kommt, sondern durch die Erhitzung des Elektrolyten, welche an der Stelle stattfindet, wo in ihm die Strombahn eine schroffe Verengerung erleidet, also an der die Anode unmittelbar umgebenden Schicht. Ueber die Natur der an der Anode und Kathode entwickelten Gase berichten Voller und Walter. Photographische Darstellungen von Strom- und Spannungskurven verschiedener Unterbrecher mittelst der Braun'schen Röhre lieferten Wehnelt und Donath[1]).

Eine besondere Modifikation des Simon-Unterbrechers, welche sich für lange dauernde Beanspruchungen eignen soll, gab Joh. Hardén-Stockholm[2]) an. In ein Bleigefäß mit doppelten Wänden, welche durch fließendes Wasser gekühlt werden, ist ein Porzellanisolator, dessen Mitte durch ein 1 mm weites Loch durchbohrt ist, umgekehrt eingehängt. Das Bleigefäß ist mit verdünnter Schwefelsäure gefüllt und bildet die Kathode. Als Anode hängt in den Isolator hinab ein Bleistab, dessen unteres zugespitztes Ende sich über der Oeffnung im Isolator befindet. Wird dieser Bleistab durch Aluminium ersetzt, so ist der Apparat auch für Wechselstrom brauchbar. Er stellt alsdann eine Graetz'sche Zelle dar, welche nur Strom einer Richtung durchläßt, nämlich dann, wenn das Aluminium Kathode ist.

Der elektrolytische Unterbrecher ist durch eine ganze Reihe besonderer Vorzüge ausgezeichnet. Er gestattet, sehr große Energiemengen im primären Stromkreise in Bewegung zu setzen und infolgedessen sekundäre Ströme von außerordentlicher Stärke zu erzeugen. Die Unterbrechungen erfolgen so rasch, daß das erhaltene Fluoreszenzlicht völlig gleichmäßig erscheint. Die Regulierfähigkeit ist dabei in den neueren Anordnungen mit besonderen Schalttischen eine hervorragend ausgiebige. Hierzu kommt noch als sehr wichtig, daß er keinerlei bewegte Teile enthält, welche der Abnutzung unterworfen sind, daß er daher nur zeitweise nachgesehen zu werden braucht. Hierdurch wird es möglich, den Nachteil auszugleichen, welcher mit dem beim Arbeiten auftretenden

---

1) Wiedemann's Annalen 1891 Bd. 69 S. 861.

2) Stromunterbrecher für Funkeninduktoren. Zeitschr. f. Elektrotherapie und ärztliche Elektrotechnik 1901 S. 49. Darin auch die Beschreibung mehrerer anderer Unterbrecher.

lauten Geräusch verbunden ist, da er ohne Schaden in beliebiger Entfernung von der Arbeitsstelle untergebracht werden kann.

Mit jeder Verbesserung der Unterbrecher stiegen die Ansprüche an die Widerstandsfähigkeit und Dauerhaftigkeit der Röhren. Den Zumutungen der Motor- und Turbinenunterbrecher wurden sie allmählich gewachsen. Bei den Anforderungen, welche die mit gewaltigen Energiemengen arbeitenden elektrolytischen Unterbrecher stellen, muß mit den jetzigen Röhren noch sehr vorsichtig verfahren werden. Die Leistungsfähigkeit der ersteren ist im Augenblick der Aufnahmefähigkeit der letzteren zweifellos weit voraus.

III. Die Stromquelle.

Der Induktor kann mit Strom verschiedener Herkunft betrieben werden. In Betracht kommen **Akkumulatoren** und **Gleichstrom** oder **Wechselstrom** aus städtischen Zentralen. Schließlich ist noch zu erwähnen der Betrieb der Röntgenröhre mit der **Influenzmaschine**.

Die Akkumulatoren

bildeten anfangs die einzige Quelle für den erforderlichen Betriebsstrom. Ihrem Wesen nach beruhen sie auf der Tatsache der Polarisation. Schickt man einen elektrischen Strom durch einen Elektrolyten, so findet jedesmal Zersetzung statt und die Endprodukte derselben treten an den beiden eingetauchten Elektroden zu Tage. Bei der Elektrolyse von Salzlösungen scheidet sich immer das Metall (und ebenso der Wasserstoff) am negativen Pol ab. Es ist nun möglich geworden, auf diesen bei den Primärelementen so unerwünschten, ihre elektromotorische Kraft bald schädigenden Vorgang ein außerordentlich wichtiges Verfahren aufzubauen, welches gestattet, elektrische Kraft gewissermaßen aufzuspeichern. Elektrolysiert man verdünnte Schwefelsäure mittelst zweier Elektroden von Platinblech, so bedeckt sich alsbald die Kathode mit einer Schicht Wasserstoff, die Anode mit Sauerstoff. Wird nun der Primärstromkreis unterbrochen, so stehen sich in dem Elektrolyten die beiden Platinplatten nicht mehr gleich also elektromotorisch unwirksam gegenüber, sondern sie sind durch Anlagerung von Wasserstoff und Sauerstoff ungleich geworden, in einen elektrischen Gegensatz getreten. Ein sie verbindender Draht zeigt jetzt einen elektrischen Strom, welcher in umgekehrter Richtung verläuft wie der zuerst hineingeleitete und welcher so lange andauert bis beide Platten durch Rückbildung der abgeschiedenen Gase wieder gleich und unwirksam geworden sind. Könnte man es erreichen, daß der Primärstrom an den beiden Elektroden chemisch differente und stabilere Körper erzeugt als es die beiden Gase sind, so würde offenbar die Wirkung des sekundären Elementes, die Dauer des von ihm gelieferten Stromes beträchtlich wachsen und nutzbar gemacht werden können. Dies ist möglich geworden durch Verwendung des Bleies.

Planté gebührt das Verdienst, zuerst den Weg gezeigt zu haben. Er rollte zwei Platten Walzblei zusammen, die aber in ganzer Länge sich nicht berührten, stellte sie in verdünnte Schwefelsäure und ließ nun elektrischen Strom hindurchgehen. An der Anode scheidet sich wieder Sauerstoff aus, welcher braunes Bleisuperoxyd bildet, an der Kathode Wasserstoff, welcher die dort vorhandene Bleimasse reduziert und in Bleischwamm verwandelt. Hat dieser Prozeß genügend lange gedauert, so stehen sich nunmehr zwei Platten aus reinem Blei und aus Bleisuperoxyd gegenüber, welche gegen einander eine Spannung von etwa 2 Volt besitzen und so lange Strom in umgekehrter Richtung liefern können als diese chemische Differenz andauert. Der sekundäre von den differenzierten Platten gelieferte Strom, welcher natürlich auch das Element selbst aber in umgekehrter Richtung durchläuft, ruft hier wiederum elektrolytische Vorgänge hervor; er führt den Wasserstoff nunmehr zu der braunen Superoxydplatte, wo mit dem dort vorher chemisch gebundenen Sauerstoff Bildung von Wasser erfolgt. An der Kathode, der reinen Bleiplatte entwickelt sich jetzt Sauerstoff, welcher oxydierend wirkt, und das Endresultat dieser Vorgänge sind zwei elektrisch indifferente Oberflächen von Bleisulfat. Es ist klar, daß die Wirkung des sekundären Elementes um so länger andauern wird, je dicker die vorher gebildete Schicht von Bleisuperoxyd und Bleischwamm war. Es ergibt sich auch hieraus ohne weiteres, daß im Akkumulator nicht eigentlich Elektrizität aufgespeichert wird, sondern chemische Energie, welche aber leichter Rückverwandlung in elektrische fähig ist.

Die Herstellung der positiven Platten nach diesem ursprünglichen von Planté angegebenen Verfahren erfordert

Wochen und Monate, auch ein vielfaches Laden und Entladen, ehe die Stromwirkung genügend in die Tiefe gedrungen ist. Sehr wichtig war daher die Verbesserung von **Faure**, welcher auf die Oberfläche der aufgerauhten oder gitterartig gegossenen Platten ein Gemenge von Bleioxyden in Form einer Paste aufbrachte und nun durch den Strom zersetzen ließ. Hierbei entsteht in der lockeren Substanz sehr rasch eine Tiefenwirkung, welche auf der einen Platte die ganze aufgetragene Masse in Bleisuperoxyd, auf der anderen in Bleischwamm verwandelt. Die Formierung dieser Platten erfordert nur noch Tage. Die Bleigerüste dienen hierbei nur als Träger der Masse und als Leiter der Elektrizität. Diesem großen Vorteil steht die Verletzlichkeit der lockeren porösen Massen gegenüber. Um dieselben fester mit den Bleiplatten zu verbinden, wird auch wohl ein kombiniertes Verfahren angewendet, wobei die Platten zunächst nach **Planté** behandelt und alsdann mit der Paste gefüllt und wie gewöhnlich formiert werden. Je nach ihrer Bestimmung können die Platten in beliebiger Form und Größe angefertigt und nach der Formierung in beliebiger Anzahl zusammengestellt werden. Hierbei muß darauf geachtet werden, daß sie sich zwar so nahe wie möglich gegenüberstehen, eine Berührung aber sorgfältig vermieden wird, um innere Entladung zu vermeiden. Sie werden daher durch Stäbchen von Glas, Ebonit, Celluloid oder dergl. von einander getrennt, auch vom Boden des Gefäßes entfernt plaziert, damit herabfallende Stückchen der Füllung kein Unheil anrichten können. Die braunen Superoxydplatten sind ferner gegen ungleichen Stromdurchgang empfindlich, indem sie ihr Volumen vergrößern und sich krümmen. Um daher die Stromdichte allseitig möglichst gleich zu gestalten, wird ihnen stets auf beiden Seiten eine Bleischwammplatte gegenübergestellt. Es ist in einem Akkumulator daher stets eine negative Elektrode mehr vorhanden als positive. Das ganze System wird alsdann in einen Kasten gesetzt, der aus Glas, mit Blei ausgeschlagenem Holz, Hartgummi, Celluloid oder ähnlichem besteht, mit verdünnter reiner Schwefelsäure von 1,18—1,19 spez. Gewicht, die völlig frei von Chlor und Arsen sein muß, gefüllt und nun in beliebiger Weise wie ein Primärelement einzeln oder mit anderen verbunden verwendet. Die flüssige, bewegliche Schwefelsäure bietet natürlich ein schweres Hindernis für den Transport. Die hierfür bestimmten Sammler werden daher ähnlich wie die in neuerer Zeit für kleinste Leistungen so beliebten Trockenelemente im Innern mit einer porösen, nicht leitenden Masse versehen, welche die Schwefelsäure aufsaugt und festhält. Trotz aller Anstrengungen der Technik gehört ein widerstandsfähiger Akkumulator, namentlich wenn er dauernd transportabel sein soll, immer noch zu den ungelösten Aufgaben.

Wenn auch das Laden der Sammler wohl niemals zu den Arbeiten der Röntgenkabinette gehört, so ist es doch nützlich, über die Vorgänge genügend orientiert zu sein, um eine richtige Ueberwachung ausüben zu können. Da der Strom des Sammlers selber die Spannung von etwa 2 Volt hat, muß zur Ladung natürlich etwas höhere Spannung angewendet werden. Die Ladestromstärke darf ein bestimmtes, von der Fabrik angegebenes Maß nicht überschreiten. Bei der Ladung steigt die Kurve der elektromotorischen Kraft zuerst sehr rapide, um dann in einen länger dauernden nur sehr wenig ansteigenden Abschnitt überzugehen. Nach längerer Zeit erfolgt wieder ein Umbiegen der Kurve nach oben, die Ladung ist dann beendet und es tritt nutzlose Gasentwicklung ein. Umgekehrt sinkt beim Entladen die Spannung erst schnell, um dann längere Zeit auf etwa 1,9—1,95 Volt zu bleiben. Ist sie auf 1,75—1,70 Volt gesunken, so muß ein Wiederladen stattfinden, um Zerstörungen der aktiven Masse vorzubeugen. Den Vorgang des Ladens und Entladens kann man auch mit dem Aräometer verfolgen. In der ersten Periode wird Wasser zersetzt und Wasserstoff und Sauerstoff an die Bleiplatten gebunden, die Schwefelsäure muß also konzentrierter, mithin schwerer werden. Umgekehrt wird bei der Entladung den Bleiplatten Wasserstoff und Sauerstoff entzogen und das zurückgebildete Wasser der Lösung zugeführt, welche dadurch verdünnt, also leichter wird. Je nach der Periode, in welcher sich der Sammler befindet, muß daher der Ersatz etwa verlorener Säure in verschiedener Konzentration erfolgen.

Der gesamte Vorgang im Bleiakkumulator ist ein reversibeler und wird durch folgende Reaktionsgleichung wiedergegeben:

$$PbO_2 + Pb + 2H_2SO_4 \rightleftarrows 2PbSO_4 + 2H_2O$$

wobei die Gleichung für die Entladung von links nach rechts, für die Ladung von rechts nach links zu lesen ist. Dolezalek[1]) hat gezeigt, daß der Akkumulator in chemischer Beziehung als vollkommen reversibles Element anzusehen ist und daß die bei genauer Untersuchung sich zeigenden Abweichungen nicht durch einen veränderten chemischen Prozeß, sondern durch die infolge der mechanischen Konstruktion auftretenden Konzentrationskräfte bedingt sind.

Gleichstrom aus Zentralen.

Die weitaus größten Bequemlichkeiten für das Arbeiten im Röntgen-Laboratorium bietet der Anschluß an die städtischen Zentralen, welche nunmehr ja bereits auch in vielen kleinen Orten zur Verfügung stehen. Die Apparate sind soweit entwickelt, daß der unmittelbare Anschluß ohne Bedenken ist. Auch für Militärlazarette bedeutet die Versorgung der Röntgen-Kabinette mit dem Gleichstrom der Zentralen eine wahre Wohltat, da sie den verantwortlichen Leiter von der andauernden kleinlichen Sorge um die Akkumulatoren befreit und das Arbeiten erst zu einem sicheren und prompten macht, wie es jeder militärische Dienstbetrieb erfordert. Es kann nur dringend befürwortet werden, den Anschluß überall einzuführen, wo er irgend erreichbar ist. Die Arbeiten werden in ungeahnter Weise erleichtert und der Stromverbrauch ist ein so geringer, dass eigentlich nur die Einrichtungskosten in Betracht kommen.

Die in verschiedenen Netzen herrschende Spannung beträgt 65, 110 oder 220 Volt. Die ersten beiden Spannungen können ohne weiteres mit einem schnell laufenden Unterbrecher, wie Turbinen-Unterbrecher oder Wehnelt benutzt werden. Wie B. Walter[2]) gezeigt hat, verläuft die Kurve der Stromstärke in der primären Spule bei Stromschluß nach einer logarithmischen Gleichung in gebogener Form allmählich ansteigend, um bei Oeffnung des Stromes rapid auf Null abzufallen. Bei Anwendung einer höheren Betriebsspannung verläuft die Kurve steiler, erreicht also die größte, gemäß den vorhandenen Widerständen überhaupt erreichbare Höhe schneller als bei geringerer Spannung. Es wird von der Schnelligkeit der Unterbrechungen abhängen, welche Strom-

---

1) Wiedemanns Annalen 1898 Bd. 65 S. 894. S. auch Dolezalek, die Theorie des Bleiakkumulators. Halle, W. Knapp 1901.

2) Fortschritte auf dem Gebiete der Röntgenstrahlen Bd. II 1898 S. 29 und Wiedemanns Annalen 1897 Bd. 62 S. 319.

stärke jedesmal erreicht wird und ob der Induktor direkt betrieben werden kann oder ein Widerstand vorgeschaltet werden muß, welcher nur eine bestimmte, für den Apparat zulässige Stromstärke entstehen läßt.

Fig. 33.

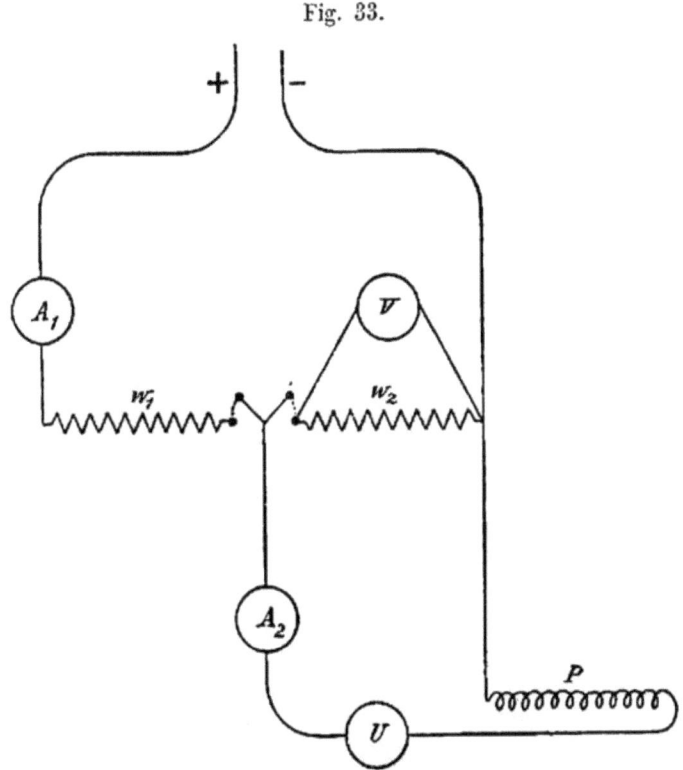

Schaltung bei hoher Netzspannung nach B. Walter.

Steht nur Strom von 220 Volt Spannung zur Verfügung, so empfiehlt sich die von B. Walter[1]) angegebene Schaltung mit zwei Widerständen. In der Hauptzuleitung liegt ein veränderlicher Widerstand W_1, an dessen Endpunkt die Strombahn sich teilt. Der eine Weg führt über die primäre Spule P, der andere durch einen dem ersten ähnlichen Widerstand W_2 zur

---

1) Fortschritte auf dem Gebiete der Röntgenstrahlen 1900 Bd. IV S. 46 und 1901 Bd. V S. 13.

Stromquelle zurück. In der ersten Zuleitung, wie in derjenigen zur primären Spule, liegt ein Ampèremeter A_1 und A_2, ein parallel zum Induktor und Unterbrecher eingelegtes Voltmeter V ergibt die für den Induktor verwendete Spannung. Im ersten Widerstand liegt ferner ein sinnreich konstruierter Schalter mit zwei Kurbeln. Durch die eine Kurbel werden 10 Kontakte bestrichen, welche 10 gleichen Stufen entsprechen, jede gleich $1/10$ des Gesamtwiderstandes. Die andere Kurbel schaltet ebenfalls 10 Stufen ein, jede gleich $1/100$ des Gesamtwiderstandes. Auf diese Weise läßt sich eine sehr rasche und sehr genaue Einschaltung erzielen, die für die primäre Spule verwendete Betriebsspannung leicht verändern und dieselbe der jedesmal gebrauchten Röhre anpassen. Dies ist für die Lebensdauer derselben im allgemeinen und zur Erhaltung ihrer eigentümlichen Qualitäten (weich, hart) im besonderen von hervorragender Wichtigkeit. Die Einstellung erfolgt also mit derselben Präzision wie bei einem mit grobem und feinem Trieb versehenen Mikroskop. Die Größe der Widerstände richtet sich nach der Netzspannung, dem Strombedarf des Induktors und der Art des Unterbrechers, sie muß daher, um mit verschiedenen Unterbrechern arbeiten zu können, veränderlich gemacht werden. Die Fabrikation derartiger Apparate erfolgt durch Siemens & Halske, Berlin und Th. Seifert & Cie., Hamburg.

Wechselstrom.

Nicht geringe Verlegenheit bereitete früher den Röntgenkabinetten, welche Anschluß an ein städtisches Netz suchten, das Vorhandensein von Zentralen, welche nur Wechselstrom lieferten. Zwar lassen sich alle mit Elektromotoren betriebenen Unterbrecher auch für Wechselstrom einrichten, allein damit ist noch kein für das Induktorium brauchbarer Gleichstrom gewonnen. Nur der für Wechselstrom gebaute Turbinen-Unterbrecher der Allg. Elektrizitäts-Gesellschaft war hierbei brauchbar, da er aus dem Wechselstrom nur die gleichgerichteten Stromstöße einschaltet. Für den in so mancher Hinsicht unübertrefflichen Wehnelt-Unterbrecher bildete Wechselstrom anfänglich ein beträchtliches Hindernis, das wie bei allen Unterbrechern bis in die letzte Zeit nur am besten überwunden werden konnte durch Verwandlung in Gleichstrom mittelst eines rotierenden Umformers. Dies ist ein Wechselstrommotor, welcher eine Dynamo antreibt, die ihrerseits nun den Gleichstrom liefert. Gewiß ist dies eine sehr unerwünschte Komplikation, die nur in den größten Röntgenkabinetten ertragen und überwunden werden kann,

Fig. 34.

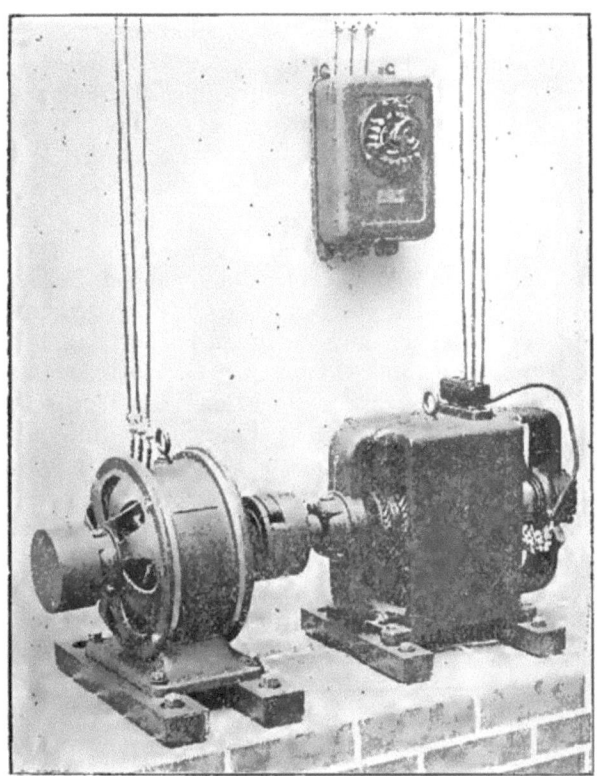

Rotierender Umformer von Siemens u. Halske.

für Militärlazarette jedoch die Verwendung in der Regel ausschließt.

Auch dieser Uebelstand scheint jetzt überwunden zu sein durch die Konstruktion des Ingenieurs Robert Grisson-Hamburg[1]), welche die vorhin beschriebenen Apparate des Dr. Walter

---

1) Die galvanischen Induktionsapparate von W. Weiler S. 197. S. ferner Grisson, Elektrotechnische Zeitschrift 1903 S. 432 und B. Walter, ebenda S. 489.

auch an eine Wechselstromleitung anzulegen gestattet. Dies geschieht durch den **Grisson-Gleichrichter**, eine Kombination mehrerer elektrolytischer Zellen, welche in ihrem Zusammenwirken sämtliche Phasen der Wechselströme gleichrichten.

Das Wesen dieses Apparates beruht auf der von L. Graetz[1]) gemachten Entdeckung, daß, wenn in einem Elektrolyten (Alaunlösung) die Anode aus Aluminium besteht, sie sich alsbald mit einem dünnen Häutchen Oxyd überzieht, welches so schlecht leitet, daß Ströme unter 22 Volt Spannung kaum hindurchgehen, während ein Strom in der entgegengesetzten Richtung keinen nennenswerten Widerstand findet. Die andere Elektrode kann aus irgend einem Metall oder aus Kohle bestehen. Durch eine Reihe von 5 hintereinander geschalteten Zellen werden fünfmal 22 Volt abgedrosselt, von einem Wechselstrom von 110 Volt also alle diejenigen Komponenten nicht hindurchgelassen, bei welchen das Aluminium Anode ist. Der bei einfacher Einschaltung solcher Zellen in den Schließungsdraht zustande kommende Gleichstrom hat allerdings nur die halbe Stärke des vorherigen Wechselstromes, doch ist ein Verlust der halben Energie hiermit nicht verbunden, da die positiven Stromteile garnicht zustande kommen, also hierfür auch keine Energie verbraucht wird. Diese Stromteile können aber in einem zweiten Stromkreise für sich aufgefangen werden durch folgende Anordnung. Der von dem einen Pol der Wechselstrommaschine kommende Leiter geht geteilt zu zwei Aluminiumbatterieen, von denen die zweite umgekehrt wie die erste angeordnet ist. Die von ihren anderen Enden ausgehenden Leitungen führen beide zum andern Pol der Maschine. Da jede Batterie nur Ströme einer Richtung hindurchläßt, fließt jetzt in der einen Schleife die eine Hälfte der Stromstöße, in der zweiten die andere und zwar derartig gerichtet, daß der von beiden Batterieen gebildete Stromkreis von beiden Strömen in gleichem Sinne durchlaufen wird.

Werden an jeden Pol des Wechselstroms zwei Batterieen in der beschriebenen Anordnung gelegt, ihre freien gleichnamigen Pole verbunden und zwischen diesen Verbindungsstücken eine Leitung angebracht, so wird die letztere dauernd

---

1) **Graetz**, Sitzungsberichte der mathemat. physikal. Klasse der K. B. Akademie der Wissenschaften Bd. XXVII 1897 S. 223.

von einem Gleichstrom durchflossen, welcher alle Komponenten des Wechselstromes enthält. Ein solcher Apparat soll nach Graetz 95—96 % der Energie des Wechselstromes in Gleich-

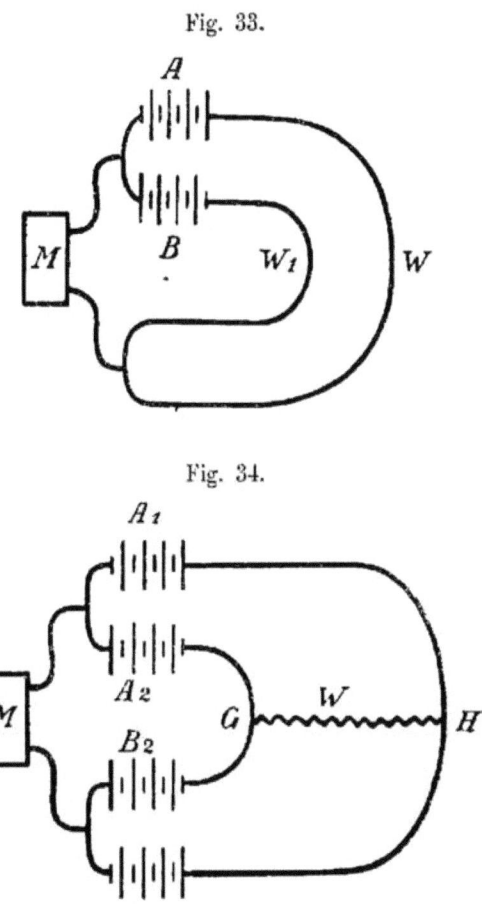

Schaltung von Aluminiumzellen zum Gleichrichten von Wechselstrom nach Graetz.

strom verwandeln und vollkommen einen Disjunktor ersetzen, dem er noch dadurch überlegen ist, dass er keine beweglichen Teile besitzt.

Genauere Untersuchungen über das Verhalten solcher Zellen mit verschieden zusammengesetzten Lösungen von

Alaun, doppelt chromsaurem Kali und doppelt chromsaurem Natron führte Mayrhofer[1]) aus. Er kam zu dem Schluß, daß der mittelst einer Braun'schen Röhre und photographischer Aufnahmen festgelegte Verlauf des Wechselstromes nicht eigentlich einfach die Bezeichnung „Ventilwirkung" rechtfertige, vielmehr der Vergleich mit einem durchschlagenden Ventil speziell etwa einer durchschlagenden Tür angebracht sei, welche aber nach einer Richtung sich überwiegend leicht öffnen läßt. Es erfolgt nicht ein absoluter Verschluß in der einen Richtung, vielmehr ein Pendeln, das aber nach der einen Seite sehr viel kleineren Ausschlag zeigt. Jene Richtung, nach welcher die Tür leicht aufgeht, entspricht der Stromrichtung Kohle-Elektrolyt-Aluminium.

Ein ähnlicher Apparat ist Charles Pollak in Frankfurt a. M.[2]) durch Patent vom 14. Januar 1896 und Zusatz vom 18. Juni 1896 geschützt. Hierbei werden Aluminiumplatten in alkalischer Lösung formiert und mit Bleiplatten zu Zellen zusammengestellt. Durch Einschaltung von vier derartigen Aggregaten wird der ursprüngliche Wechselstrom vollkommen in pulsierenden Gleichstrom verwandelt.

Ueber den „Grisson-Gleichrichter" ist aus den Mitteilungen der Firma folgendes zu entnehmen[3]). Die Zelle besteht aus einem Glasgefäße, welches mit einem (nicht genannten) Elektrolyten gefüllt wird, zwei Elektroden und einer Kühlschlange nebst Deckel, Isolationsröhren und Polklemmen. Die eine Elektrode besteht aus Blei und ist bipolar, die andere aus Aluminium, welche nur den negativen Stromstößen den Durchgang gestattet. Beide Elektroden werden in etwa Fingerbreite übereinander befestigt, die Kühlschlange eingehängt, das Ganze mit destilliertem Wasser und einem bestimmten Elektrolytsalz gefüllt. Bei Wechselstrom von 110 Volt kommen vier Zellen, bei Drehstrom sechs Zellen zur Anwendung. Die Zusammensetzung, Aufstellung und Schaltung zeigen die Figuren.

Der Gleichrichter ist bei einer Spannung von 110 Volt bis zu Stromstärken von 25 Ampère verwendbar.

Für die Umwandlung von Wechselstrom in Gleichstrom

---

1) Elektrotechnische Zeitschrift 1900 S. 913, 926.
2) Elektrotechnische Zeitschrift 1897 S. 359.
3) Elektrotechnische Zeitschrift 1903 S. 432 und 489. S. auch W. Weiler, die galvanischen Induktionsapparate. Leipzig, Moritz Schäfer 1902 S. 197.

Die Stromquelle.

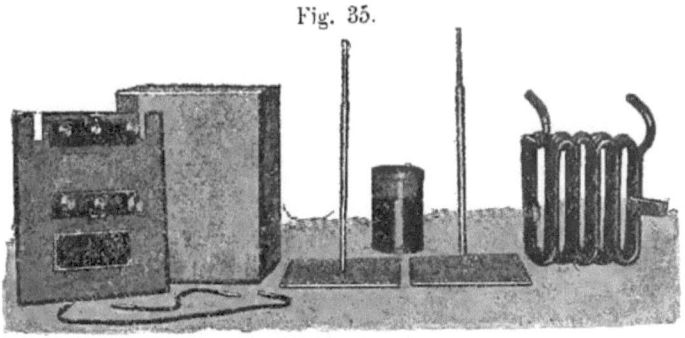

Fig. 35.

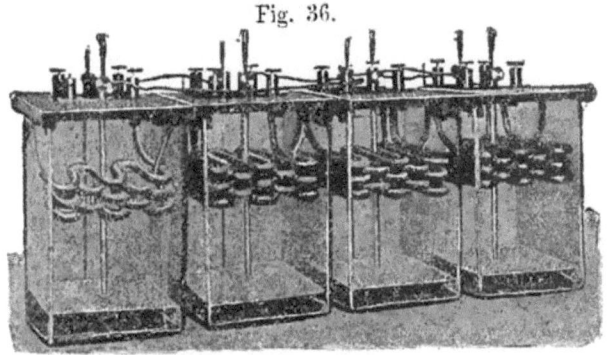

Fig. 36.

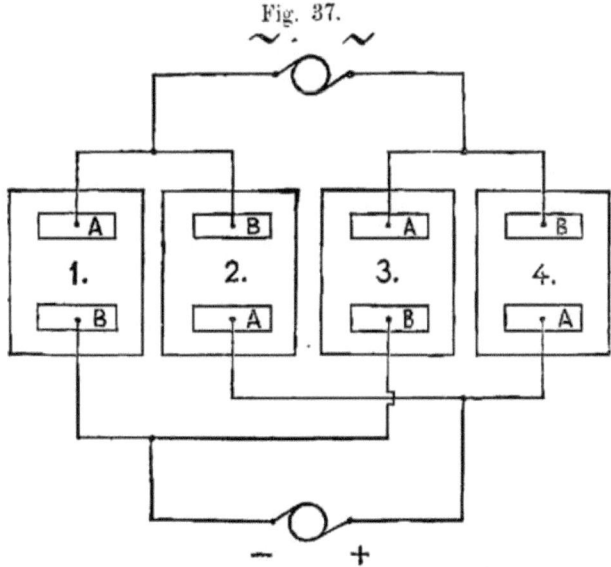

Fig. 37.

Grisson-Gleichrichter, Bestandteile, Aufbau, Schaltung.

kommt ferner noch in Betracht der von Franz Jos. Koch[1]) jun. angegebene, von Nostitz u. Koch in Chemnitz gebaute Apparat. Der Wechselstrom erregt ein polarisiertes Relais von großen Dimensionen, welchem ein Kondensator von solcher Kapazität vorgeschaltet ist, daß Kontaktfunken vollkommen ausbleiben. Es wird ein pulsierender und inter-

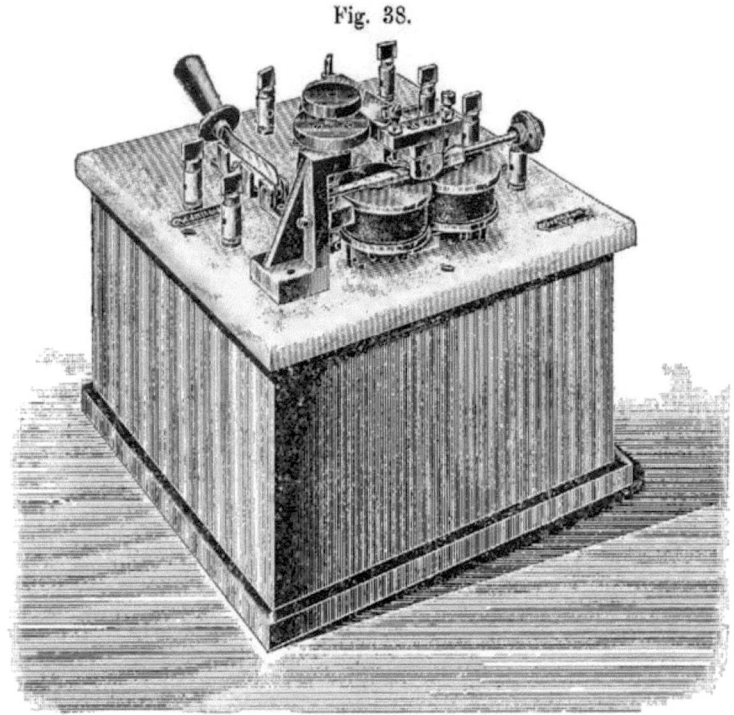

Fig. 38.

Wechselstrom-Gleichrichter System Koch.

mittierender Gleichstrom erhalten, welcher ohne Unterbrechervorrichtung unmittelbar zur Speisung der primären Spule eines Induktors verwendet werden kann.

Am einfachsten läßt sich, wie es scheint, Wechselstrom direkt nutzbar machen durch Vorschalten einer Funkenstrecke nach dem System von Siemens u. Halske[2]). Es wird

---

[1]) Elektrotechnische Zeitschrift 1901 S. 853.
[2]) Mittheilung der Firma, s. auch Fortschritte auf dem Gebiete der Röntgenstrahlen 1901 Bd. V S. 78.

eine Funkenstrecke von solcher Länge gewählt, daß nur die
Stromstöße einer Richtung den Raum zu überspringen vermögen. Der Induktor mit dem Wehnelt-Unterbrecher erhält dabei Wechselstrom zugeführt, der in beiden Phasen
unterbrochen wird. Im sekundären Stromkreise liegt eine
Funkenstrecke bestehend aus einer Platte und gegenüberstehender Spitze, beide von einem weiten Glasrohr umschlossen. Die Spitze wird so lange von der Platte entfernt,
bis nur Funken in einer Richtung übergehen.

Influenzmaschinen.

Von der Erwägung ausgehend, daß Akkumulatoren
schwerfällige, der Abnutzung unterworfene Apparate sind,
und Netzstrom nicht überall vorhanden ist, hat man auch
den von Influenzmaschinen gelieferten Strom für Röntgenversuche empfohlen. Diese Maschinen[1]), an welche die
Röhren unmittelbar angelegt werden, liefern ja allerdings
in den größeren von Holtz, Töpler oder Whimshurst angegebenen Konstruktionen Strommengen, welche zum Betriebe
einer kleineren Röntgenröhre wohl hinreichen und sie sind,
wenigstens beim Gebrauch im Laboratorium, jeden Augenblick betriebsbereit sowie einer Abnutzung nur wenig unterworfen. Aus diesem Grunde sind sie auch für Kriegszwecke
angepriesen, da die zum Drehen der Scheiben notwendigen
Kräfte bei einer Armee jederzeit leicht zu haben sind.

Daß in der Tat mit solchen Maschinen sich Erfolge erzielen lassen, zeigte schon 1897 der Mechaniker Wehrsen-Berlin, welcher ein Röntgenbild eines ganzen lebenden Menschen (Laufbursche) mittelst einer Whimshurst'schen Maschine aufnahm und öffentlich ausstellte. Allein in Deutschland hat diese Art der Erzeugung elektrischer Kraft keine
Verbreitung gefunden, da ihrer Verwendung mannigfache
Bedenken gegenüberstehen. Einmal ist die gewonnene
Stromstärke für größere Röntgenröhren eine zu geringe,
sodann sind die Maschinen gegen feuchte Luft besonders
empfindlich, da sie in solcher Luft nicht angehen oder
die Leistung sehr bald nachläßt. Auch auf dem internationalen Kongreß zu Paris 1900 zeigte sich ein derartiger Mißerfolg. Die Anwesenheit von 20—30 Menschen

---

1) Vgl. hierüber Practical X Ray Work von Frank T. Addyman,
Scott, Greenwood & Co., London 1901.

in einem Auditorium genügte, um die Maschine leistungsunfähig zu machen. Das gegen diesen Uebelstand empfohlene Einschließen in einen Glaskasten und Aufstellen von Feuchtigkeit absorbierenden Substanzen wie Schwefelsäure, Chlorcalcium u. dgl. stellt eine schwere Komplikation der Methode dar und macht dieselbe namentlich für den Krieg ganz unbrauchbar. Walter[1]) berichtet über die Ausstellung des zweiten internationalen Kongresses für Elektrologie und Radiologie in Bern September 1902, daß besonders aus Frankreich und Italien immer noch zahlreiche Influenzmaschinen ausgestellt waren, daß jedoch die Wirkung der größten kaum an die des kleinsten Induktors heranreichte. Diese Vorliebe für die Influenzmaschine ist um so befremdlicher als der Preis etwa das Doppelte von demjenigen des letzteren beträgt.

Stromerzeugung mittelst kleiner Kraftmaschinen.

Fehlt die Verbindung mit einer elektrischen Zentrale zum direkten Anschluß oder zum Laden von Akkumulatoren, so bleibt noch die Möglichkeit mittelst eines kleinen Benzinmotors, wie sie heut häufig zu Automobilen gebraucht werden, eine Dynamomaschine antreiben zu lassen und den erzeugten Gleichstrom entweder unmittelbar dem Induktor zuzuführen oder ihn zum Laden von Akkumulatoren zu benutzen. Beide Methoden haben ihre Vor- und Nachteile.

Zunächst hat man in jedem Fall einen Apparat mehr, der zu überwachen ist. Trotz aller Vervollkommnungen der Motoren, welche der rastlos vorwärts strebenden Automobiltechnik zu verdanken sind, erfordert die Maschine doch eine unausgesetzte Sorgfalt, soll sie nicht gerade im Augenblicke des Gebrauches gelegentlich hartnäckig den Dienst versagen. Am besten ist es schon, den Motor von einem Maschinisten besorgen zu lassen, wie er ja überall in kleinen Krankenhäusern vorhanden ist. Derselbe wird auch am leichtesten im stande sein, die notwendigen Handgriffe wie Anziehen einer Schraube, Einsetzen einer Feder, Oelen u. s. w. sachverständig auszuführen. Unbedingt notwendig ist ein solcher Techniker allerdings nicht, da auch ein intelligenter Krankenwärter wohl lernen kann, die Maschine richtig in Gang zu setzen. In diesem Fall muß aber der Leiter der

---

1) Fortschritte auf dem Gebiete der Röntgenstrahlen 1902 Bd. VI S. 56.

Röntgenstation selber mit allen Einzelheiten so vertraut sein, daß er seinen Gehülfen überwachen und wenn notwendig anweisen, auch wohl selbst zugreifen kann.

Von Motoren kommen zur Zeit nur die Explosionsmotoren in Betracht, welche mit Leuchtgas oder mit vergastem Benzin arbeiten. An Stelle des Benzins wird auch Petroleum, in neuerer Zeit in steigendem Maße Spiritus verwendet. Beide Arten sind im Prinzip vollkommen gleich, die erstere natürlich an eine bestehende Gasleitung gebunden und, wenn dieselbe vorhanden, jedenfalls vorzuziehen, da sie in wohl erprobten Marken jederzeit zu haben sind. Neben diesen Explosionsmotoren kommen noch neuerdings kleine Dampfmotoren in Betracht, wie sie für Automobilzwecke z. B. von der Locomobile Co. of America oder von der Motorfahrzeugfabrik Deutschland nach den Patenten des Ingenieurs Stoltz gebaut werden. Weiteres hierüber siehe in dem Abschnitt über Verwendung im Kriege.

IV. Die Röntgenröhren.

Den heikelsten Teil der Röntgenausrüstung stellen die Vakuumröhren dar, weil zu ihrer Herstellung wie ferneren Erhaltung während des Gebrauches unausgesetzte Achtsamkeit erforderlich und eine einmal unbrauchbar gewordene in den meisten Fällen nicht wieder herzustellen ist.

Die ersten Röhren waren einfache Glaszylinder von etwa 20 cm Länge und 3 cm Durchmesser, in deren eines abgerundetes Ende die Anode eingeschmolzen war. Die Kathode, eine flache Aluminiumscheibe, befand sich in einer kurzen am andern Ende im rechten Winkel angeschmolzenen Glasröhre und sandte ihre Strahlen auf die gegenüberliegende Glaswand. Die hier entstehenden X-Strahlen waren äußerst unkräftig, die Kathodenstrahlen jedoch bei langer Dauer der Exposition hinreichend wirksam, um das Glas zu erweichen. Unzählige Konstruktionen sind ersonnen worden, um diese beiden Fehler zu vermeiden.

H. Boas[1] gab eine V-förmig gebogene Röhre an, in deren beide Schenkel je ein Metallrohr als Elektrode eingesetzt war.

---

1) Zeitschrift für Instrumentenkunde 1896 S. 117.

P. Szymanski[1]) verschloß bei einem etwa 15 cm langen, 3 cm weiten Glasrohr beide Enden mit einer Kappe von Aluminiumblech, die er mit Siegellack und Marineleim dichtete. Jede Kappe konnte beliebig als Anode oder als Kathode benutzt werden; die Erfolge namentlich beim Photographieren werden sehr hervorgehoben.

Von Benoist und Hurmuzescu[2]) rührt eine ähnliche Konstruktion her mit zwei schalenförmigen Elektroden in den beiden schräg gestellten Glasröhren und einer kugelförmigen Erweiterung des Verbindungsstückes.

Die Röhre von E. Colardeau[3]) war zylindrisch, sie enthielt eine schalenförmige Kathode, eine flache, im Winkel von 45° gestellte Anode und dieser gegenüber eine kugelförmige Ausblasung der Glaswand von nur 0,1 mm Dicke. Da die Röhre nur 7 cm lang und 0,7 cm weit war, konnte sie nur in Verbindung mit der Luftpumpe oder mit einem andern größeren evakuierten Gefäß verwendet werden, ergab aber bei Aufnahmen von verschiedenen Punkten aus sehr gute stereoskopische Wirkung.

Eine namhafte Verbesserung bedeutete die Konstruktion von Dr. Wien[4]), welcher in dem zuerst erwähnten rechtwinkligen Glasrohr gegenüber der Anode einen Platindraht mit daran befestigtem Aluminiumblech einschmolz. Letzteres war so groß, daß die Kathodenstrahlen völlig aufgefangen wurden, es hinderte den Durchtritt der X-Strahlen kaum, absorbierte aber die entstehende Wärme, verteilte sie auf einen größeren Raum und schützte so die Wand des Glases.

In diesem Stadium der Entwickelung der Röhre wurden alle möglichen Formen probiert, welche indessen nur noch historisches Interesse haben[5]).

Ein wirklicher Fortschritt war erst zu verzeichnen, als es gelang, durch Anbringung der Antikathode die Glaswand

---

1) Zeitschrift für Instrumentenkunde 1896 S. 153.

2) Les rayons-X par Guillaume. Paris 1896 S. 116.

3) Journal de physique, zitiert nach Zeitschrift für Instrumentenkunde 1897 S. 92.

4) Veröffentl. aus dem Gebiete des Militär-Sanitätswesens 1896 Heft 10 S. 5. Vergl. auch Schjerning und Kranzfelder, Deutsche med. Wochenschr. 1896 S. 211.

5) S. Büttner u. Müller, Technik u. Verwertung der Röntgenschen Strahlen. Halle, Verlag von Wilhelm Knapp. 2. Aufl. 1900. S. 98.

vor der erweichenden Einwirkung der Kathodenstrahlen dauernd zu bewahren und den Ursprung der X-Strahlen auf einen Punkt zu vereinigen. Unabhängig von der seitwärts sitzenden Anode wird hierbei der Kathode eine Metallplatte im Winkel von 45° gegenüber gestellt, welche die von der hohlspiegelförmigen Kathode zusammengebrochenen Strahlen auffängt und die nunmehr in größerer Intensität entstehenden X-Strahlen nach allen Seiten aussendet. Eine Röhre mit schräg stehender Antikathode ist zuerst im Februar 1896 von Neesen[1]) beschrieben, dann von König[2]), der sie von Goetze in Leipzig hatte, erwähnt und auch von Röntgen[3]) im März 1896 in seiner zweiten Mitteilung als besonders wirksam gerühmt.

Auf dieser Grundlage haben alle späteren Konstruktionen weiter gebaut. Zu erwähnen ist zunächst die Röhre der Allg. Elekt. Ges. Berlin mit zwei in einer Glaskugel gegenübergestellten Elektroden und einer in der Mitte befindlichen, schräg gestellten Platinplatte. Bald hat sich jedoch die noch heut übliche Form entwickelt. An einer Glasröhre von etwa 3 cm Durchmesser wird eine Kugel von etwa dem fünffachen Durchmesser so ausgeblasen, daß für die Kathode ein längerer, für die Antikathode ein kürzerer Arm übrig bleibt, welche sich gegenüberstehen. An der Kugel sitzt seitwärts ein schmaleres Rohr für die Anode. Die Antikathode besteht aus Platinblech, das mit anderem Metall dick hinterlegt ist. um mehr Wärme aufnehmen zu können. Anode und Kathode bestehen aus Aluminium, erstere ist eine gerade Platte, letztere eine flache Schale.

Derartige Röhren von konstantem Typus und mit längere Zeit gleichbleibender Wirkung hat in Deutschland wohl zuerst E. Gundelach in Gehlberg (Thüringen) erzeugt. Sie erlaubten zuerst ein einigermaßen gleichmäßiges und zuverlässiges Arbeiten und bilden noch heut wohl den größten Bestand in den Röhrenvorräten der verschiedenen Laboratorien.

Auch solche Röhren zeigen aber nach einiger Zeit, daß der Widerstand gegen den Durchgang des Stromes wächst,

---

1) Verhandlungen der physikal. Gesellschaft zu Berlin 15. Jahrgang 1896 S. 80.
2) Ebendas. S. 75 und Elektrotechnische Zeitschrift 1896 S. 302.
3) Wiedemanns Annalen 1898 Bd. 64 S. 17.

90   Die Röntgenröhren.

sie werden „hart", erfordern höhere Stromstärken und sprechen endlich garnicht mehr an. Als Hülfsmittel sind vorgeschlagen leichtes Erwärmen mit einer Spirituslampe, Umhüllen des

Fig. 39.

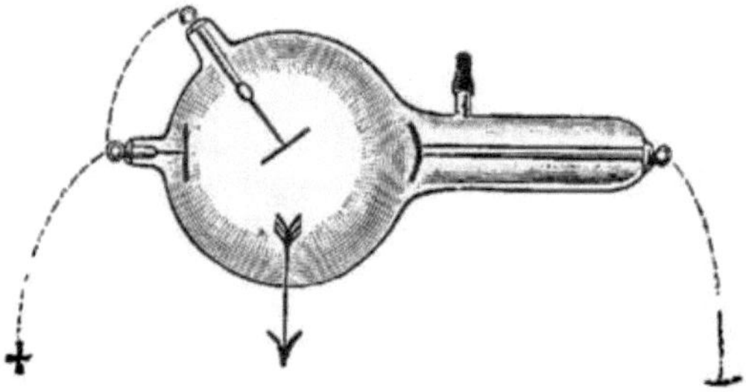

Röntgenröhre von E. Gundelach, Gehlberg (Thüringen).

Fig. 40.

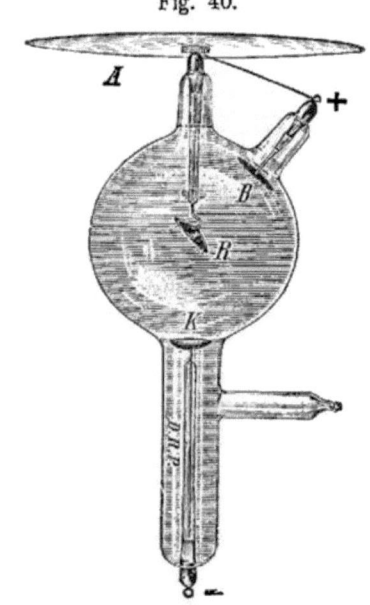

Röntgenröhre mit Metallschirm nach W. A. Hirschmann.

Kathodenarmes mit einem feuchten Tuch (Binde), Aufsetzen eines flachen Schirmes von Metallpapier auf die Austrittsstelle der Antikathode (W. A. Hirschmann). Alle diese Kunstgriffe haben im ganzen nur wenig Einfluß auf die Dauer der Leistungsfähigkeit der Röhre, können jedoch zur Ueberwindung einer augenblicklichen Verlegenheit von Wert sein.

R. W. Wood[1]), von dem Wunsche geleitet, das in der Röntgenröhre durch Ablösen von Gas sich allmählich verschlechternde Vakuum leicht wiederherstellen zu können, gab schon 1896 eine Konstruktion an, bei welcher der eigentlichen leuchtenden Röhre jederseits eine mit Quecksilber halb gefüllte Kugel angefügt war. Die Glasrohrverbindungen waren derartig getroffen, daß durch wechselseitiges Neigen nach den Seiten das hin- und herfließende Quecksilber Luft aus der Röntgenröhre auspumpte und in ein ferneres Verbindungsrohr entleerte. Die ganze Vorrichtung war auf einem senkrechten

Fig. 41.

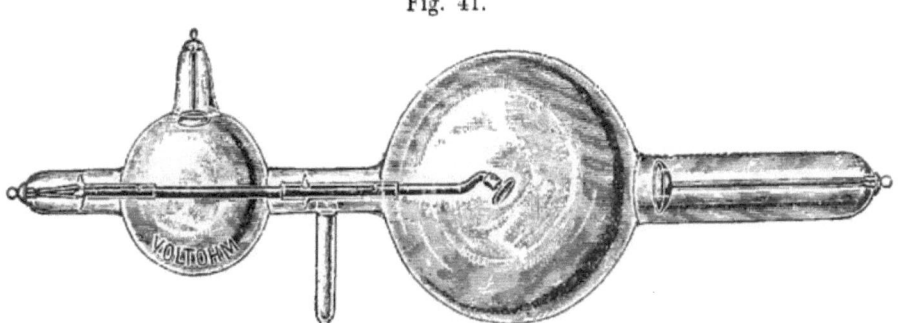

Voltohm-Röhre β für mittelstarke Beanspruchungen.

Holzrahmen derart befestigt, daß die Bewegungen leicht und sicher ausgeführt werden konnten. Durch die der Röhre anhängenden Hülfskonstruktionen war die Handhabung einigermaßen erschwert, sodaß die sinnreiche Vorrichtung Eingang in die Praxis nicht gefunden hat. Mit einer Antikathode war diese Röhre noch nicht versehen.

Die Haltbarkeit der Röhre wird verlängert, wenn der evakuierte Raum vergrößert wird. Demgemäß wurden entweder die Abmessungen der Röhre größer gemacht oder auch an die eigentliche Röhre eine zweite, den Innenraum vermehrende angeschmolzen (Voltohm-Gesellschaft).

Die Ursache des Hartwerdens liegt in einer beim Gebrauch eintretenden Erniedrigung des Luftdruckes durch eine noch nicht genügend aufgeklärte Kondensierung der Luft

---

1) Wiedemanns Annalen 1896 Bd. 58 S. 205.

unter ein bestimmtes Maß. Es war also die Aufgabe gestellt, auf irgend eine Weise die im Innenraum verschwundene Gasmenge wieder zu ergänzen. Dies wurde auf verschiedene Weise erreicht.

In ein angeschmolzenes kommunizierendes Glasrohr wurde eine Substanz eingebracht, welche die Fähigkeit besitzt, Gase auf sich zu kondensieren, beim Erwärmen jedoch wieder frei zu geben. Solche Substanzen sind Phosphor, Lindenkohle, Kaliumpermanganat, Aetzkali. In anderer Weise wird auf einer Beobachtung von P. Villard[1]) fußend Gas von außen zugeführt. Platinmetalle haben die Eigenschaft, in erhitztem Zustand Wasserstoff hindurchtreten zu lassen. Ein kurzes,

Fig. 42.

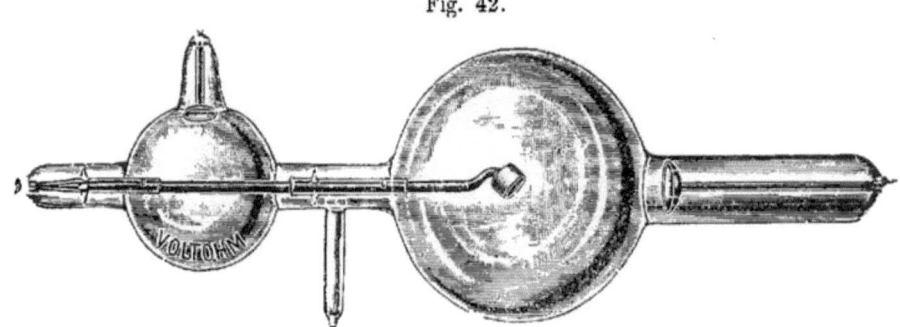

Voltohm-Röhre γ für sehr starke Beanspruchungen.

dünnwandiges, am äußeren Ende geschlossenes Röhrchen von Palladium wird in die Glaswand eingeschmolzen und für gewöhnlich durch eine darüber geschobene Glaskappe geschützt. Wird dasselbe durch eine Flamme, z. B. durch ein Streichholz kurz erhitzt, so tritt Wasserstoff hindurch und stellt den normalen Druck wieder her. Diese Röhren sind unter dem Namen „regenerierbare" Röhren bekannt und verdienen volle Beachtung.

Eine andere Ausgestaltung hat dieselbe Idee in den „Röntgenröhren mit regelbarem Vakuum" von W. A. Hirschmann (D. R. P. 118 814) gefunden. Hier befindet sich an dem zylindrischen, die Kathode enthaltenden Glasrohr seitlich ein Kapillarrohr, welches mit einer Armierung und zwei

---

[1]) Comptes rendus 1898 Bd. 126 S. 1413.

Schrauben versehen ist, durch deren Umdrehung ein minimales Quantum Luft in das Innere hineingelassen werden kann. Das Anwärmen der gasspendenden Chemikalien kann nun noch vereinfacht, dem sekundären Strom selbst über-

Fig. 43.

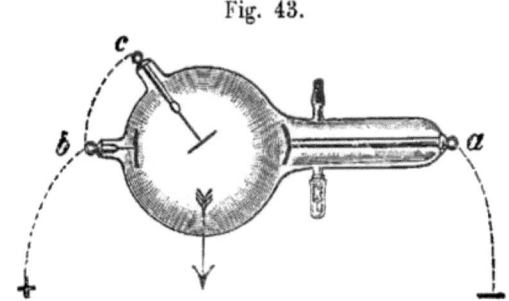

Regenerierbare Röntgenröhre nach Gundelach D. R. P. 103 100.

Fig. 44.

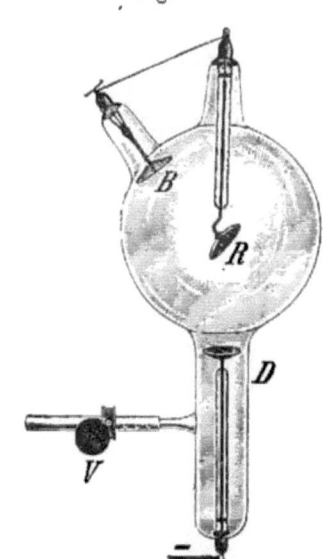

Röntgenröhre mit regelbarem Vakuum durch Luftzuführung nach W. A. Hirschmann.

tragen und die Röhre auf eine beliebige zulässige Härte eingestellt werden, eine Konstruktion, die zuerst von dem Mechaniker C. W. F. Müller-Hamburg ausgeführt ist. Hierbei ist an die gewöhnliche Röntgenröhre eine zweite kleinere und ganz weiche rechtwinklig angeschmolzen, welche indessen keine metallene Antikathode, sondern an ihrer Stelle eine kleine Glaskugel trägt, die mit einem Reagens gefüllt ist und mit der großen Röhre frei kommuniziert, die kleinere von der großen jedoch luftdicht abschließt. Die Anoden beider Röhren sind verbunden, die Kathode der kleineren läuft in einen biegsamen Draht aus, welcher der Kathode der

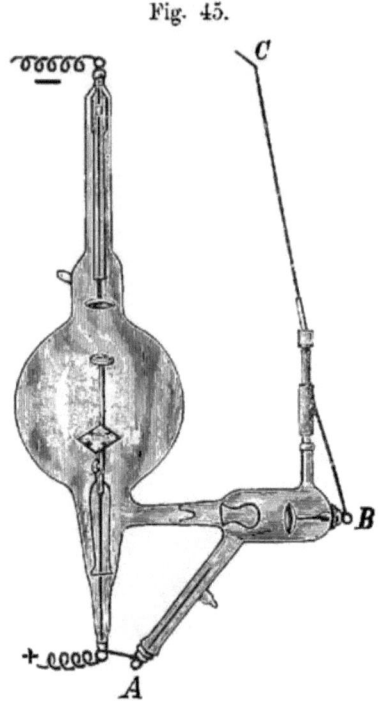

Fig. 45.

Röntgenröhre mit automatischer Regulierung von Müller-Hamburg.

großen Röhre beliebig genähert werden kann. Auf diese Weise stehen dem Strom zwei parallele Wege zur Verfügung, von denen er stets den des geringeren Widerstandes wählen wird. Ist die große Röhre weich genug, so wird er hierdurch seinen Weg nehmen. Ist sie hart geworden, so geht er durch die kleinere Röhre, den Draht und die Funkenstrecke zur Kathode. Nun fallen aber die Strahlen der kleineren Kathode auf die Glaskugel mit dem Reagens, erwärmen dasselbe, machen Gas frei und so die große Röhre

Die Röntgenröhren. 95

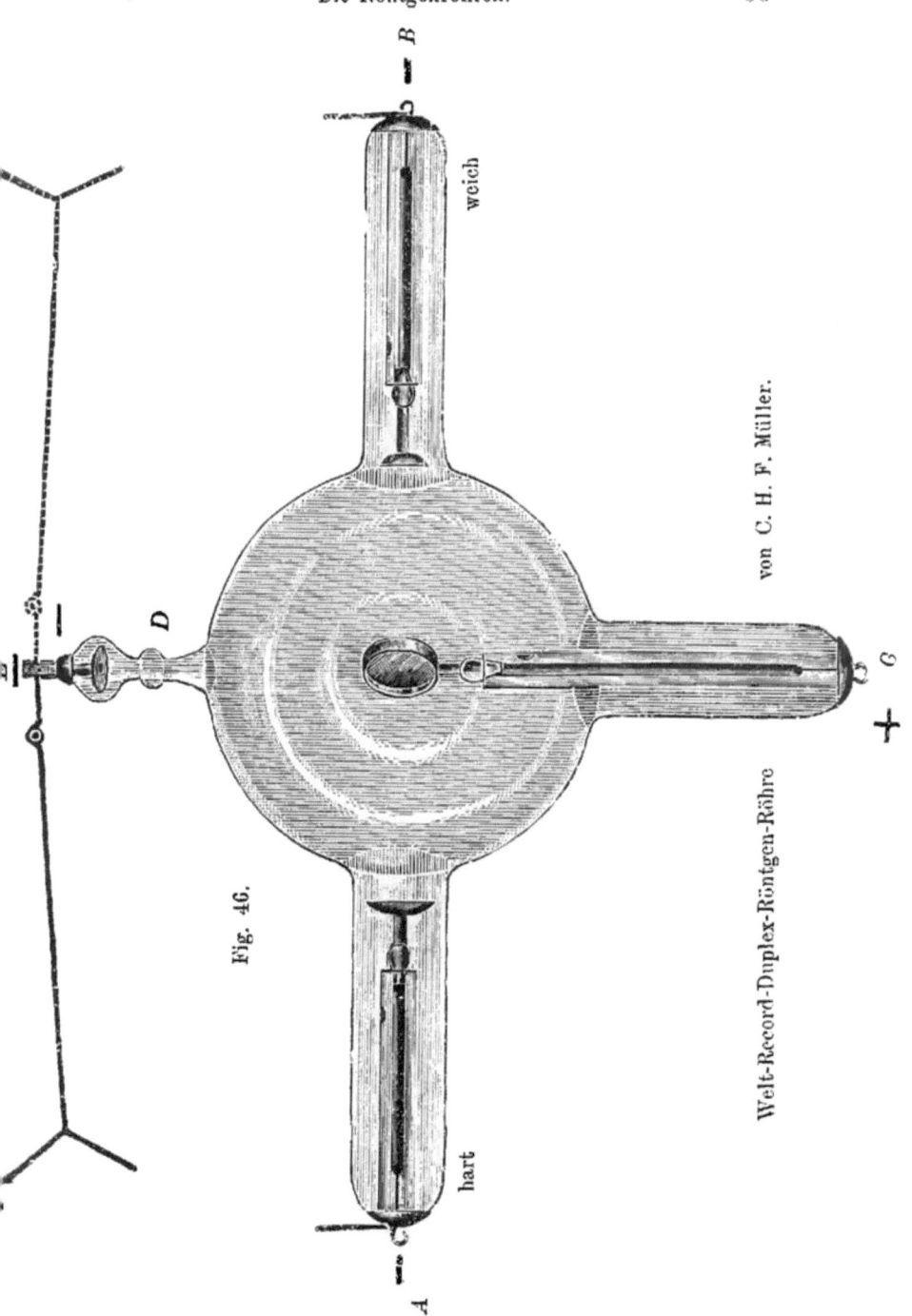

Fig. 46. Welt-Record-Duplex-Röntgen-Röhre von C. H. F. Müller.

weich. Durch Regulierung der Funkenstrecke kann man die große Röhre auf jeden gewünschten Grad der Weichheit einstellen, der dann automatisch beibehalten wird.

Von Müller-Hamburg ist unter dem Namen „Welt-Record-Duplex-Röntgen-Röhre" eine Konstruktion angegeben,

Fig. 47.

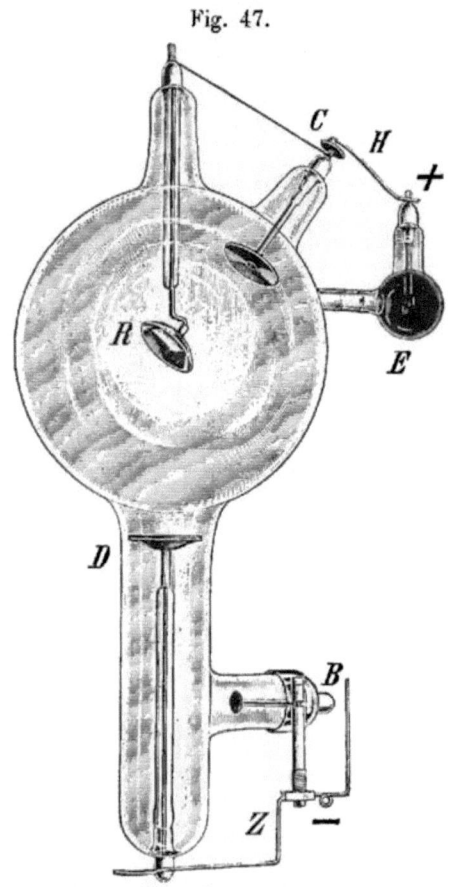

Regulierbare Röntgenröhre „Monopol" von W. A. Hirschmann.

bei welcher einer in der Mitte der Kugel befindlichen Antikathode auf zwei gegenüberliegenden Seiten je eine Kathode von ungleicher Form gegenübersteht. Bei Benutzung der größeren erhält man harte, bei Verwendung der kleineren weiche X-Strahlen. Mit der großen Röhre ist eine kleinere mit einer dritten Kathode in Verbindung, welche mittelst eines beweglichen Armes derart mit den anderen in Kontakt gebracht werden kann, daß Funken überspringen und aus der Kathode etwas Gas entbinden, die Röhre also weicher machen. Auch diese Röntgenröhre soll bei sachgemäßer Behandlung sehr große Lebensdauer haben.

Eine jüngste Konstruktion von W. A. Hirschmann verfolgt diesen Gedanken noch weiter. Seiner „regulierbaren Röntgenröhre Monopol" liegt die Idee zugrunde, das Innere der Röhre von der Außenluft vollkommen abzuschließen und das Vakuum im Innern selbst zu regeln. Zu dem Zweck ist an jedem Ende der Röhre eine Nebenkugel angeschmolzen und durch einen federnden Draht außen mit dem zugehörigen Pol der Zuleitung verbunden. Soll die Röhre weicher werden, so wird der Draht an der Kathode ein wenig abgehoben, wodurch dem Strom der gewöhnliche direkte Weg zur Kathode entzogen und er gezwungen wird, durch die Glaskugel zu gehen. Hierbei wird aus der darin befindlichen Substanz Luft entbunden, welche dem Innern der Röhre sich beimengend dieselbe sofort weich macht. Soll andererseit Luft absorbiert, die Röhre härter werden, so wird der Draht an der Anode abgehoben. Der Strom wird gezwungen, durch die andere Kugel zu gehen, in welcher von einer Platinanode Metall verstäubt, an den Wänden niedergeschlagen und bei diesem Vorgange Luft gebunden wird. Auf diese Weise wird ohne Eröffnung der großen Röhre die Regulierung sehr leicht, gleichsam durch Hin- und Herschieben der Luft im Innern selbst bewirkt.

Weitere Modifikationen der Röhren haben den Zweck, sie gegen den Durchgang großer Energiemengen widerstandsfähiger zu machen. Dies Bedürfnis trat erst besonders hervor seit Einführung des elektrolytischen Unterbrechers, bei welchem die früheren Antikathoden im Zeitraum von Sekunden weißglühend wurden und sich verbogen oder durchschmolzen. Die Lösung der Aufgabe, die verderbliche übermäßige Erhitzung von der Antikathode fernzuhalten, wurde auf verschiedenem Wege angestrebt. Einmal wurde das Platinblech mit einem anderen Wärme aufnehmenden und leitenden Metall hinterlegt, auch der ganze Träger des Platins aus massivem Metall gemacht (Patent-Röntgenröhren von E. Gundelach-Gehlberg). Ferner wurde als Träger eine weite nach außen offene Glasröhre verwendet, gegen deren geschlossenen Grund das Platin anliegt oder in welche es direkt als Boden eingeschmolzen ist. Wird nun diese Röhre mit kaltem Wasser gefüllt, so vermag dasselbe eine

Fig. 48.

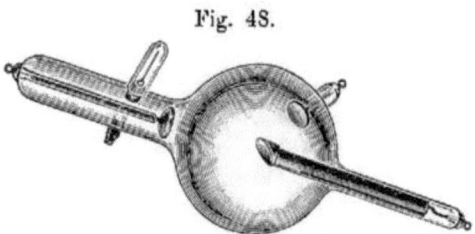

Regenerierbares Röntgenrohr mit Antikathode von dickem die Wärme ableitenden Metall von E. Gundelach.

Fig. 49. Fig. 50.

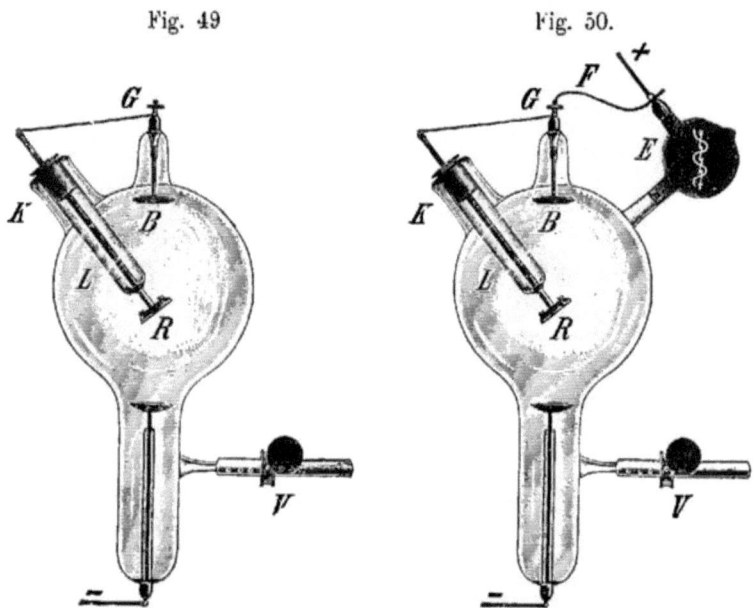

Röntgenröhre mit Wasserkühlung.   Röntgenröhre mit Wasserkühlung und regelbarem Vakuum durch Luftzuführung und Entlüftung von W. A. Hirschmann.

ziemliche Wärmemenge von der Antikathode aufzunehmen und diese abzukühlen. Noch besser wird der Zweck erreicht, wenn man das Glasrohr mit einem doppelt durchbohrten Kautschukstöpsel verschließt und nun während des Stromdurchganges Wasser aus einer hochgestellten Flasche oder der Leitung hindurchfließen läßt.

Die Wasserspülung ist ohne Zweifel ein sehr wirksames Mittel, die Antikathode kühl zu erhalten. Da jedoch die Röhre durch die anhängenden Schläuche belastet und schwer oder garnicht beweglich wird, so tut man gut, diese Methode auf Durchleuchtungen, bei welchen man sehr energische Strahlen braucht, wie etwa beim Rumpf, zu beschränken und sich für gewöhnlich mit dem einfachen Einfüllen und öfteren Erneuern einer kleinen Menge Wassers zu begnügen.

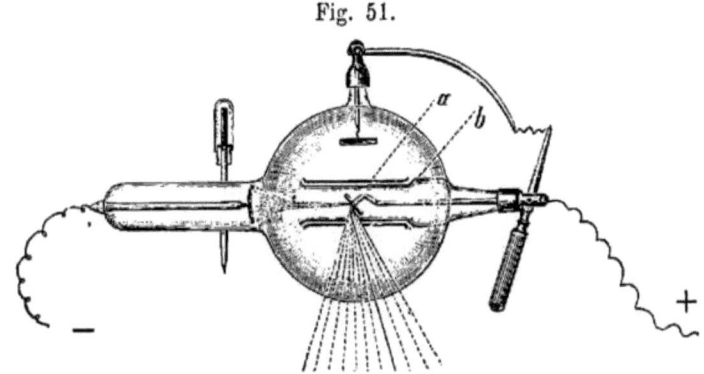

Fig. 51.

Idealröhre System Dessauer-Gundelach.

Eine Verbesserung der Wirkung erstrebte die Allgemeine Elektrizitäts-Gesellschaft mit einer mächtigen Röhre, welche auf dem Chirurgenkongreß 1897 vorgezeigt wurde. An Stelle des Wassers wurde hier durch das bis zur Antikathode reichende Rohr Oel geleitet, das in zwei mit Gummischläuchen verbundenen abwechselnd hoch gestellten Glasflaschen enthalten war. Oel sollte gegenüber Wasser infolge seiner größeren Isolierfähigkeit Vorzüge besitzen, doch hat sich das Verfahren nicht einbürgern können.

Eine Verbesserung der Strahlenbildung in der Vakuumröhre wird von Friedrich Dessauer[1]-Aschaffenburg in Verbindung mit Gundelach empfohlen. Es wird erstrebt,

---

[1] Allgem. medizinische Zentralzeitung 1902 S. 527 und Elektrotechnische Zeitung 1902 S. 675.

die Kathodenstrahlen unter allen Umständen auf einen einzigen Punkt der Antikathode zusammenzudrängen, um so einen unwandelbaren, möglichst kleinen Ausgangspunkt für die X-Strahlen zu erhalten. Dies soll dadurch erreicht werden, daß die Antikathode mit einem Glasrohr von bestimmter Weite und dieses noch mit einem Metallmantel umgeben wird. Die statische Ladung dieses Mantels soll auf die Kathodenstrahlen abstoßend, somit bei richtig gewählter Weite sie konzentrierend, wirken. Der Mantel hat an der Seite einen pfenniggroßen Ausschnitt, welcher die X-Strahlen nur in einem begrenzten Bezirk austreten läßt, die übrigen jedoch abschneidet.

Die Möglichkeit, durch Einwirkung auf den Strahlenkegel die Kathodenstrahlen zusammen zu halten, ist schon von F. Neesen[1]) im Jahre 1896 erwogen und versucht worden. Zwei Glasröhren waren rechtwinklig an einander geschmolzen, in der Mitte befand sich unter 45° geneigt ein Platinblech (Anode), auf welches die von einer Kathode kommenden Strahlen fielen. Beide Schenkel des Glases waren mit einer Spule umgeben, durch welche ein starker Magnetisierungsstrom geleitet wurde, um die Strahlen zusammenzuhalten.

Wie sich diese neue Dessauer-Gundelach'sche Röhre ebenso wie die neuerdings von Dessauer[2]) sehr empfohlene „Riesen-Röntgen-Röhre" (Preis 110 M. per Stück) bewähren werden, bleibt noch abzuwarten.

A. Pflüger[3])-Bonn fand im Januar 1897, daß man auch einpolige Röntgenröhren bauen kann. Er legte an die beiden Pole der sekundären Spule eines Rühmkorff einen Kondensator in Gestalt von großen Leydener Flaschen, deren Entladung wieder durch die primäre Spule eines in Paraffinöl liegenden Tesla-Transformators erfolgte. An jeden Pol der sekundären Spule konnte er sogar mehrere Röntgenröhren mit schräger

---

1) Verhandlungen der physikalischen Gesellschaft in Berlin 1896 S. 80, Mitteilung in der Sitzung vom 14. 2. 1896. Es wird noch berichtet, dass die Wirkung der Röhre eine viel bessere war, wenn der freie Schenkel anstatt mit Glas mit einer Schweinsblase verschlossen war, welche sich vollkommen luftdicht und sehr gut durchlässig zeigte.

2) Mitteilungen des elektrotechnischen Laboratoriums Aschaffenburg No. 7.

3) Wiedemanns Annalen 1897 Bd. 60 S. 768.

Antikathode anlegen, welche lebhafte X-Strahlen aussandten. Obwohl hierbei die Gefahr des Durchschlagens ziemlich ausgeschlossen ist, haben diese Röhren doch keinen Eingang in die Praxis gefunden.

Ventilröhren.

Das Leuchten der Röhre geht nur regelmäßig vor sich, wenn die Stromstöße ausschließlich in einer Richtung erfolgen. Wird der sekundäre Strom in anderer Richtung hindurchgeschickt, so entstehen sehr viel weniger Kathoden- und X-Strahlen, auch findet Zerstäubung des alsdann als Kathode fungierenden Platins statt. Allerdings durchzucken den Schließungsbogen des sekundären Kreises Wechselströme. Von ihnen kommt aber bei Einschaltung des Entladungsrohres für gewöhnlich nur der dem Oeffnungsstrom entsprechende Teil zur Ausbildung, da er infolge der raschen Unterbrechung des primären Stromes und des entstehenden Extrastromes ein viel höheres Potential besitzt. Um das Zustandekommen falscher Stromstöße sicher zu verhüten, kann man vor die eigentlichen Röntgenröhren eine sog. Ventilröhre schalten, welche bewirkt, daß von den abwechselnd gerichteten Strömen des Induktoriums nur die eine Hälfte hindurchgeht. Dieselbe besteht dem Wesen nach aus einer evakuierten Glasbirne von ähnlicher Form und Größe wie die leuchtende Röhre und enthält zwei Elektroden von derartig untereinander abweichender Anordnung, daß die langsamer verlaufenden also eine geringere Potentialdifferenz erzeugenden Schließungsströme bei der gewählten Luftverdünnung den Zwischenraum nicht zu überbrücken vermögen. Es geht nur der Oeffnungsstrom hindurch, wenn die kleinere Elektrode Anode ist[1]). Ein solches Instrument ist schon lange bekannt (Gangain's Ventilei, Oeuf sonpape, ferner Riess 1855) und in seiner Wirkungsweise der Graetz'schen Aluminiumzelle zu vergleichen. Ihre Anwendung ist neuerdings von Villard und von Gundelach besonders empfohlen. Die Röhre wird in der Nähe des Induktors angebracht, nicht nahe bei der Röntgenröhre, da deren Entladungen hierdurch nachteilig beeinflußt werden. Sie werden auch mit Regeneriervorrichtung geliefert.

---

1) J. Puluj, Strahlende Materie. Wien 1883, Carl Gerold Sohn. Vergl. Wiedemann, Die Lehre von der Elektrizität 1885 Bd. 4 S. 473.

Die Röntgenröhren.

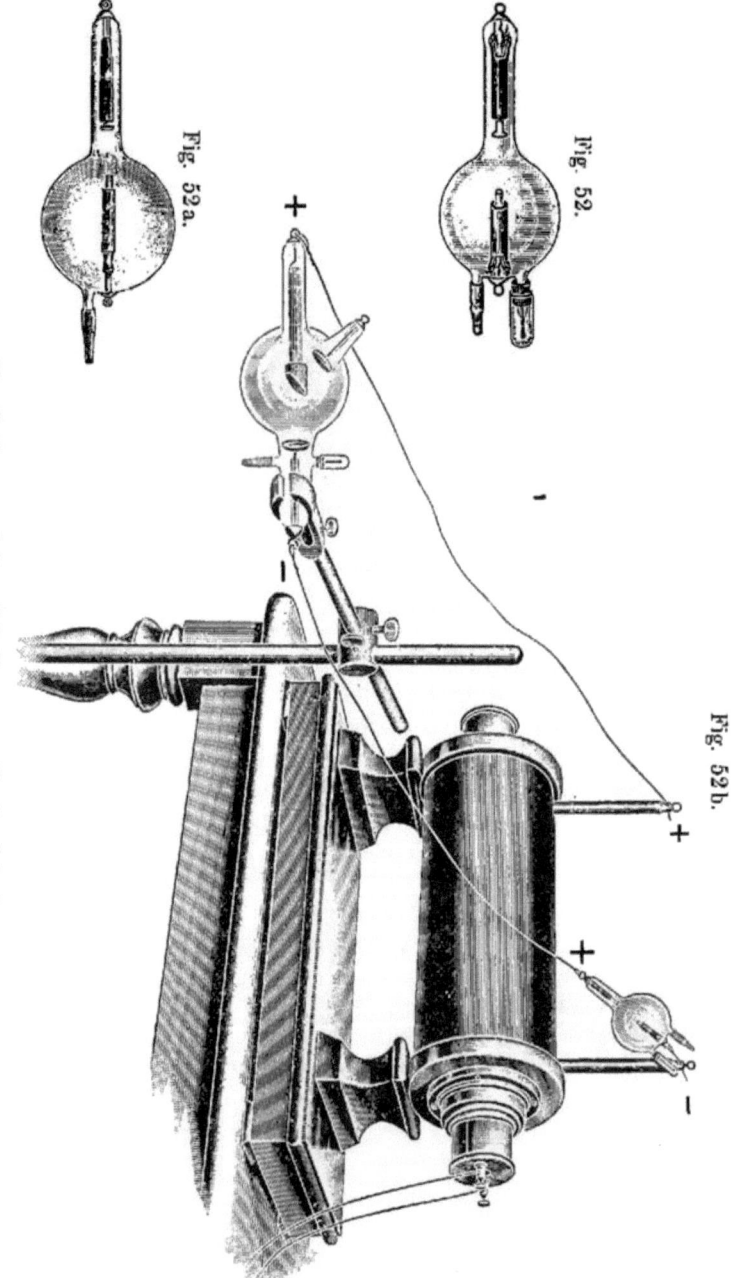

Fig. 52a.   Fig. 52.   Fig. 52b.

Ventilröhren und ihre Schaltung von E. Gundelach.

V. Der Leuchtschirm.

Da das menschliche Auge nicht befähigt ist, die X-Strahlen unmittelbar genügend wahrzunehmen, bedarf es einer Uebersetzung derselben in eine für die Netzhaut lesbare Wellenlänge. Dies besorgen Substanzen, welche von X-Strahlen getroffen, in einem ihnen eigentümlichen Lichte fluoreszieren. Von allen auf diese Eigenschaften geprüften chemischen Körpern hat sich am besten das Doppelsalz Bariumplatincyanür bewährt. Bei einer bestimmten Korngröße erhält man einen für das Auge gut erkennbaren gleichmäßigen Schimmer, auf welchem sich zwischen die Röhre und den Schirm gestellte Körper je nach ihrer Durchdringbarkeit für X-Strahlen wirkungsvoll abheben.

In der ersten Zeit machte das Aufbringen der Krystalle Schwierigkeiten. Die Substanz war nicht gleichmäßig verteilt, gab ein wolkiges Bild und löste sich leicht hier und da ab. Jetzt werden starke Holzrahmen auf einer Seite mit hinreichend starkem Papier überzogen und auf dieses das Doppelsalz in Lösungen von Celluloid oder ähnlichen Stoffen gleichmäßig verteilt aufgebracht. Nach Verdunsten des Lösungsmittels bei genau horizontaler Lagerung des Rahmens erhält man die Krystalle sicher eingebettet in eine ganz gleichmäßige Schicht mit glatter, nicht leicht verletzlicher Oberfläche. Ein Uebelstand findet sich noch häufig, nämlich das Verwerfen des Rahmens durch Nachtrocknen des nicht genügend gealterten Holzes. Eine Abhilfe ist nicht bekannt; so lange der Schirm nicht in einem Rahmen mit geraden Nuten bewegt werden soll, tut dies Verziehen seiner Brauchbarkeit keinen Abbruch.

J. Villard[1]) beobachtete, daß die Leuchtschirme, wenn sie längere Zeit von X-Strahlen getroffen werden, in ähnlicher Weise „ermüden" wie das von Kathodenstrahlen getroffene Glas der Crookes'schen Röhren. Die Einwirkung auf das Bariumplatincyanür kann direkt am Tageslicht beobachtet werden. Da diese Einwirkung sich im Dunkeln länger hält als im Licht, ergiebt sich die Regel, die Leuchtschirme stets am Tageslicht aufzubewahren.

Auf eine eigentümliche Erscheinung machte J. Precht[2]) aufmerksam. Das Anwachsen der Helligkeit auf Leucht-

---

1) Comptes rendus 1898 Bd. 126 S. 1414.
2) Annalen der Physik 4. Folge 1900 Bd. 1 S. 420.

schirmen ist nämlich von der Zeit abhängig, was besonders
deutlich an einem Schwefelzinkschirm hervortritt. Exponiert
man einen solchen den X-Strahlen unter Vorhalten der Hand,
so erblickt man auch mit völlig ausgeruhtem Auge zuerst nur
ein Schattenbild der ganzen Hand. Nach einer gewissen Zeit
erscheinen die Knochen der Finger und noch später die der
Mittelhand. Die Zeiten nehmen ab mit wachsender Härte der
Röhre und sind auch bei den gewöhnlichen Bariumplatincyanür-
schirmen nachweisbar, wenn auch bedeutend kürzer. Umgekehrt wachsen die Zeiten mit der Undurchsichtigkeit der
durchstrahlten Körper. Die Versuche scheinen zu Gunsten der
Hypothese zu sprechen, daß es sich um die Emission materieller
Teilchen von sehr kleiner Größenanordnung handelt, welche sich
mit endlichen Geschwindigkeiten durch den Raum bewegen.

Es ist zweckmäßig, einen größeren derartigen Schirm,
welcher zu Beobachtungen am Brustkorb Erwachsener 40 ×
50 cm groß sein muß, sowie einen kleineren von etwa 24 ×
30 cm zu besitzen, welch letzterer zur raschen allgemeinen
Orientierung über das Funktionieren der Röhre und zum Betrachten der Gliedmaßen, des Kopfes und Halses dient. Vielfach
findet man noch einen Apparat, das Kryptoskop, angepriesen,
etwa wie ein großes Stereoskop gestaltet. Es ist ein Pappkasten, welcher mit dem einen Ende lichtdicht an die Augen
angelegt wird und an der gegenüberliegenden Seite im Innern
einen kleinen Leuchtschirm trägt. Der Apparat soll das
Beobachten im unverdunkelten Zimmer gestatten; sein Nutzen
ist aber sehr fraglich, da einmal der Anschluß an das Gesicht
kaum lichtdicht zu machen ist und andererseits das nicht
ausgeruhte Auge nicht die zum Beobachten nötige Empfindlichkeit besitzt. Zum wirklichen Sehen auf dem Schirm gehört
immer ein gänzlich verdunkelter Raum und ein etwa zehn
Minuten hierin ausgeruhtes Auge. Diese Zeit wird erheblich
geringer, wenn man bei Lampenlicht gearbeitet hat.

Verstärkungsschirme.

Eine weitere Anwendung findet die Fluoreszenz erregende
Wirkung der X-Strahlen in den Verstärkungsschirmen[1]). Das
bei Fluoreszenz auftretende Licht übt einen Einfluß auch auf
die photographische Platte aus. Bringt man eine fluoreszierende

---

1) S. J. Precht, Untersuchungen über Kathoden- und Röntgen-
Strahlen. Wiedemann's Annalen 1897 Bd. 61 S. 330.

Substanz in unmittelbare Berührung mit der lichtempfindlichen Schicht, so wird beim Darauffallen von X-Strahlen ein größerer Betrag ihrer Energie an dieser Stelle zurückgehalten und zur Wirkung gebracht. Um dieselbe Veränderung der Silbersalze zu erhalten, wird daher eine kürzere Bestrahlung genügen. Diese Abkürzung der Expositionszeit führte zur Empfehlung der Verstärkungsschirme, zu welchen aber nicht das gelbgrünliche Bariumplatincyanür, sondern die bläulich schimmernden Verbindungen Kaliumplatincyanür oder wolframsaurer Kalk genommen werden. Praktisch werden diese Schirme wie die Beobachtungsschirme hergestellt, jedoch auf etwas nachgiebiger Unterlage und ohne Rahmen, damit sie sich der Platte genau anschmiegen können. Kommt es auf besondere Herabsetzung der Expositionszeit an, so wird die Platte (oder der beiderseitig eine Schicht tragende Film) zwischen zwei Verstärkungsschirmen liegend exponiert.

Ueber die erzielte Wirkung berichtet J. Gaedicke[1], daß bei gewöhnlicher Platte mit einem Schirm von wolframsaurem Kalk die vierfache, bei einer für gelbgrün sensibilisierten die fünffache Menge von Silberniederschlag erhalten wurde. Am erstaunlichsten war die Wirkung eines Schirms mit Bariumplatincyanür auf die letztgenannte Platte. Die erzielte Wirkung wurde auf das Vierzehnfache des auf der gewöhnlichen Platte ohne Schirm erhaltenen Niederschlages geschätzt.

Ein großer Uebelstand ist mit der Anwendung der Schirme untrennbar verbunden. Jedes aufleuchtende Krystallkorn sendet seine Strahlen nicht nur dahin, wo es gewünscht wird, nämlich senkrecht zur Platte, sondern wird zum Mittelpunkt einer nach allen Richtungen ausgehenden Strahlung. Infolgedessen werden die Umrisse unscharf, und die ganze Platte erscheint gekörnt, ähnlich wie beim Steindruck, was weder zur Deutlichkeit noch zur Schönheit des Bildes beiträgt und sich namentlich bei weiteren Reproduktionen höchst unangenehm bemerkbar macht. Allerdings gibt Gädicke an, bei seinen Versuchen mit einem Schirm mit wolframsaurem Kalk von Kahlbaum nur das Korn der Platte erhalten zu haben, aber die Verstärkungsschirme bleiben unter allen Umständen eine unangenehme Zugabe zu der schon genügend komplizierten Technik des Röntgenverfahrens. Seitdem Röhren und Unterbrecher zu früher nicht geahnter Vollkommenheit gebracht

---

[1] Photograph. Wochenblatt 1897 No. 29.

sind, ist die Herabsetzung der Expositionszeit auf anderem, einfacherem Wege möglich geworden und die Benutzung dieses wenig erwünschten Hilfsmittels auf seltene Ausnahmefälle beschränkt.

3. Photographie.

Die Aufnahme von Bildern mittelst Röntgenstrahlen, welche alsdann genau nach dem gewöhnlichen photographischen Verfahren weiter behandelt werden, hat eine derartig erhebliche Bedeutung bei der praktischen Anwendung des Verfahrens, daß man getrost sagen kann, es bilde die Hälfte der ganzen Arbeit.

Da die Röntgenstrahlen genau wie Lichtstrahlen auf Silbersalze einwirken, so kommen hier dieselben Verfahren zur Anwendung wie in der gewöhnlichen Photographie. Wer also mit diesem Gebiet schon vertraut ist, der wird keine Schwierigkeiten finden, auch gute Röntgenbilder herzustellen. Allerdings darf hier nicht verschwiegen werden, daß die bloße Kenntnis der üblichen Haus- und Liebhaber-Photographie noch nicht genügt, um ohne weiteres hervorragende oder auch nur genügende Röntgenbilder zu erzeugen. Dies rührt einmal davon her, daß die Art der Aufnahme eine ganz andere ist als mit der Kamera. Doch ist eine Röntgenaufnahme, was die mechanisch-technische Seite betrifft, entschieden leichter zu erlernen als die Handhabung der Kamera. Es kommt aber noch hinzu, daß der ganze Apparat, was Platten, Schalen, Entwicklerflüssigkeit u. s. w. anlangt, sich in einem erheblich größeren Maßstabe bewegt als bei den gewöhnlichen Amateur-Aufnahmen. Auch hieran ist erst eine gewisse Gewöhnung erforderlich, ehe man zur Beherrschung gelangt.

Glücklicherweise ist es nicht erforderlich, das ganze bereits unendlich reich bebaute Feld der photographischen Technik und Kunst zu beherrschen. Obwohl ausgebreitete Kenntnisse auch hier für die eigene Tätigkeit nur förderlich sind, genügt es doch wenigstens für den Anfang, sich ein bestimmtes Gebiet zu eigen zu machen und die praktische Ausführung womöglich bei einem Photographen von Fach einzuüben. Um gute Röntgenbilder zu erhalten, ist eine gewisse Reihe von technischen Handgriffen notwendiger als theoretische

Kenntnisse. Jedenfalls genügen letztere nicht, um bald einen sichtbaren Erfolg, d. h. brillante Negative, aufzuweisen.

Indem für ein vertiefendes Studium auf die speziellen Lehrbücher verwiesen wird[1]), soll hier aus dem großen Gebiet das Notwendigste herausgegriffen, damit aber doch der Weg gezeigt werden, welcher sicher zu guten Ergebnissen führt.

Schon am Anfang des 18. Jahrhunderts entdeckte der deutsche Arzt Johann Heinrich Schulze in Halle die Lichtempfindlichkeit des salpetersauren Silbers. Bis zum Schlusse des Jahrhunderts kam hierzu das Chlorsilber, verschiedene Harze, die Chromsäure und ihre Salze, später das Jod- und Bromsilber. Im Jahre 1824 erzeugte Nicéphore Niepce in der Camera obscura Bilder auf einer Asphaltschicht, deren unbelichtete Stellen er mit Lavendelöl abwusch, während die belichteten unlöslich geworden waren und stehen blieben. Bald darauf erfand er ein Verfahren, Druckplatten mit Hilfe des Lichtes zu erzeugen. Er exponierte mit Asphalt überzogene Kupferplatten unter einer Strichzeichnung, wobei die unter den Strichen liegenden Teile des Asphaltüberzuges dem Licht entzogen und löslich blieben. Nach Entfernung dieser Stellen mit Lavendelöl konnte die Platte geätzt und mit fetter Farbe abgedruckt werden (Heliographie). Von 1829 bis 1833 arbeitete Niepce gemeinsam mit Daguerre, ohne weitere Erfolge zu erzielen. Nach seinem Tode setzte Daguerre die Versuche fort, auf mechanische Weise mit Hilfe des Lichtes dauerhafte Bilder zu erzeugen, und konnte seine ungeheures Aufsehen erregende Erfindung 1838 der Akademie in Paris vorlegen. Auf Betreiben Aragos erhielt Daguerre für sein Verfahren, welches in der Sitzung der Akademie vom 19. August 1839 veröffentlicht wurde, vom Staate eine lebenslängliche Pension von 6000 Frs., der Sohn Isidore des verstorbenen Nicéphore Niepce eine solche von 4000 Frs. Sein Verfahren bestand darin, versilberte polierte Kupferplatten Joddämpfen auszusetzen und in der Kamera zu exponieren. Der Lichteindruck ist auf der entstandenen Schicht von Jodsilber zunächst nicht sichtbar, erscheint jedoch alsbald, wenn die Platte Queck-

---

[1]) S. besonders Ausführliches Handbuch der Photographie von S. M. Eder, Halle a. S. Wilhelm Knapp; Handbuch d. Photographie von H. W. Vogel, Berlin, Robert Oppenheim; Compendium der praktischen Photographie von F. Schmidt, Karlsruhe, Otto Nemnich.

silberdämpfen ausgesetzt wird, wobei das Metall in kleinen Kügelchen sich nur an den belichteten Stellen und zwar entsprechend der Stärke der Lichtwirkung niederschlägt. Die so gewonnenen Bilder wurden mit Lösungen von Kochsalz oder unterschwefligsaurem Natron fixiert. Der letztere Ausdruck entspricht nicht dem eigentlichen Vorgange, der darin besteht, daß das genannte Salz das nicht zum Aufbau des Lichtbildes verwendete unveränderte Silbersalz auflöst. Obwohl diese Eigenschaft der Hyposulfite schon 1819 von Sir John Herschel entdeckt war, hatten weder Niepce noch Daguerre zunächst hiervon Gebrauch gemacht. Erst nach Bekanntgabe von Daguerres Verfahren führten Herschel und Talbot noch im Jahre 1839 das unterschwefligsaure Natron in den Prozeß ein.

Damit waren für das photographische Verfahren Grundlagen gewonnen, welche, wenn auch mit vielfachen Verbesserungen, noch heut maßgebend sind. Auch heut noch läuft der photographische Prozeß in den drei Phasen ab: Erzeugung eines zunächst nicht sichtbaren Bildes mit Hilfe der Licht- (oder anderer) Strahlen in einer Schicht von Silbersalz (Exposition); Hervorrufung des latenten Bildes durch eine Substanz, welche eine Reduktion des Silbers entsprechend der verschiedenen Intensität der Lichteinwirkung herbeiführt (Entwickelung); Auflösen des nicht zum Bild verwendeten Teils des Silbersalzes (Fixieren). Das auf diese Weise erhaltene Abbild stellt in seinen Tonwerten überall das Gegenteil des Originals dar, es ist ein Negativ. Ist dieser ganze Prozeß auf einer durchsichtigen Platte von Glas, Marienglas, Celluloid oder ähnlichen Stoffen vor sich gegangen, so hat man eine Schablone gewonnen, unter welchem ein wieder mit Silbersalzen empfindlich gemachter Stoff (Papier, Leder u. s. w.) dem Licht exponiert werden kann. Das nunmehr gewonnene Bild, aus welchem das überschüssige Silbersalz wiederum zu entfernen ist, entspricht in Licht und Schatten vollkommen dem Original, es ist ein Positiv. Nach dem Negativ können beliebig viele Kopieen erzeugt werden, welche alle dem Original genau gleich sein müssen.

Zunächst war Daguerre allerdings noch nicht so weit. Seine „Daguerrotypieen", welche alsbald in der ganzen Kulturwelt angefertigt und bewundert wurden, waren leicht verletzliche Gebilde, welche eine Expositionszeit von 10—15 Minuten erforderten, nicht reproduzierbar waren und den dargestellten Gegenstand nur deutlich erkennen ließen, wenn das darauf fallende Licht in bestimmtem Winkel reflektiert wurde. Diese ersten Lichtbilder, welche noch in vielen Familien sich fortgeerbt haben, lassen sich übrigens heut ganz leidlich reproduzieren.

Für die eigentliche Photographie waren von besonderer Bedeutung die Berechnung einer lichtstarken Porträtlinse für die Kamera durch Petzval in Wien 1840, welche Voigtländer ausführte, und die Einführung von Glasplatten als Bildträger durch Niepce de St.-Victor (Neffen von Nicéphore N.) 1847. Die Platten waren mit jodkaliumhaltigem Eiweiß oder Stärkekleister überzogen, wurden mit Silbernitrat sensibilisiert, belichtet, mit Gallussäure entwickelt und mit Bromkali fixiert. Le Gray führte 1850 das Kollodium als Träger der empfindlichen Schicht ein. Dies Verfahren bedeutete einen großen Fortschritt und war bis Ende der 60er Jahre das herrschende. Das hierbei gebräuchliche sog. nasse Entwicklungsverfahren hatte jedoch mancherlei Uebelstände, welche erst durch Einführung der Gelatine-Trockenplatten beseitigt wurden. Im Jahre 1868 veröffentlichte Harrison ein Rezept zur Anfertigung von Bromsilber-Gelatine, 1871 bildete der englische Arzt Maddox das Verfahren weiter aus, sodaß von nun an die Gelatine-Trockenplatte fast die allein angewandte wurde. Erst mit Hilfe dieses Verfahrens, das noch durch Auftragen der Schicht auf durchsichtige unzerbrechliche Unterlagen (Celluloidfilms) eine wesentliche Bereicherung erfuhr, wurde die Photographie bequem, sauber und konnte die Verbreitung im wissenschaftlichen, künstlerischen und privaten Leben erlangen, welche wir jetzt kennen. Hand in Hand mit diesen mehr mechanischen Grundlagen ging die Vervollkommnung der Entwicklersubstanzen. Ihr Auffinden geschah zunächst rein empirisch. Der Gallussäure und dem Eisenvitriol folgte 1850 die Pyrogallussäure (Regnault), 1862 die alkalische Pyrogallolentwicklung (Russell und Leahy), 1877 entdeckte Carey Lea den Eisenoxalatentwickler, der später von Eder vervollkommnet wurde. Um 1887 wurde Hydrochinon als Entwickler bekannt, und nun erfolgte auf Grund sorgfältiger planmäßiger Untersuchungen von Andresen, Hauff, Gebrüder Lumière und Seyewetz und anderen die Enthüllung des Zusammenhanges zwischen chemischer Konstitution und Entwicklervermögen und in der Folge davon die bewußte Aufsuchung und Herstellung neuer

Entwicklersubstanzen. Alle diese gehören der aromatischen Reihe an, welche sich vom Benzolring ableitet. Andresen und Lumière haben nachgewiesen, daß die Entwicklereigenschaften von zwei Umständen abhängen, einmal von der Natur der an den Kern angelagerten Verbindungen und dann von ihrer gegenseitigen Stellung. Ein aromatischer Körper ist dann ein Entwickler, wenn er wenigstens zwei Hydroxyl- (OH) oder zwei Amido- (NH_2) Gruppen (oder eine Hydroxyl- und eine Amidogruppe oder drei Hydroxyl- oder eine Hydroxyl- und zwei Amidogruppen) enthält und wenn diese Gruppen zu einander in der Ortho- oder Parastellung stehen. Isomere Körper, welche die Metastellung enthalten, sind keine Entwickler. Damit ist für ein bis dahin sehr unübersichtliches Gebiet ein orientierendes Gesetz aufgefunden, welches freilich noch keine Erklärung des Vorganges gibt.

Für die Zwecke der Röntgenphotographie kommen allein die Verfahren mit Silbersalzen in Betracht, worauf sich daher die folgenden Erörterungen beschränken werden.

Von den drei Silberhaloidsalzen Chlor-, Jod- und Bromsilber ist das Chlorsilber das unempfindlichste, es hat jedoch die Eigenschaft, bei Belichtung sich intensiv dunkel zu färben, weshalb es beim Positiv-Prozeß Verwendung findet.

Das Jodsilber, an welchem Daguerre die Photographie entdeckte, und welches bei dem nassen Verfahren mit Kollodium verwendet wird, nimmt eine mittlere Stellung ein. Das Bromsilber, welches in den Gelatinetrockenplatten als außerordentlich feinkörniger Niederschlag enthalten ist, besitzt die bei weitem höchste bis jetzt bekannte Empfindlichkeit.

Nach Eder und Pizzighelli zeigt die Empfindlichkeit der drei Silberverbindungen folgende Abstufung:

Chlorsilber ohne Entwicklung. . . .   1
    „   mit chemischer Entwicklung . . .   500
Jodsilber mit physikalischer   „   10 000—12 500
Bromsilber mit chemischer   „   . . . 50 000

Ueber die Natur der Substanz, aus welcher nach Einwirkung des Lichtes das latente Bild besteht, ist viel gestritten worden, ohne daß die Frage bisher endgültig aufgeklärt werden konnte. Zwei Ansichten stehen sich, beide durch gute Gründe gestützt, zur Zeit schroff gegenüber, die Subhaloid- und die Silberkeim-Theorie. Nach der ersteren Theorie erfolgt im Licht eine Zersetzung des Silbersalzes nach der Formel

$$2\,\text{AgBr} = \text{Ag}_2\text{Br} + \text{Br},$$

es soll Brom abgeschieden und ein Silbersubbromid gebildet werden, welches nun unter Einwirkung des Entwicklers leicht zu körnigem Silber reduziert wird. Da indessen ein solches Subhaloid isoliert noch nicht aufgefunden werden konnte, nimmt die andere Theorie an, daß durch das Licht sofort minimale vollkommene Reduktionen zu Silber erfolgen. Silberkeime entstehen, auf welche unter dem Einfluß des Entwicklers Silber aus der Umgebung herangezogen und niedergeschlagen wird.

Soviel scheint nach allen Untersuchungen[1]) sicher zu sein, daß die grobe chemische Formel nur als erste Annäherung gelten darf, daß die Vorgänge beim Hervorrufen des Bildes sehr viel verwickelter verlaufen und in jene Grenzgebiete zwischen Physik und Chemie gehören, welche aufzuklären noch der Zukunft vorbehalten ist.

Das Negativverfahren.

Inbezug auf die Art der Entwicklung werden zwei Methoden unterschieden, die physikalische und die chemische. Bei der physikalischen ziehen die belichteten Teile Dämpfe (Quecksilber-, Wasserdampf) oder im Entstehungszustand ausgeschiedene Metallpartikel (z. B. aus Eisenvitriol und Silbernitrat sich ausscheidendes Silber) an, ohne sich in ihrer Substanz zu verändern. Das entstehende Bild stellt dann eine Auflagerung auf die ursprüngliche Schicht dar, welche je nach der Lichteinwirkung verschieden dick ist und durch Salpetersäure wieder aufgelöst werden kann, ohne daß an der ursprünglichen empfindlichen Schicht etwas geändert wird. Bei der chemischen Entwicklung dagegen werden die belichteten Teile der empfindlichen Schicht selbst von Reduktionsmitteln angegriffen. Das entstandene Bild liegt innerhalb der Schicht, Salpetersäure nimmt beim Auflösen des gefällten Silbers aus der Schicht Substanz hinweg und hinterläßt ein Transparent-Positiv.

Die physikalische Entwicklung wurde bei den nassen Kollodiumplatten angewendet. Wenn dies Verfahren auch

---

[1]) Vergl. die Arbeiten von Abegg, Eder, Englisch, Lutter, Precht, Mercator u. A. im Archiv f. wissenschaftliche Photographie Bd. I 1899 u. ff.

heut keine allgemeine Bedeutung mehr besitzt, so ist es
doch wegen der Feinheit des entstehenden Kornes und der
Zartheit der Negative in Reproduktionsanstalten noch uner-
setzt. Auch werden z. B. die Negative für die Kartenblätter
der Landesaufnahme ausschließlich hiernach angefertigt. Aus
theoretischen Gründen sowohl als auch weil es sich einmal
um besonders genaue Wiedergabe wertvoller Bilder handeln
kann, soll daher das nasse Verfahren hier kurz beschrieben
werden. Die Ausführung müßte allerdings einem Fachphotographen überlassen werden.

Die gut gereinigte Glasplatte wird mit dünnem Kollodium übergossen, dem Brom-, hauptsächlich aber Jod-
metalle, z. B. Jodnatrium, Jodkadmium, Bromnatrium in bestimmten Verhältnissen beigemischt sind. Sobald die Schicht
anfängt, fest zu werden, wird die Platte unverzüglich in einem
Bad von etwa 10 proz. salpetersaurem Silber gebadet und
hierdurch in der Schicht Jod- und Bromsilber gebildet,
welches aber nach dem Herausnehmen noch von einer
dünnen Schicht Silbernitrat überdeckt ist. Nach dem Exponieren der noch nassen Platte wird mit einer Eisenvitriol-
lösung, welche mit Eisessig oder Schwefelsäure angesäuert
ist, entwickelt. Das Bild entsteht, indem sich Silber aus
der die Platte bedeckenden Schicht an den belichteten
Stellen niederschlägt. Da es meist noch zu flau ist, um
kopierfähig zu sein, wird es verstärkt durch eine Mischung
von Silberlösung und Pyrogallussäure oder Eisenvitriol, aus
welcher sich wiederum gefälltes Silber an die belichteten
Stellen anlagert. Diese Verstärkung des ursprünglichen
Bildes kann bis zu beliebiger Dichte getrieben und auch nur
an einzelnen Teilen der Platte ausgeführt werden. Schließlich
folgt Fixieren in Lösung von unterschwefligsaurem Natron
oder Cyankali, Auswässern, Trocknen und Lackieren des
Negativs.

Es muß hervorgehoben werden, daß vom Entwickeln an
alle Manipulationen sehr rasch vor sich gehen, weil die Kol-
lodiumschicht sehr leicht durchdringlich und gegen die an-
gewendeten Chemikalien chemisch indifferent ist. Dennoch
sind die zahlreichen Unbequemlichkeiten des Verfahrens
nicht zu verkennen. Das richtige Ansetzen und dauernde
Rein- und Konstanthalten der verschiedenen Lösungen, das
Arbeiten mit den nassen Platten, welche jedesmal frisch
präpariert und sofort verbraucht werden müssen, also nicht

beliebig vorrätig gehalten werden können, die geringe Empfindlichkeit, das Hantieren mit den die Finger dauerhaft färbenden Silberlösungen — alles das sind Unzuträglichkeiten, welche das nasse Verfahren auf das Laboratorium und den Kreis der Fachphotographen beschränkten.

Von diesen Fesseln befreite die Lichtbildkunst erst die Trockenplatte, welche fast unbegrenzt haltbar, überaus empfindlich, jederzeit ohne weitere Vorbereitungen zur Verwendung bereit ist, zu einem beliebigen Zeitpunkt nach der Exposition weiter bearbeitet werden kann, und bei der das ganze Verfahren ein einfaches und sauberes ist. Andererseits muß zugegeben werden, daß die Gelatineschicht von den Chemikalien schwerer durchdrungen wird, nicht indifferent gegen dieselben ist und auch schwerer trocknet.

Unter den Vorzügen der Trockenplatte ist einer der bedeutendsten, daß sie fabrikmäßig hergestellt und vollkommen gebrauchsfertig geliefert wird, sodaß also alle zeitraubenden Vorbereitungen zu dem eigentlichen Photographieren entfallen. Da auch für die Röntgenpraxis allein die Trockenplatte in Betracht kommt, muß ihren Eigenschaften besondere Aufmerksamkeit zugewandt werden. Es gibt eine große Zahl von Vorschriften für die Anfertigung der Platten, doch kann hier nur das Verfahren im allgemeinen dargelegt werden.

Die Herstellung geschieht derartig, daß weiche und harte Gelatine in bestimmtem Verhältnis gemischt in der Menge von 4—10 pCt. bei gelinder Wärme in Wasser gelöst und mit Bromkalium oder Bromammonium versetzt wird. Zu der erwärmten Lösung wird alsdann Silbernitrat in Krystallen, in wässeriger oder auch in Gelatinelösung hinzugefügt, wobei dafür zu sorgen ist, daß Bromsalz stets im Ueberschuß vorhanden ist. Durch Wechselzersetzung nach der Formel

$$KBr + AgNO_3 = AgBr + KNO_3$$

entsteht Bromsilber und Kaliumnitrat. Es entsteht eine anfangs fast klare, schwach opalisierende, später milchige Flüssigkeit, welche Bromsilberteilchen im Zustande äußerster Feinheit suspendiert enthält, sodaß die Masse sogar durch mehrfache Schichten von Waschleder filtriert werden kann, ohne daß Bromsilber zurückgehalten wird. Bis dahin ist diese Masse wenig lichtempfindlich. Die folgenden Operationen müssen jedoch in voller Dunkelheit vorgenommen werden. Durch längeres Stehen oder Kochen mit Zusatz von Ammoniak steigt unter Vergrößerung des Korns die Empfindlichkeit (Reifen der Emulsion). Aus der gereiften Masse muß nunmehr das Kaliumnitrat entfernt werden, was durch Auswaschen geschieht. Die erkaltete Emulsion wird durch Cannevas gepreßt, dadurch in einzelne Nudeln zerteilt und wiederholt mit Wasser übergossen oder in fließendem Wasser gespült, in welches das leicht lösliche salpetersaure Kali übergeht. Nach vollendeter Waschung wird die Emulsion neuerdings geschmolzen und nunmehr auf reine Glasplatten gegossen, auf welchen sie alsbald erstarrt. Nach dem Trocknen ist die Platte gebrauchsfertig.

Das Gießen der Platten kann für kleinere Mengen mit der Hand erfolgen. In den Fabriken dienen hierzu Gießmaschinen, bei welchen die erwärmte flüssige Emulsion zunächst in einen breiten Gießtrog gelangt, aus welchem sie in gleichmäßig breitem Strom auf die darunter befindlichen Glasplatten abfließt. Letztere gelangen vorgewärmt auf einer Bandrolle ohne Ende unter den Gießtrog und werden mit einer Geschwindigkeit, welche je nach der Dicke der zu erzeugenden Schicht verschieden reguliert werden kann, darunter fortbewegt. Nachdem die Emulsion auf den Platten ausgebreitet ist, gelangen sie in eine mit Eis gekühlte Vorrichtung, in welcher die Gelatine alsbald erstarrt. Das Trocknen geschieht in besonderen Trockenkammern, am besten bei gewöhnlicher Temperatur durch einen künstlich erzeugten Strom staubfreier Luft. Nach dem durch Patent geschützten Verfahren von Edwards und Nelson werden in der Trockenkammer Röhren angebracht, welche durch verdunstendes flüssiges Ammoniak abgekühlt sind, und unterhalb der Platten Heizröhren, wobei Wasserdampf aus der Emulsion entweicht und sich an den Kühlröhren als Schnee niederschlägt. Jede Verunreinigung durch Staub ist hierbei sicher vermieden.

Die kleineren Formate werden in der Regel aus den größeren durch Zerschneiden hergestellt; was an der Schichtseite zu geschehen hat, weil sonst die Schicht am Rande abblättert. Besondere Schneidemaschinen sichern die gewünschte Größe der Platten und die richtige Lage des Diamanten. Es können jedoch auch kleinere Platten in der Gießmaschine aneinandergelegt und im Ganzen begossen werden. Dann tritt die Gelatine in gewisser Menge zwischen den Rändern hindurch und bildet auf der Glasseite mehr oder weniger ausgedehnte Auflagerungen, welche beim Verarbeiten der Platten, am besten gleich nach dem Fixieren in noch feuchtem Zustande, entfernt werden müssen.

Die Verpackung, wofür jede Fabrik ihre eigene Manier hat, muß vor allem dafür sorgen, daß die Schichtseiten sich nicht berühren und zerkratzen, sowie daß seitlich kein Licht eindringt, wodurch später Randschleier entstehen. Auf die sorgfältige Beachtung dieser Vorsichtsmaßregeln hat man auch später beim Anbrechen der Pakete zu achten. Gut verpackte Platten halten sich in trocknen Räumen jahrelang brauchbar, doch tritt in der Gelatine meist eine Art Verhornung ein, wodurch die Entwickelung schwieriger wird. Für Seereisen und Aufenthalt in den Tropen ist allein die Verpackung in verlöteten Blechkästen genügend.

Für die Größe der Platten haben sich gewisse Maße international eingebürgert, welche auch für den Betrieb eines Röntgenkabinettes festzuhalten empfehlenswert ist, da ihr Ersatz überall und jederzeit leicht ist. Diese sog. Normalmaße sind 18×24, 24×30, 30×40, 40×50 cm.

Die gewöhnlichen Trockenplatten haben nicht für alle Teile des Spektrums die gleiche Empfindlichkeit. Dieselbe ist am größten in Blau und Violett, sehr viel geringer in dem langwelligen Teil des Spektrums. Die Platte vermag daher den Eindruck mehrfarbiger Körper nicht mit denselben Helligkeitswerten aufzunehmen wie das menschliche Auge sie sieht. Diesem Uebelstande half die Entdeckung von H. W. Vogel[1]) ab, welcher im Jahre 1873 die optischen Sensibilisatoren auffand. Gewisse Farbstoffe besitzen die Eigenschaft, die Emulsion für diejenigen Farben empfindlich zu machen, welche sie selbst absorbieren. Am meisten gebraucht werden Eosin, Erythrosin, Azalin und ähnliche Körper. Die Farbstoffe können entweder der Emulsion vor dem Gießen zugesetzt werden oder es können die fertigen Platten in den Farblösungen gebadet und alsdann wieder getrocknet werden. Die anfangs gehegte Vermutung, daß derartige Platten auch für X-Strahlen empfindlicher sich erweisen könnten, hat sich nicht bestätigt. Besondere Vorteile bringt die Verwendung

---

1) Vogel, Die Photographie farbiger Gegenstände in den richtigen Tonverhältnissen. Berlin 1885.

derartiger, natürlich teurerer Platten im Röntgenverfahren nicht mit sich[1]).

Die Entwickelung der Gelatineplatten geschieht auf sog. chemischem Wege, d. h. das Silber wird durch den Entwickler innerhalb der Schicht reduziert.

Man unterscheidet saure und alkalische Entwickelung. Für die erstere wird ausschließlich Kalium-Ferrooxalat benutzt, für die letztere eine ganze Reihe Substanzen aus der aromatischen Reihe wie Pyrogallussäure, Hydrochinon, Eikonogen, Rodinal (Alkalisalz des Paramidophenols), Metol, Glycin, Amidol, Ortol, Adurol, Edinol u. s. w. Alle diese Entwickler zeigen in Bezug auf Farbe und Abstufung des Niederschlages, Dichte des Negativs, Schnelligkeit der Entwickelung kleine unterscheidende Eigentümlichkeiten, sodaß für einen bestimmten Zweck eine Substanz herausgesucht werden kann, welche den Absichten am besten entspricht. Für die Röntgentechnik ist zu bedenken, daß ihre Projektionsbilder sich in ganz bestimmter Weise von den mit der Linse gemachten Aufnahmen unterscheiden. Werden hier möglichst scharfe Konturen gewünscht und erhalten, so ist das Gleiche bei Röntgenaufnahmen nicht in demselben Maße zu erreichen. Immer fallen die Abgrenzungen der sich in einander abbildenden Schatten unscharf aus, weil die durchstrahlten Körperteile die X-Strahlen etwas zerstreuen. Von einer „geschnittenen Schärfe", wie sie bei Kamera-Aufnahmen vorhanden sein soll, ist hier nicht die Rede. Infolgedessen muß bei der Entwickelung des Bildes das Streben dahin gehen, die Unterschiede zwischen Licht und Schatten möglichst stark hervorzuheben, das Negativ hart zu entwickeln. Weich arbeitende Entwickler, welche eine reichhaltige Modulation der Niederschläge ergeben, wie sie besonders bei Porträtaufnahmen erwünscht sind, können hier nicht gebraucht werden. Es müssen im Gegenteil Entwickler aufgesucht werden, welche die minder belichteten Teile wenig angreifen, an den belichteten aber einen möglichst dichten, kompakten Niederschlag ohne weiche Uebergänge hervorbringen. Es ist dies von nicht zu unterschätzender Bedeutung namentlich für militärische Röntgenkabinette, wo man sich vielfach auf die

---

1) Ueber die Herstellung von Bromsilberplatten für die kürzesten Wellenlängen von $220\,\mu\mu$ abwärts s. Schumann, Annalen der Physik. 4. Folge 1901 Bd. 5 S. 349.

Anfertigung von Negativen beschränken wird, diese aber auch für weniger geübte Betrachter von in die Augen springender Deutlichkeit sein müssen[1]).

Stellt man diese Grundsätze an die Spitze, so wird die Auswahl unter den Entwicklern sehr erleichtert. Man hat sich nur unter wenigen Substanzen zu entscheiden und wird am Ende mit einer einzigen sich ausschließlich einarbeiten, was einen großen Vorteil für den gesamten Betrieb mit sich bringt. Selbstverständlich wird man das Verfahren so einfach wie möglich wählen, wodurch die eigene Einarbeitung, die Anleitung des Unterpersonals und der unter militärischen Verhältnissen ja nicht zu vermeidende Uebergang von einem Leiter zum anderen ungemein erleichtert wird.

Nach diesen Gesichtspunkten sind hauptsächlich zu empfehlen der Eisenoxalatentwickler, das Hydrochinon, sodann Metol, ferner für bestimmte Zwecke Glycin und Rodinal (Weichteile). Es soll nicht geleugnet werden, daß vielleicht auch mit anderen schon vorhandenen oder noch zu entdeckenden Entwicklern gute Erfolge zu erreichen sind, die vorgenannten haben sich aber zweifellos bewährt und werden daher in ihrer Anwendung genauer beschrieben werden.

Vorher sind jedoch noch einige Bemerkungen über den Gang der Entwickelung im allgemeinen erforderlich. Wird die exponierte Platte mit dem Entwickler übergossen, so dauert es einige Zeit, bevor derselbe in die harte Gelatine eindringt, sie genügend erweicht und nun eine Wirkung zeigt. Hierauf mag man im Durchschnitt eine halbe bis zwei Minuten rechnen. Bei richtiger Exposition müssen die verschieden belichteten Teile in ganz bestimmter Reihenfolge erscheinen. Hat man z. B. ein von der Sonne beschienenes Haus aufgenommen, so markieren sich zunächst die hellsten Kanten als isolierte schwarze Striche. In einem zweiten Stadium treten hierzu andere Teile, welche etwas weniger Licht bekommen haben, ferner wieder andere mit noch weniger Belichtung u. s. w. In dieser Weise muß sich bei richtiger Belichtung und richtiger Konzentration des Entwicklers das

---

[1]) Diese Grundsätze gelten für alle Aufnahmen, bei denen es sich um das Hervorheben von Knochen oder Fremdkörpern gegenüber den Weichteilen handelt. Will man jedoch zarte Unterschiede in den Weichteilen selber wie in der Brusthöhle zur Anschauung bringen, so muss die Entwicklung nicht eine harte, sondern eine weiche sein.

Bild stufenweise aufbauen, und man hat hieran einen untrüglichen Beweis, daß alles richtig gemacht ist. Geht die Entwickelung in dieser Weise vor sich, so erhalten offenbar die hellsten Stellen den dichtesten Niederschlag, und die Abstufung von Licht und Schatten erfolgt genau entsprechend den Helligkeitswerten des Originals. Läßt man das Bild im Entwickler liegen, so wird allmählich die ganze Platte schwarz, indem der Niederschlag dauernd dichter wird und das Bild verschwindet. Die Entwickelung muß daher zu einem gewissen Zeitpunkt unterbrochen werden. Hat man die ersten Anfänge des Bildes im auffallenden roten Licht beobachtet, so muß man die weiter zunehmende Dichtigkeit in der Durchsicht beurteilen. Hierzu hebt man die Platte an einer Seite hoch, hält sie, von der Entwicklerschale unterstützt, immer in derselben Entfernung gegen die rote Lampe und sucht, ohne sich um Einzelheiten zu kümmern, rasch einen Ueberblick über die ganze Platte zu gewinnen. Man richtet seine Aufmerksamkeit auf die hellsten Stellen und nimmt die Platte im allgemeinen dann aus dem Entwickler heraus, wenn diese bisher hellroten Stellen anfangen, einen grauen Anflug zu bekommen, wenn sie sich zu „belegen" beginnen. Die Platte wird nunmehr abgespült und in die Fixierlösung gelegt. Mußte die Entwickelung fast auf Sekunden genau verfolgt werden, so braucht man sich um die zu fixierende Platte nicht weiter zu kümmern. Es kommt hier auf Stunden nicht an.

So glatt und normal verläuft die Entwickelung aber nur, wenn die Expositionszeit richtig getroffen war. Hier können zwei Fehler gemacht sein. Entweder hat die Platte zu viel oder zu wenig Licht bekommen.

Im Fall der Ueberexposition sind auch relativ dunkle Stellen schon derart vom Licht beeinflußt, daß sie unter Einwirkung des Entwicklers leicht reduziert werden. Dies markiert sich dadurch, daß beim Aufgießen des Entwicklers das Bild nicht stufenweise sich aufbaut, sondern sofort oder wenigstens sehr schnell in allen Einzelheiten sichtbar wird. Die weniger belichteten Teile kommen fast ebenso schnell wie die stark belichteten, beide werden in ihren Helligkeitswerten genähert, die im Original vorhandenen Kontraste vermindert, das Bild wird flau. Dieser Fehler läßt sich bis zu einem gewissen Grade wieder gut machen. Wie oben angegeben, ist die Bildung des latenten Bildes mit einer Abspaltung von Brom aus dem Bromsilber verbunden. Ist zuviel Silber zersetzt, zuviel Brom abgespalten, so kann dies durch Hinzufügen von Bromkalilösung wieder gut gemacht und damit die zu starke Lichtwirkung vermindert werden. Da der Grad der Lichteinwirkung vielfach vorher nicht absolut genau abgeschätzt werden kann, muß stets beobachtet werden, wie das Bild kommt, und sofort tropfenweise Bromkalilösung (1 : 10) hinzugesetzt werden, wenn Ueberlichtung erkannt wird. Ist dies von vornherein sicher, so kann man auch die Platte vor dem Entwickeln in dünner Bromkalilösung baden oder dem Entwickler Bromkali zusetzen. In ähnlicher Weise wirkt alter Entwickler, welcher teils durch Oxydation an der Luft in seiner Wirkung geschwächt ist, teils aus den Platten bereits Brom aufgenommen hat, er arbeitet klar. Bei vorsichtigem Vorgehen können auch sehr erheblich überlichtete Platten gerettet werden. Man soll es sich daher zur Regel machen, lieber zu lange als zu kurz zu exponieren und gebrauchten Entwickler stets vorrätig zu halten.

Hat die Platte zu wenig Licht bekommen, so sind nur die grell belichteten Teile genügend vom Licht getroffen, um der Einwirkung des Entwicklers nachzugeben. An den anderen vermag der Entwickler nichts auszurichten, weil die Bromsilbermoleküle nicht genügend erschüttert sind, um der reduzierenden Kraft zu erliegen. Beim Fixieren der Platte ergibt sich in den Schatten keine Zeichnung oder, wenn zu lange entwickelt wurde, ein allgemeiner grauer Anflug ohne Einzelheiten. Unterexposition kann nur in geringem Grade gut gemacht werden durch kräftigen Entwickler oder Zusatz von Natriumhyposulfit in geringen Mengen, am besten Baden der Platten vor dem Entwickeln in dünner Lösung (1 : 3000), schließlich durch Standentwicklung. Von allen diesen Hilfsmitteln ist aber hier sehr viel weniger zu erwarten wie bei überexponierten Platten.

Was nun im besonderen die Entwickelung von Röntgenplatten anlangt, so geschieht dies nach genau denselben Grundsätzen wie die der gewöhnlichen Platten, ja sie ist noch entschieden leichter, weil man sich garnicht um Einzelheiten zu kümmern hat, sondern die Platte nur im Großen zu verfolgen braucht. Bei allen medizinischen Röntgenaufnahmen handelt es sich um Weichteile und Knochen. Auf der Platte erhält man also unter Hinzurechnung des Hintergrundes drei Abstufungen. Zuerst erscheint der am meisten von den

X-Strahlen getroffene Hintergrund und verdichtet sich allmählich. Längere Zeit lagert auf ihm wie ein Glied aus Gips der aufgenommene Körperteil ohne jede Zeichnung im Innern, sich nur in seinen Umrissen scharf von der Platte abhebend. Allmählich belegt sich auch das Konturbild, es wird grau und scheint in die nun schon tiefschwarze Umgebung einzusinken. Jetzt ist es Zeit, die Platte in der Durchsicht zu kontrollieren. Man findet nunmehr als zweite Stufe der Dichtigkeit die Weichteile und am hellsten die Knochen. Ohne sich im geringsten mit dem Aufsuchen und Erkennenwollen von Einzelheiten aufzuhalten, setzt man die Entwickelung im Dunkeln ruhig fort, bis die hellsten Teile, die Knochenzeichnungen ebenfalls anfangen, einen grauen Schein zu zeigen, „sich zu belegen". Wie dicht das Negativ zu entwickeln ist, hängt von der Plattensorte, dem Entwickler, dann aber auch von der Helligkeit der Dunkelkammerlampe ab, welche daher stets in gleicher Lichtstärke leuchten und stets in derselben Entfernung zur Prüfung des Negativs verwendet werden muß. Gestaltet man alle diese Umstände mit peinlicher Sorgfalt stets gleichmäßig, so erlangt das Auge sehr bald die zur Beurteilung erforderliche Empfindlichkeit. Nur auf diesem Wege ist es möglich, stets gleichmäßig gute Negative zu erzielen.

Einige Bemerkungen sind noch erforderlich über die Art und Weise, wie die Platten mit den Entwicklerflüssigkeiten zu behandeln sind, da hierbei gemachte Fehler das Negativ unrettbar verderben. Nachdem die Platte mit der Schichtseite nach oben im Dunkeln in eine trockene Schale gelegt ist, wird letztere mit der linken Hand an der dem Körper zunächst gelegenen Ecke ergriffen, wobei die eine Langseite dem Körper zugekehrt ist. Nunmehr wird der bereitgestellte Entwickler in einem gleichmäßigen Zuge über die Platte ausgegossen, wobei man das Gefäß mit der rechten Hand an der linken unteren Ecke beginnend an der Längsseite derart nach rechts führt, daß das Ausgießen beendet ist, wenn die rechte Ecke erreicht wird. Man muß dabei der Schale und der Entwicklerflüssigkeit einen derartigen Schwung geben, daß die Platte vollkommen gleichmäßig überflossen wird. Bemerkt man trocken gebliebene Stellen, so müssen dieselben auf das schleunigste ebenfalls benetzt werden, weshalb die Flüssigkeit genügend reichlich zu wählen ist. Nun muß die Flüssigkeit fortwährend langsam bewegt werden, was durch geringes Hin- und Herneigen der Schale in den Händen, auf einem

Klotz oder auf dem Rand der darunter stehenden Zinkwanne erfolgt. Die Flüssigkeit fließt dabei am besten abwechselnd in beiden Diagonalen in langsamem Zuge über die Platte. Man vermeidet so am leichtesten trockene Stellen, die sich auch später noch bilden können, z. B. in der Mitte, wenn die Flüssigkeit durch starkes Neigen nur im Kreise umhergejagt wird. Dieses Bewegen hat zum Zweck, den Entwickler dauernd überall gleichmäßig gemischt zu halten. Bleibt die Schale nämlich ruhig stehen, so wirkt der Entwickler zuerst und am stärksten an den am meisten vom Licht getroffenen Stellen. Da aber nur die in unmittelbarer Berührung mit der Platte befindlichen Schichten diese Wirkung ausüben können, so erschöpft sich hier die entwickelnde Wirkung rasch, kommt zum Stillstand, und diese Teile bleiben in der Entwickelung zurück, während an den weniger belichteten Stellen die Einwirkung langsam aber dauernd stattfindet. Das Endergebnis ist, daß die stark belichteten Particen viel zu schwach erscheinen gegenüber den minder belichteten, daß das ganze Bild flau wird. Hält man den Entwickler aber dauernd in langsamer Bewegung, so findet eine fortwährende Mischung statt und wenn auch naturgemäß seine entwickelnde Kraft im Ganzen allmählich nachläßt, so wirkt doch dauernd eine Flüssigkeit, welche jederzeit über allen Teilen des Bildes dieselbe entwickelnde Kraft besitzt. Das Negativ kann sich unter solchen Umständen einzig gemäß der Einwirkung des Lichtes aufbauen und die einzelnen Teile erscheinen in ihren richtigen Belichtungswerten.

Das richtige Uebergießen macht bei kleinen Platten keine Schwierigkeiten, bei großen übt man es am besten vorher im Licht an verdorbenen ein. Will man als Anfänger ganz sicher gehen, so legt man die zu entwickelnde Platte zunächst auf ganz kurze Zeit in eine reichlich Wasser enthaltende Schale. Auf der dann angefeuchteten Schicht fließt der Entwickler gleichmäßig.

Einseitige Films werden wie Glasplatten behandelt. Doppelt begossene müssen erst durch Wasser gezogen werden, wobei alles Spritzen zu vermeiden ist. Alsdann werden sie in reichlich genommenen Entwickler gelegt und etwa jede Minute umgedreht, wozu man zweckmäßig eine Ecke nach oben umbiegt.. Hierbei ist jedes Zerkratzen der beiden Schichten zu vermeiden, was große Sorgfalt erfordert. Auch in der Fixage und beim Wässern müssen sie öfter umgedreht werden.

Der Eisenoxalat-Entwickler.

Die wirksame Substanz ist die Doppelverbindung von oxalsaurem Eisenoxydul mit oxalsaurem Kali $Fe(C_2O_4)_2K_2 + H_2O$, welches seit 1879 nach Eders vereinfachter Vorschrift durch Mischen zweier Lösungen von Eisenvitriol und von neutralem oxalsaurem Kali hergestellt wird. Alle in den Lehrbüchern aufgeführten Gewichtsangaben für die Lösungen sind entbehrlich. Man stellt sich in zwei Flaschen zwei gesättigte Lösungen her, welche man dadurch dauernd konzentriert erhält, daß am Boden immer ein Ueberschuß von Salz vorhanden ist und nach jedesmaligem Gebrauch die entnommene Menge durch abgekochtes oder weiches Leitungswasser ersetzt wird. Das Eisenvitriol soll nicht verwittert, seine Lösung hellgrün sein. Sie wird mit einigen Tropfen Schwefelsäure versetzt (1 Tropfen auf etwa 100 ccm) und am Licht aufbewahrt, wodurch sie klar bleibt. Das neutrale oxalsaure Kali soll weder mit saurem Salz (Kleesalz) noch mit Chlorkali verunreinigt sein. Da man von letzterer Lösung immer die dreifache Menge braucht, tut man gut, hiervon eine Literflasche, vom Eisenvitriol etwa eine 300 ccm-Flasche anzusetzen. Gießt man beide Lösungen zusammen, so erhält man Kalium-Ferrooxalat, welches Salz sich in überschüssigem oxalsaurem Kali mit roter Farbe löst, und Kaliumsulfat, welches der Entwickelung nicht hinderlich ist. Auf drei Teile Oxalatlösung kommt 1 Teil Eisenlösung, wobei letztere in die erstere hineinzugießen ist, damit immer der notwendige Ueberschuß von Oxalat vorhanden ist. Wird zuviel Eisenlösung genommen, so entsteht ein gelber sandiger Niederschlag von oxalsaurem Eisenoxydul, welcher die Platten verdirbt. Beim Ansetzen des Entwicklers tut man daher gut, die abgemessene Menge Eisenlösung nicht gleich im Ganzen hinzuzufügen, da hiermit die Grenze der Löslichkeit des neu sich bildenden Doppelsalzes sofort erreicht, auch der Entwickler sofort zu höchster Wirkung gebracht wird. Nimmt man zunächst die Hälfte der zulässigen Menge Eisenlösung, so ist die entwickelnde Kraft schwächer und man kann die Hervorrufung des Bildes in Ruhe beurteilen. Bromkalilösung wirkt schon in kleinen Mengen stark verzögernd. Die Mischung halb neuer, halb gebrauchter Entwickler beim Beginn der Operation ist zu empfehlen. Normale Platten erhalten gute dichte Deckung und ganz klare Schatten. Die Negative werden schön schwarz und kontrastreich. Der Entwickler wäre sonach durchaus zu empfehlen, doch geht die Entwickelung häufig recht langsam von statten, das Hantieren mit den sauren Lösungen bringt für die Finger Beschmutzung und Beschädigung der Haut mit sich, auch besteht immer die Gefahr, daß bei nicht ganz vorsichtigem Abmessen der Lösungen sich oxalsaures Eisenoxydul $Fe(C_2O_4)$ pulverförmig ausscheidet und das Negativ verdirbt.

Die organischen Entwickler

haben das Gemeinsame, daß fast alle erst mit einem Zusatz von Alkali (Kali oder Natron in Laugen- oder kohlensaurer Form) wirken. Durch diesen Zusatz wird die Gelatineschicht rasch erweicht, die Lösungen dringen leicht hinein und das Verfahren kann zu einer wahren Rapidentwickelung ausgestaltet werden. Da alle hierher gehörigen Substanzen begierig Sauerstoff aus der Luft aufnehmen, hierbei unwirksam werden und zu Farbstoffschleiern Veranlassung geben, muß ihren Lösungen Natriumsulfit zugesetzt werden, welches noch energischer Sauerstoff absorbiert und sich hierbei zu Sulfat oxydiert. Das Natriumsulfit wurde zuerst 1882 von Berkeley im Pyrogallol-Entwickler eingeführt.

Im allgemeinen werden zwei Lösungen empfohlen, die eine mit der entwickelnden Substanz in etwa 2—5 proz. Konzentration und 10 pCt. Natriumsulfit, die andere das Alkali enthaltend. Diese Trennung geschieht, weil die Lösungen in dieser Form haltbarer sind. Das mag ganz empfehlenswert sein für Amateure, welche nur selten zum Entwickeln kommen. Für Laboratorien jedoch, in welchen täglich gearbeitet wird, ist aber unstreitig das Vorrätighalten nur einer Lösung vorzuziehen, falls dieselbe genügend haltbar ist. Es sollen daher hier hauptsächlich genaue Vorschriften über einen Entwickler gegeben werden, welcher sich nach Prüfung vieler Anweisungen als ganz besonders einfach, zuverlässig und den oben dargelegten Anforderungen an die Herstellung eines Röntgennegativs entsprechend bewährt hat.

Hydrochinon (Para-Dioxybenzol $C_6H_4(OH)_2$) kann als Universalentwickler gelten, da er sehr gut sowohl langsamer als rascher Entwickelung angepaßt werden kann, gut haltbar ist und ausgezeichnete Deckung der Negative gibt. Daß er mit normaler Schnelligkeit nicht unter 19° C. arbeitet, tut seiner Verwendbarkeit keinen Eintrag, da diese Temperatur wohl stets im Röntgenzimmer vorhanden ist. Als bewährter Ansatz in zwei Lösungen kann folgende Vorschrift empfohlen werden:

A		B	
Wasser	1000	Wasser	1000
Natriumsulfit	100	Kohlensaures Kali	100
Hydrochinon	20		

Zum Gebrauch werden 2 Teile A mit 2 Teilen B und 1 Teil Wasser gemischt.

Abänderungen dieser Vorschrift sind in ziemlich weiten Grenzen ohne Belang. Als Verzögerer wirkt Bromkali, doch nicht sehr energisch, und Eisessig tropfenweise hinzugefügt. Alter Entwickler arbeitet sehr klar und kontrastreich, aber langsamer als frischer.

Eine einfachere Vorschrift rührt von G. Balagny (Paris 1887) her. Folgende Zusammensetzung hat sich durchaus bewährt:

Wasser	1000
Natriumsulfit	100
Natriumkarbonat	80
Hydrochinon	15

Letztere Substanz wird nach Lösung der übrigen hinzugefügt. Der Entwickler ist alsbald gebrauchsfertig und hält sich monatelang in verkorkter Flasche brauchbar. Er stellt für Röntgenzwecke die einfachste und brauchbarste Mischung dar, welche rasch, dicht und klar entwickelt, die Gelatine nicht angreift, auch den Händen nicht besonders verderblich ist.

An Stelle von einfachem Hydrochinon kann Permanent-Hydrochinon genommen werden, welches 0,5 proz. lose gebundene schweflige Säure sowie etwas Krystallwasser enthält und sich besonders gut hält.

Ferner kann das Adurol benutzt werden, welches entweder Mono-Chlor- oder Mono-Bromhydrochinon ist und etwas rascher und weicher entwickelt als Hydrochinon, aber ebenso klar arbeitet und ebenfalls vorzügliche Deckung ergibt.

Metol, das schwefelsaure Salz des Monomethyl-p-Amidometakresols, ist ein Entwickler, welcher sehr rapid und kräftig entwickelt, daher aber weniger für überlichtete Platten paßt. Metol hat die Eigenschaft, das Bild sehr rasch in allen Einzelheiten hervorzurufen, die Dichte muß daher nur in der Durchsicht sorgsam kontrolliert, auch etwas stärker entwickelt werden, da das Bild beim Fixieren mehr zurückgeht. Metol kann allein in zwei Lösungen angewendet werden, welche analog den obigen Vorschriften für Hydrochinon angesetzt werden. Häufig wird es aber mit anderen organischen Entwicklern kombiniert. So kann in der vorher angegebenen einfachen Lösung von Balagny statt 15 g Hydrochinon von diesem nur 10 g und 5 g Metol genommen werden.

Rodinal (Paramidophenol, Natriumsulfit und Aetznatron) kommt als fertige Lösung in den Handel und braucht nur mit 10—15 Teilen Wasser verdünnt zu werden. Es ist gegen Temperaturschwankungen nicht besonders empfindlich, verträgt viel Bromkalizusatz (zu 100 ccm verdünnten Entwickler kann man bei normaler Exposition 2—3 ccm Bromkalilösung 1:10 geben) und läßt sich gut abstimmen. Es ist in dünner Lösung, etwa 1:50, namentlich zur Hervorrufung von Brustaufnahmen zu empfehlen, da es die feinen Schattenunterschiede der Weichteile zart herausbringt.

Glycin, hervorgegangen aus der Einführung des Essigsäureesters in das Paramidophenol, ist ein langsam aber ohne jeden Schleier arbeitender Entwicker, der zwar auch in konzentrierten Lösungen verwendet wird, sich aber besonders gut zur Standentwicklung (s. unten) eignet.

Mit den vorstehend aufgeführten Entwicklern kann allen Anforderungen der Röntgenaufnahmen entsprochen werden. Bei den fast täglich auftauchenden neuen synthetisch dargestellten Entwicklern ist es aber nicht ausgeschlossen, daß noch Substanzen entdeckt werden, welche auch für die Röntgentechnik von Wert sein können. Unter diesen erscheinen Pyramin, entstanden aus Dimethylamin und Pyrogallol, ferner Edinol, das salzsaure Salz des m-Amido-o-oxybenzylalkohols, der Prüfung wert.

Unter den Methoden der Entwickelung muß auch der von Meydenbauer[1]) ausgebauten Standentwickelung besonders gedacht werden. Das Verfahren beruht auf der Be-

---

1) A. Meydenbauer, Das photographische Aufnehmen zu wissenschaftlichen Zwecken insbesondere das Meßbildverfahren. Berlin 1892. Unte's Verlagsanstalt. S. 96.

obachtung, daß auch außerordentlich verdünnte Entwickler eine Platte hervorrufen, wenn sie nur genügend lange einwirken, und daß die Entwickelung gleichmäßiger erfolgt. Die Standentwickelung eignet sich für jede Art von Platten, da auch stark überlichtete hierdurch zu retten sind. Werden bei gewöhnlicher Entwickelung die betreffenden Substanzen etwa in 1 proz. Lösung angewandt, so geschieht es hier nur im Verhältnis von 1 : 500 bis 1000, und die Minuten beim gewöhnlichen Verfahren werden auf Viertelstunden auseinandergezogen. Bedingung hierfür ist allerdings, daß die Platten in der unbewegten Flüssigkeit stehen oder mindestens mit der Schicht nach unten schwebend erhalten werden, da sonst Streifen und Flecken darauf entstehen. Am besten ist es, starke Holzküvetten anzuwenden, deren innere Seiten mit Celluloid belegt sind. Diese Küvetten müssen aufrecht stehen, wobei die Flüssigkeit der oxydierenden Luft die geringste Oberfläche darbietet. Die Platten werden in zwingenartige Rahmen von Holz von oben eingeschoben und gänzlich in die Flüssigkeit getaucht. Vier bis sechs können gleichzeitig in demselben Kasten entwickelt werden. Macht man eine Reihe von Aufnahmen nach einander, so stellt man sogleich die erste Platte in den Entwickler, die zweite dahinter u. s. f. Kennt man nun seine Expositionszeiten richtig, so hat man immer nur nötig, die vorderste Platte zu beurteilen, weil die nächsten in der Entwickelung noch weiter zurück sein müssen. Das Nachsehen ist vor einer halben Stunde nicht erforderlich, die Platten sind erst nach $1^1/_4$—2 Stunden fertig und müssen sehr dicht entwickelt werden, da sie in der Fixage stark zurückgehen. In der Zwischenzeit braucht man sich durchaus nicht um sie zu kümmern, sondern kann andere Geschäfte erledigen.

Als Ansatz zur Glycin-Standentwickelung hat sich bewährt:

Wasser	1000
Natriumsulfit	125
Natriumkarbonat	150
Glycin	40

Zum Gebrauch wird diese Lösung auf 10 Liter verdünnt.

Der Entwickler arbeitet bis 8 Tage hintereinander, anfangs rascher, später unter Bräunung etwas langsamer.

In dem vorstehend Angeführten ist die Verwendbarkeit der Methode gekennzeichnet. Mit Vorteil macht man von ihr Gebrauch, wenn viele Aufnahmen zu entwickeln sind und man doch in der Nähe beschäftigt ist. Im Garnisonlazarett I Berlin ist sie ungefähr ein Jahr lang in Gebrauch gewesen, als bis 1500 Aufnahmen im Jahr (bis 30 an einem Tage) zu bewältigen waren. Sie hat gute Resultate gegeben, doch werden die Negative weicher, die Schwärzen nicht so packend wie beim Hydrochinon. Offenbar ist das Verfahren nicht so gut am Platze, wenn nur wenige Aufnahmen täglich vorliegen und die Arbeit in kurzer Zeit erledigt werden soll. Dann ist es besser, bei der gewöhnlichen Entwickelung zu bleiben, welche mit Sicherheit brillante Negative ergibt. Freilich ist der Vorzug nicht zu unterschätzen, daß das Verfahren auch in der Hand des Ungeübten bald zufriedenstellende Resultate gibt, da es keinerlei Anforderungen bezüglich technisch-photographischer Routine stellt und somit eine erhebliche Fehlerquelle ausschaltet. In dieser Ueberlegung empfiehlt die Firma W. A. Hirschmann auch die Hervorrufung einzelner Platten mittelst Standentwickelung und bringt hierzu einen Apparat mit ganz schmalen Küvetten in den Handel. Als Entwickler wird empfohlen:

Wasser	1000
Natriumsulfit	400
Kohlensaures Kali	400
Glycin	20

Die Lösung wird verdünnt mit 6 Liter Wasser, worin die Hervorrufung in 20—30 Minuten erfolgt. Die schnellere Wirkung ist wohl auf Rechnung der kräftiger wirkenden Pottasche zu setzen. Mit einer ähnlichen Lösung hatte auch Albers-Schönberg[1]) gute Erfolge.

Da trotz alledem von erfahrenen Photographen der Entwickelung mit fortdauernder Bewegung der Flüssigkeit unstreitig der Vorzug eingeräumt wird, hat es nicht an Versuchen gefehlt, die Standentwickelung mit einer automatischen Schaukelbewegung zu kombinieren. Einfach durch ein schweres Pendel in Bewegung gesetzte Apparate sind un-

---

1) Fortschritte auf dem Gebiete der Röntgen-Strahlen 1899 Bd. III S. 30.

brauchbar, weil bei den in Betracht kommenden Massen die Energie sich bald erschöpft. Es sind daher von Gocht[1]) und Hofmeister[2]) mechanische Schaukelapparate angegeben, welche entweder durch Elektrizität oder ein aufgezogenes Gewicht angetrieben werden und welche für größere Verhältnisse gewiß zweckmäßig sind.

Theoretisch interessant ist die Tatsache, daß man gewisse Entwicklersubstanzen, namentlich Brenzkatechin und Ortol, mit Fixiernatron ansetzen kann und so eine Lösung erhält, welche gleichzeitig entwickelt und fixiert. Da man jedoch den Entwicklungsprozeß nicht gut zu kontrollieren vermag, hat dies Verfahren keinen Eingang in die Praxis gefunden[3]).

Das Fixieren.

Nach kräftigem Abspülen der entwickelten Negative, am besten unter der Brause der Wasserleitung, werden sie in die Lösung von unterschwefligsaurem Natron gestellt oder gelegt. Unterläßt man das Abspülen, so werden Reste des Entwicklers mitgeschleppt, welche zu Absetzen von Schlamm und Schleierbildung Veranlassung geben und das Fixierbad rasch unbrauchbar machen. Der Vorgang beim Fixieren ist folgender. Zunächst setzt sich Bromsilber mit Natriumthiosulfat um nach der Gleichung

$$2\,\underset{\text{Bromsilber}}{AgBr} + \underset{\text{Natriumthiosulfat}}{Na_2S_2O_3} = 2\,\underset{\text{Bromnatrium}}{NaBr} + \underset{\text{Silberthiosulfat}}{Ag_2S_2O_3}.$$

Letzteres löst sich in **überschüssigem** Fixiernatron unter Bildung des leicht löslichen unterschwefligsauren Silberoxydnatron $Ag_2S_2O_3 \cdot 2\,Na_2S_2O_3$. Ist dagegen nicht genügend Fixiernatron vorhanden, so entsteht nur $Ag_2S_2O_3 \cdot Na_2S_2O_3$, welches sehr schwer löslich, aus der Gelatineschicht nur unvollkommen zu entfernen ist und als zersetzliches Silbersalz hier später zur Bräunung der Negative führt. Man muß daher die Fixierbäder in ihrer Wirkung nicht bis zur Er-

---

1) Fortschritte auf dem Gebiete der Röntgen-Strahlen 1901 Bd. V. S. 26.
2) Ebendas. S. 181.
3) Vergl. Eder, Ausführliches Handbuch d. Photographie. Bd. III S. 517. Halle 1903.

schöpfung ausnutzen, sondern lieber früher neu ansetzen. Die Reste können auf Silber verarbeitet werden.

Am empfehlenswertesten ist es, nicht die einfache Lösung des Fixiernatrons zu nehmen, sondern dem Bad eine Säure zuzusetzen, welche die Wirkung des Entwicklers rasch aufhebt, einem etwa durch Zersetzung der organischen Entwickler entstehenden Gelbschleier vorbeugt und die durch die Einwirkung der Alkalien gelockerte und aufgeweichte Gelatine etwas gerbt. Als Zusatz kann Zitronensäure, Weinsäure, am einfachsten Schwefelsäure dienen. Man darf nicht soviel nehmen, daß Schwefel ausgeschieden wird, und muß die Säure zuletzt nach Lösung der anderen Substanzen zusetzen. Eine gute Vorschrift ist:

	Natrium subsulfurosum	800
	Natriumsulfit	200
	Wasser	5000
Nach Lösung	Ac. sulf. pur.	36

Die unter dem Namen „saure Sulfitlauge" für Zwecke der Bleicherei in den Handel gebrachte Flüssigkeit enthält Natriumbisulfit und schweflige Säure. Man kann zweckmäßig ansetzen:

Natrium subsulfurosum	250
Wasser	1000
Saure Sulfitlauge	50—100

Das gewöhnliche Natriumthiosulfat krystallisiert mit 5 Aequivalenten Krystallwasser ($Na_2S_2O_3 + 5H_2O$). Das „Fixiersalz" der Aktiengesellschaft für Anilinfabrikation ist durch vorsichtiges Erhitzen entwässertes Fixiernatron, das fast doppelt so wirksam ist.

Sog. „saures Fixiersalz" ist ein Gemisch von wasserfreiem gepulvertem Fixiernatron und wasserfreiem Bisulfit (z. B. Kaliummetabisulfit) und gibt in etwa 8 Teilen Wasser gelöst sofort ein normales saures Fixierbad.

Auch gemischte Alaun- und Fixierbäder sind empfohlen, namentlich um das Kräuseln und Ablösen der Gelatineschicht zu verhüten, bei guten Platten jedoch entbehrlich.

Das Fixieren wird beurteilt nach dem Verschwinden der auf der Glasseite sichtbaren, vom Bromsilber herrührenden gelben Farbe. Ist dieselbe nicht mehr sichtbar, so soll die Platte noch einige Zeit in der Fixierlösung liegen bleiben und dann gut gespült werden. Hierzu ist eine 8—10 malige Erneuerung des Wassers oder ein halbstündiges Verweilen in fließendem Wasser erforderlich. Am besten ist es, wenn die Platte dabei steht oder mit der Schichtseite nach unten hohl aufliegt, weil die schwere Lösung des Doppelsalzes alsdann am leichtesten aus der Schicht abfließen kann.

Will man die Platten besonders härten, so kann man nunmehr noch ein Bad in Alaunlösung oder Formaldehyd anwenden. Die Gelatine wird aber besonders bei Anwendung des letzteren leicht so hart, daß sie keine weitere Bearbeitung annimmt.

Es ist durchaus empfehlenswert, die Rückseite der Platte schon jetzt durch Bearbeiten mit einer scharfen Bürste möglichst zu reinigen. Alle dort befindlichen Auflagerungen sind jetzt erweicht und leicht zu entfernen. Unterläßt man dies, so ist die oft wichtige sofortige Beurteilung der Platte erschwert und die Arbeit bei der späteren Reinigung der Rückseite unnötig vermehrt.

Die Platte ist ferner zum Schluß auf beiden Seiten noch gehörig abzubrausen, wobei man von der Mitte ausgeht und alle Unreinigkeiten nach den Rändern treiben läßt, wo sie dann leicht abfließen. In Ermangelung eines kräftigen Wasserstrahls (Brause) kann man die Platte auch mit dem nassen Daumenballen abwischen, muß aber dabei sehr zart verfahren.

Die vollkommen saubere Platte muß nun zum Trocknen aufgestellt werden, wozu die bekannten Plattenböcke dienen. Das Trocknen muß bei gleichbleibenden Verhältnissen geschehen. Jede Aenderung der Temperatur bedingt ein schnelleres oder langsameres Verdunsten des Wassers und damit eine andere Intensität der Schwärzung. Rasch trocknende Bilder erhalten einen dunkleren Farbenton. Ist das Negativ also teils langsam, teils rasch getrocknet, so ergeben sich Differenzen, welche auch durch nachheriges Einweichen in Wasser nicht wieder zu beseitigen sind. Aus dem gleichen Grunde ist es ängstlich zu vermeiden, ein trockenes Negativ teilweise naß zu machen, was z. B. schon bei unvorsichtigem Sprechen geschehen kann.

Das Trocknen kann beschleunigt werden, wenn man der nassen Platte vorerst durch ein Bad mit Alkohol Wasser entzieht.

Nach dem Trocknen muß die Glasseite des Negativs noch vollkommen sauber gemacht werden. Dies geschieht durch Abputzen mit einem nassen Lappen, wobei sorgfältig die Schichtseite vor Befeuchtung zu schützen ist. Am besten bringt man sich auf dem Tische in bequemer Lage einen kleinen rechten Winkel von etwa 2 mm dicken Holzleisten fest an, gegen welchen man die auf Fließpapier gelagerte Platte sicher anlegen kann. Mit einem feuchten Wattebausch wird nun die Glasseite abgerieben, die Reste von Unreinigkeiten aufgeweicht und entfernt und zum Schluß die Platte mit einem Leinentuch trocken und spiegelblank gerieben.

Das fertige Negativ kann nun entweder überall Licht und Schatten in richtiger Verteilung zeigen oder aber entweder zu dünn oder zu dicht sein. Gegen beide Fehler sind Abhilfen durch Verstärken oder Abschwächen möglich. Diese Verfahren sollten beide aber immer erst angewendet werden, wenn die Platte vollkommen trocken und auf der Rückseite poliert ist. Im nassen und nicht vollkommen gesäuberten Zustand kann man nämlich weder den ganzen Charakter des Negativs sicher beurteilen noch auch namentlich bei Röntgenplatten über feinere Abweichungen vom Normalen zu voller Gewißheit kommen. Hierzu kommt die Tatsache, daß die erneut anzuwendenden Lösungen in die aufgequollene wasserhaltige Gelatine nur schwer eindringen, die Operationen daher schleppend und ungleichmäßig verlaufen. Viel besser kann man sich über das Maß der notwendigen Verstärkung oder Abschwächung klar werden, und viel sicherer vermag man diese durchzuführen, wenn man hiermit erst an die vollkommen fertigen und sauberen Negative herangeht.

Für beide Operationen sind eine ganze Reihe verschiedener Verfahren angegeben. Es genügt jedoch vollkommen, nur je eines zu beherrschen, welches leicht und sicher anzuwenden ist.

Verstärken der Negative.

Ist die Platte beim Entwickeln zu dünn ausgefallen, besitzt sie im allgemeinen zu wenig Deckung oder nicht genügend starke Kontraste zwischen Licht und Schatten, so kann die bildgebende Schicht verstärkt werden durch Anlagerung anderer Metalle an das gefällte Silberkorn. Am meisten gebräuchlich ist die Behandlung mit Quecksilberchlorid oder -bromid, wodurch eine Doppelverbindung mit Silber, vielleicht von der Formel $Ag Hg Cl_2$, entsteht und das Bild grau bis weiss wird. Durch Baden in Ammoniak (etwa 1 : 5 Wasser), in Natriumsulfit (etwa 1 : 6 — 8 Wasser) oder beliebigem alten Entwickler wird das Doppelsalz reduziert zu dunkel gefärbten

Verbindungen von noch nicht sicher feststehender Zusammensetzung.

Man nimmt:

Quecksilberchlorid	10	oder	Quecksilberchlorid	2
Wasser	100		Bromkalium	2
			Wasser	100

und behandelt hiermit das trockene Negativ wie beim Entwickeln. Soll nur geringe Verstärkung erzielt werden, so spült man nach Erreichung des grauen Tones gründlich ab und übergießt mit einer der oben genannten Flüssigkeiten. Nach vollkommener Schwärzung, die sehr rasch erfolgt, wird wieder abgespült und getrocknet. Am bequemsten vollzieht sich dies mit Ammoniaklösung, deren Ueberschuss einfach verdunstet.

Beim Zurückgießen der Sublimatlösung ist in den Trichter etwas entfettete Watte zu legen, um Unreinigkeiten zu entfernen.

Nur Negative, welche in den Schatten völlig klar sind, können ohne weiteres verstärkt werden. Findet sich darin aber ein verbreiteter Schleier, so muss dieser vorher durch Abschwächen entfernt werden.

Abschwächen der Negative.

Das metallisch gefällte Silber hat die Eigenschaft, durch viele sauerstoffreiche Metallsalze in lösliche Verbindungen übergeführt zu werden. Das Abschwächen muß mit großer Vorsicht durchgeführt und vor dem Erreichen des gewünschten Grades der Aufhellung abgebrochen werden, weil die in der Schicht steckende Substanz nicht sofort zu entfernen ist sondern bis zur Erschöpfung weiter arbeitet. Ist aber einmal Silber aus dem Bild an einer dünnen Stelle vollkommen herausgelöst, so ist es auf keine Weise wieder zu ersetzen.

Vor dem Abschwächen muß man sich darüber klar werden, ob stark oder mäßig aufgehellt werden soll, ob nur ein geringer allgemeiner Schleier fortzunehmen oder ob besonders die dichten Stellen geklärt werden sollen. Die meisten Abschwächer wirken derart, daß sie überall gleiche Mengen Silber entfernen. Ist an einer Stelle beispielsweise eine Deckung gleich 3 vorhanden, an einer andern gleich 6, so ist dies ein Verhältnis wie 1 zu 2. Wird durch gleichmäßige

Abschwächung an jeder Stelle derselbe Anteil von etwa 2 hinweg genommen, so resultiert ein Verhältnis von 1 zu 4. Die Kontrastwirkung ist also auf das Doppelte gesteigert.

Am einfachsten ist das Verfahren mit rotem Blutlaugensalz und Fixiernatron (Farmer 1883), wobei Ferrocyansilber entsteht, welches sich in Fixiernatron löst. Um den Prozeß gut in der Hand zu haben, ist es am bequemsten folgendermaßen vorzugehen. In eine weiße Porzellanschale gibt man eine genügende Menge Fixiernatronlösung von beliebiger Stärke (etwa 1 : 5 bis 8). Hierzu tropft man von einer beliebigen Lösung von rotem Blutlaugensalz, welche sich jahrelang hält, soviel hinzu, daß eine Flüssigkeit von hellem Zitronengelb entsteht. Hierin bewegt man das Negativ wie beim Entwickeln und kann die Klärung bequem verfolgen. Die gelbe Farbe verschwindet nach einiger Zeit, womit die Wirkung aufhört. Durch rechtzeitiges Zusetzen einiger Tropfen der Eisenlösung kann man die Abschwächung beliebig lange fortführen, muß jedoch aufhören, bevor die gewünschte Wirkung erreicht ist. Nachher muß wieder ordentlich gewässert und getrocknet werden.

Aehnlich wie dieser einfache und leicht zu handhabende Abschwächer arbeiten noch eine ganze Reihe anderer Substanzen. Alle greifen gleichmäßig das Bild an, hellen daher zuerst die dünnen Stellen auf und vermehren die Kontraste.

Eine höchst merkwürdige Wirkung besitzt das Ammoniumpersulfat wie Gebr. Lumière und Seyewetz zuerst 1898 mitteilten. Es wirkt vorzugsweise auf die undurchsichtigen Stellen, während die zarteren Niederschläge erst spät angegriffen werden. Hierdurch ist ein sehr wertvolles Hilfsmittel gewonnen für Negative, welche gleichzeitig zu kurz exponiert und zu kräftig entwickelt sind. Mit keiner andern Methode konnten solche Negative früher verbessert werden. Wenn das Verfahren auch besonders wertvoll für die gewöhnliche Photographie ist, so kann die Kenntnis hiervon wohl auch einmal für Röntgennegative wichtig sein. Das Salz wird in 3—5 proz. Lösung benutzt, die Einwirkung vor Erreichung der gewünschten Wirkung abgebrochen und das Negativ in Natriumsulfit (1 : 10) gebadet, wodurch das Persulfat zerstört wird. Ammoniumpersulfat hat die Formel $S_2 O_8 (NH_4)_2$; über die Art der chemischen Umsetzungen ist noch nichts Sicheres bekannt.

Lackieren der Negative.

Um die Gelatineschicht vor Beschädigungen, namentlich auch vor dem Eindringen von Feuchtigkeit zu schützen, ist es gebräuchlich, die Schicht mit irgend einem Lack zu überziehen, welcher im allgemeinen durch Auflösen von Harzen in Alkohol erhalten und warm oder kalt aufgetragen wird. Der neuerdings beliebte Zaponlack, bestehend aus einer Auflösung von Celluloid in Aceton und Amylacetat, ergibt eine besonders harte, gleichmäßig blanke Schicht, kann aber nur schwierig wieder entfernt werden.

Für Röntgenbilder ist zu beachten, daß die stets unscharfen zarten Konturen durch jede Art Lack noch mehr verwischt werden und daß sehr feine Abweichungen ganz verschwinden können. Es ist daher zu empfehlen, hier ganz vom Lackieren abzusehen.

Das Retouchieren der Negative

ist bei gewöhnlichen Photographieen, namentlich Porträts, sehr gebräuchlich. Bei Röntgenbildern als wissenschaftlichen Dokumenten ist jede „Verschönerung" des eigentlichen Bildes unstatthaft, indessen ist nichts dagegen einzuwenden, offenbare Fehler der Schicht zu verbessern. Hierher gehören namentlich die so häufigen hellen Pünktchen in dunkeln Stellen, welche durch während der Aufnahme heraufgefallenen Staub, mechanische Verletzungen durch Fingernägel, den Wasserstrahl oder dgl., endlich durch Fehler beim Präparieren der Emulsion bedingt sind. Sie müssen mit weichem Bleistift oder mit Farben (Karmin, Schwarz, Zinnober) gedeckt werden, welche mit spitzem Pinsel ohne Ueberschreitung der Konturen aufgetragen werden. Die Farben verreibt man auf einer alten von der Gelatine befreiten Glasplatte. Statt des dem Photographen unentbehrlichen Retouchierpultes mit Mattscheibe genügt wohl in allen Fällen im Röntgenzimmer ein Schräglegen der Platte gegen das Licht und eine weiße Unterlage.

Das Aufbewahren der Negative.

Jedes Negativ muß sofort signiert werden mit einer der geführten Liste entsprechenden Nummer, vielleicht noch mit dem Tag der Aufnahme oder anderen Angaben, auf welche es gerade ankommt. Die betreffende Notiz kann in einer Ecke aufgeklebt werden. Einfacher ist es und namentlich für Röntgenaufnahmen in Militärlazaretten wegen der leichter möglichen Verwechselung besonders zu empfehlen, jede Platte ungesäumt nach der Fertigstellung auf der Schichtseite mittels Tinte oder recht dick schreibendem Bleistift mit Datum, Namen und Truppenteil des Mannes sowie der Nummer der geführten Liste (falls nicht etwa Nummern aus Metall mitphotographiert sind) zu versehen. Nicht zu vergessen ist dabei die Jahreszahl, welche von größter Wichtigkeit ist, wenn später einmal gelegentlich Zusammenstellungen gemacht werden sollen, welche sich über mehrere Jahre erstrecken. Die Schriftzüge haften sicher auf der Gelatine, stören in der einen Ecke nicht bei Anfertigung von Abzügen und erleichtern, wenn deutlich und kräftig ausgeführt, das Einordnen und spätere Wiederauffinden der Platten.

Zum Schutz der Gelatine wird vielfach das Einschlagen in halbdurchsichtige Papiertaschen empfohlen. Dies Verfahren ist ganz angebracht bei geringer Tätigkeit des Röntgenkabinettes. Für größeren Betrieb ist es zu teuer und umständlich. Es ist vollkommen ausreichend, die Negative nach der Nummer geordnet in dieselben Plattenkästen zu legen, in welchen man sie bezogen hat. Zwischen je zwei Platten kommt ein etwas kleineres Stück säurefreies Papier, etwa glatt satiniertes schwarzes Plattenpapier. Gewöhnt man sich noch, die Inschrift immer auf dieselbe Ecke zu setzen, z. B. links oder rechts oben, so können die Platten sehr leicht überblickt und wieder aufgefunden werden. Legt man immer zwei Platten mit der Glasseite zusammen und nur zwischen die Schichtseiten Papier, so spart man etwas an letzterem und an Raum in dem Pappkasten, doch wird die Uebersicht erschwert. Um die Gelatine vor jeder Verletzung zu bewahren, werden die Kästen mit den Negativen stehend aufbewahrt.

Positivverfahren.

Ist das Negativ glücklich vollendet, so ist für das Röntgenverfahren in den meisten Fällen der Prozess beendet, da das Negativ alles, was mit diesem Verfahren erreichbar ist, in größter Feinheit zeigt. Für Ungeübte besteht vielleicht anfangs einige Schwierigkeit, sich in diesen „umgekehrten Bildern" zurechtzufinden; sind dieselben jedoch tadellos ausgeführt, so lernt man schnell mit größter Sicherheit hierin zu lesen. Jedenfalls darf man sich in schwierigen Fällen nur nach dem Befund im Negativ richten.

Müssen jedoch Kopieen nach den Negativen angefertigt werden, so stehen hierfür eine Anzahl verschiedener Verfahren zur Verfügung, von denen ausschließlich die in der Reduktion von Silbersalzen auf Papier beruhenden in Betracht kommen. Sie lassen sich einteilen je nach der Art des verwendeten Silbersalzes in **direkt kopierende** (Auskopier-) **Verfahren** und **Entwickelungsverfahren**.

Bei der ersten Art wird Chlorsilber verwendet, welches im Licht durch das Negativ hindurch sich direkt schwärzt, daher den Fortgang des Prozesses dauernd und sicher zu kontrollieren gestattet. Bei der zweiten Art wird in einer auf Papier aufgetragenen Bromsilberschicht durch Exponieren unter dem Negativ an gedämpftem Tages- oder Kerzenlicht ein unsichtbarer Lichteindruck erzeugt und das Bild ebenso wie im Negativprozeß entwickelt. In beiden Fällen wird das nicht verbrauchte Silbersalz durch Fixieren in dem gewöhnlichen Fixiernatron entfernt.

Bei dem **Auskopierverfahren** verwendet man feste, gut geleimte Papiersorten, auf deren Oberfläche die empfindliche Schicht entweder direkt erzeugt oder eine Silbersalze enthaltende Schicht aufgebracht wird. In früheren Zeiten wurde Papier von glatt satinierter Oberfläche (von Rives oder Steinbach) oder Albuminpapier mit Chlornatrium getränkt (gesalzen) und alsdann auf Silbernitratlösung schwimmen gelassen. Es entsteht Chlorsilber, daneben enthält das Papier aber auch überschüssiges Silbernitrat bezw. Albuminat, welches zwar nicht die Empfindlichkeit, wohl aber den Umfang der Zersetzung, die Tiefe der Schwärzung erhöht.

Diese Papiere müssen in kurzen Zeiträumen frisch bereitet werden und kommen daher, obwohl sie gute Bilder liefern, für das Röntgen-Verfahren nicht in Betracht.

Wird Chlorsilber mit überschüssigem Silbernitrat oder ähnlichen Silbersalzen in Gelatine emulgiert und auf Papier übertragen, so entsteht sog. **Aristopapier**, welches noch durch Einwirkung von etwas Formalin gehärtet werden kann (**Gelatoidpapier**).

Eine Emulsion von Chlorsilber mit andern Silberoxydsalzen in Kollodium liefert das gegenwärtig am meisten angewendete **Celloidinpapier**, bei welchem die empfindliche

Schicht noch auf einer Lage von Gelatine und Baryumsulfat ruht. Durch diese Vorpräparation werden die Poren des Papiers verschlossen und die Oberfläche vollkommen eben.

Das Kopieren erfolgt bei zerstreutem Tageslicht, wenn möglich nach Norden, in Kopierrahmen, in welchen das Papier fest gegen die Schichtseite des Negativs gedrückt wird. Von Zeit zu Zeit muß die eine Hälfte des Rahmens hochgeklappt, das Fortschreiten der Bräunung bei gedämpfter Zimmerbeleuchtung kontrolliert und abgebrochen werden, wenn das Bild etwas „überkopiert" ist. Letzteres ist notwendig, weil es beim Fixieren sehr zurückgeht. Das Erkennen dieses Zeitpunktes läßt sich bald erlernen.

Die fertigen Kopieen können gegen Licht geschützt bis zum nächsten Tage aufgesammelt und gemeinsam weiter behandelt werden. Hierdurch erhält man gleichmäßigere Resultate als wenn jedes einzeln erledigt wird. Aus den Kopieen muß vor allen Dingen das nicht verbrauchte Silbersalz entfernt werden. Das geschieht durch Fixiernatronlösung von derselben Zusammensetzung wie beim Negativverfahren. Die Lösung muß womöglich frisch angesetzt sein, da die Papierbilder in ihren Weißen sehr empfindlich sind. Allein angewendet würde aber das Fixiernatron dem eigentlichen Bilde eine unangenehm fuchsige Farbe geben. Man geht daher so vor, daß man das Silberbild durch Baden in einer Goldsalzlösung mehr oder weniger vollständig durch Gold ersetzt. Es entsteht eine angenehm schwärzliche oder blauviolette Tönung, und das Bild ist zugleich im Licht haltbarer geworden (Fizeau 1840).

Die fertig, d. h. überkopierten Bilder werden zunächst in gewöhnlichem Wasser gewaschen, bis das Wasser nicht mehr von ausgeschiedenem Chlorsilber getrübt wird. Die Waschwässer können gesammelt und auf Silber verarbeitet werden. Alsdann kommen sie in ein Goldbad zum „Tonen", wofür unzählige Vorschriften existieren. Alle diese Bäder bestehen aus dünnen Lösungen von Goldchlorid ($AuCl_3$) oder Kalium- bezw. Natriumgoldchlorid ($AuC_3KCl + H_2O$ bezw. $AuCl_3NaCl + 2 H_2O$), welche sauer, neutral oder alkalisch unter Hinzufügung verschiedener Substanzen angesetzt werden und verschiedene Farbentöne liefern. Meist wird von den Fabrikanten den Papieren eine Anweisung zum Ansetzen eines Goldbades beigegeben. Ein bewährtes Goldbad ist nach van Bosch:

Lösung A		Lösung B	
Wasser	1000	Wasser	500
Doppelt geschmolzenes essigsaures Natron	50	Rhodankalium	10

Lösung C Chlorgold 1 : 100.

Man mischt 500 A + 120 B + 25 bis 30 C.

Das Bad ist erst nach zwei Stunden brauchbar.

Beim Tonen muß man durchaus das Bild in der Durchsicht beurteilen.

Nach dem Tonen kommen die Bilder in das Fixierbad, werden hierin etwa 15 Minuten bewegt, dann eine halbe Stunde in fließendem Wasser ausgewaschen und an Klammern zum Trocknen aufgehängt, wobei an die nach unten gerichtete Ecke von der Rückseite her ein etwa zwei Finger breiter Streifen Fließpapier angedrückt wird, um das gleichmäßige Absaugen und Verdunsten des Wassers zu befördern.

Diese getrennte Vornahme von Tonen und Fixieren ist zwar etwas umständlich, gibt aber die besten Resultate.

Einfacher und für die meisten Zwecke bei sorgsamer Handhabung genügend ist die Behandlung der fertigen Kopieen im **Tonfixierbad**, wobei beide Prozesse nebeneinander ablaufen. Auch hierfür werden meist Vorschriften den Papieren mitgegeben, welche am besten genau zu befolgen sind. Bewährt hat sich folgende Vorschrift:

Natron subsulfurosum	2500
Rhodanammonium	275
Alum. pulverat.	75
Ac. citricum	75
Plumb. acet.	200
„ nitr.	200
Aur. chlorat. (Lösung 1 : 100)	375
Wasser	10 Liter

Die Umwandlung des Farbentones geht hierin in etwa 10 Minuten vor sich, nachher ist gründliches Auswaschen erforderlich.

Die trocknen Bilder befinden sich nun auf einer so dünnen Papierschicht, daß sie ohne weiteres nicht gebraucht werden können. Sie müssen noch rechtwinklig zurechtgeschnitten, auf Karton geklebt und satiniert werden.

Das Beschneiden geschieht nach einer Glasschablone mit einem Buchbindermesser auf einem etwa 5 cm dicken Brett von Pappelholz, das von Zeit zu Zeit abzuhobeln ist. Bei größerem Betrieb ist eine Maschine mit langem Schneidemesser, einer Vorrichtung zum Festklemmen des abzuschneidenden Papiers und Zentimetereinteilung des Grundbrettes unentbehrlich. Dieselbe dient gleichzeitig zum Herrichten der Kartons aus größeren Bogen[1]).

Zum Aufkleben werden die fertig geschnittenen Bilder in reinem Wasser geweicht, auf einer sauberen Glasplatte mit der Bildseite nach unten beliebig übereinander gelegt, das Wasser abgedrückt und durch aufgelegtes Fließpapier abgesaugt. Nunmehr wird die noch feuchte Rückseite mit Kleister bestrichen, wobei besonders auf die Ränder gut zu achten ist, eine Ecke mit dem Messer hochgehoben und das Bild an zwei diagonal gegenüber liegenden Ecken mit Daumen und Zeigefingern so erfaßt, daß die äußersten Kanten nicht berührt werden. Das Auflegen erfolgt langsam und gleichmäßig von der anderen Diagonale aus. Etwa hineingelangte Luftblasen sind unter Auflegen von Fließpapier sorgsam herauszustreichen, wobei starkes Anreiben garnicht nötig ist. Der eintrocknende Kleister zieht das Bild genügend fest an die Unterlage heran. Nunmehr folgt das Trocknen, das unter leichtem Druck und Dazwischenlegen von Fließpapier geschieht, damit der Karton im ganzen Feuchtigkeit aufnimmt und sich gleichmäßig dehnt. Diese ganze Hantierung erfordert ein durchaus sauberes Arbeiten, damit nicht als Endprodukt aller Mühen ein verschmutztes Bild herauskommt. Am besten übt man die Handgriffe unter Anleitung eines gelernten Photographen ein. Erst wenn der Leiter sie selbst beherrscht, kann er sich sein Unterpersonal ausbilden und sie diesem überlassen.

Nach dem Trocknen werden am besten auf der Maschine die Ränder des Kartons zurechtgeschnitten, wobei je nach Geschmack und dem Zweck, welchem das Bild dienen soll, ein gleichmäßig breiter Streifen als Rahmen stehen bleibt.

Mit diesen Prozeduren ist die Herstellung des Positivs aber

---

[1]) Empfehlenswert ist die Marke „Cyklop" von Guido Schneider & Cie., Rochlitz i. Sachsen.

noch nicht abgeschlossen, sondern es muß ihm noch durch starkes Pressen, Satinieren, die letzte Vollendung gegeben werden. Dies ist nicht etwa eine überflüssige nur auf das Aussehen berechnete Eleganz, sondern gerade für Röntgenbilder von besonderer Wichtigkeit. Zeigt auch das Negativ alle Feinheiten in höchster Deutlichkeit, so gehen sie doch schon in der Uebertragung auf das Papier teilweise verloren. Das einfach aufgeklebte Papier zeigt bei genauem Hinsehen ein durchaus unebenes, feinkörniges Ansehen, in welchem kleine Fremdkörper, wie z. B. Stahlsplitter, feine Einbrüche der Knochen oder dergl. völlig verschwinden können. Durch Glätten des Bildes, Nivellieren der Oberfläche mittelst starken Druckes kommen solche Feinheiten wieder zum Vorschein. Will man also nicht freiwillig auf ein sehr wirksames Hilfsmittel der Deutlichkeit verzichten, so muß man als unbedingt zum Verfahren gehörig auch die schließliche Satinage der Bilder verlangen. Wohl in jeder Stadt ist die Möglichkeit gegeben, die Bilder in eine Satinieranstalt zu schicken. Für größere Röntgenkabinette, also alle am Sitze eines Generalkommandos, ist es aber empfehlenswert grundsätzlich eine Satiniermaschine zu beschaffen, welche in der Größe für Bilder von 40 × 50 cm, also mit einer Walzenbreite von 60 cm etwa 250 Mk. kostet. Es genügt Kaltsatinage, welche einfacher anzuwenden ist als Heißsatinage[1]).

Die Oberfläche der satinierten Bilder ist gegen Schrammungen empfindlich und wird bald unansehnlich, wenn die Bilder häufig durcheinander geworfen werden. Sollen sie länger aufbewahrt, in allen Einzelheiten erhalten werden, so ist es unbedingt erforderlich, ihnen einen erhabenen Rand, einen sogen. Passe-partout zu geben, welche in besonderen Fabriken angefertigt werden. In diesem Fall läßt man das Beschneiden der Kartons bis nach dem Aufkleben der Passepartouts.

Kopierverfahren mit Entwicklung.

Die Herstellung der Bilder nach dem Auskopier-Verfahren ist weder rasch noch mühelos. Wenn auch gutes Celloidinpapier noch am besten die Feinheiten des Negativs wiedergibt, so ist doch oft ein schnelleres und einfacheres Verfahren

---

[1]) Derartige Maschinen baut u. A. Rudolf Wolter in Berlin, Müllerstr. 13.

vollkommen ausreichend. Dies leisten die mit Bromsilbergelatine-Emulsion genau wie Negativplatten bedeckten Papiere. Wegen des unscharfen Charakters der Röntgenbilder dürfen aber nur Papiere mit hochglänzender Oberfläche genommen werden, z. B. das Bromarytpapier der Neuen Photographischen Gesellschaft in Steglitz.

Da diese Papiere das sehr viel empfindlichere Bromsilber enthalten, müssen sie beim Schein der Dunkelkammerlampe mit den Negativen in den Kopierrahmen gelegt und an einer Petroleum- oder Gaslampe 20—30 Sekunden exponiert werden. Da der Lichteindruck nicht sichtbar ist, muß man an einem Negativ von normaler Beschaffenheit die Wirkung seiner Lichtquelle erproben und später immer in derselben Entfernung exponieren. Als Anhalt kann dienen, daß ein normales Negativ in 1 m Entfernung von einer Gasglühlichtlampe etwa 15—20 Sekunden Belichtungszeit erfordert. Auch hieraus erhellt, wie wichtig es ist, stets Negative von der gleichen Dichte herzustellen.

Die exponierten Blätter können im Dunkeln aufbewahrt zu beliebig späterer Zeit entwickelt werden. Die Entwicklung findet genau in derselben Weise statt wie bei den Negativen, sodaß also keinerlei neues Verfahren zu erlernen ist. Nur in zwei Punkten findet, bedingt durch die Eigenschaften des Schichtträgers, eine kleine Erweiterung des Verfahrens statt.

Zunächst stellt man sich neben dem Entwickeltisch eine reichlich frisches Wasser enthaltende größere Schale auf und zieht jedes Bild zwei- bis dreimal hindurch, sodaß Papier und Schicht jedesmal gleichmäßig feucht werden. Alsdann kommt das Papier in die Entwickelschale und wird hier mit dem gewöhnlichen Entwickler hervorgerufen. Hierbei ist zu beachten, daß man das Bild nur in der Aufsicht beurteilen kann und daß der in der Schicht befindliche Entwickler auch nach dem Herausnehmen noch weiter arbeitet. Man muß daher die Entwicklung unterbrechen, wenn das Bild noch ziemlich hell erscheint, was sehr bald zu erlernen ist. Nunmehr kommt das Bild in ein Essigbad, wodurch die Wirkung des Entwicklers rasch aufgehoben wird und die Weißen des Bildes klar bleiben. Hierzu stellt man sich eine Schale bereit mit viel Wasser, dem man eine Portion Essigsäure beigefügt hat (ungefähr 5—10 auf 100). Man sorgt dafür, daß das Bild hier völlig untergetaucht ist und läßt es ruhig liegen bis das nächste entwickelt ist. Alsdann kommt es in die gewöhnliche saure Fixage, wobei man nur darauf zu achten hat, daß dieselbe frisch und rein ist. Nach gutem Auswaschen werden die Bilder mit Nadeln oder Klammern an einer Ecke zum Trocknen aufgehängt und sind nach Zurechtschneiden der Ecken fertig.

Das Verfahren empfiehlt sich durch Einfachheit und Raschheit der Ausführung für zahlreiche Fälle, wo es nicht auf äußerste Feinheit der Zeichnung ankommt. Die Bilder haben einen angenehmen, rein schwarzen Ton und brauchen nicht aufgeklebt zu werden, da das Papier an sich dick genug ist, um dem Ganzen Halt zu geben. Vom Tageslicht, das in unseren Breiten oft sehr mangelhaft ist, wird man völlig unabhängig, wodurch die Aufgaben des Röntgenkabinettes durch Arbeiten zu jeder beliebigen Zeit viel rascher erledigt werden können. Die anfangs beim Trocknen stark gerollten Bilder können durch Pressen und Aufrollen in umgekehrter Richtung zwischen zwei starken Papierbogen mit Leichtigkeit völlig gerade gerichtet werden.

Soll das Röntgenkabinett Lehrzwecken dienen (etwa an den Orten, an welchen Fortbildungskurse abgehalten werden), so kommt noch eine Bearbeitung der Aufnahmen in Betracht, welche äußerst übersichtliche und lehrreiche Bilder ergibt. Es ist dies die Anfertigung von **Diapositiven** auf Chlorsilberplatten, womit in der Regel eine Verkleinerung der Originalnegative verbunden ist. Hierzu muß allerdings eine vollständige Kamera zur Verfügung stehen, in welcher die Aufnahmen gemacht werden. Da indessen derartige Aufgaben in Militärlazaretten in der Regel nicht gestellt werden, kann hier auf die im übrigen einfache Technik nicht weiter eingegangen werden.

Daß an Stelle der immerhin nicht unerhebliche Mühe und Zeit erfordernden photographischen Positive auch oft einfache Pauszeichnungen genügen, darauf ist in dem folgenden Abschnitt (S. 157) hingewiesen.

4. Die Einrichtung der Röntgenstation.

Um die Arbeiten in dem für Militärlazarette notwendigen Umfang ordnungsgemäß durchzuführen, sind unbedingt drei Räume erforderlich, welche womöglich nebeneinander liegen müssen. Drei einfenstrige Zimmer, wie sie häufig in Lazaretten nebeneinander vorkommen, sind besonders vorteilhaft. Sie finden als Aufnahmezimmer, Dunkelkammer und Raum zur Fertigstellung der Bilder Verwendung. Am besten ist es, wenn alle drei miteinander in Verbindung stehen. Ist dies nicht ausführbar, so sollten jedenfalls die beiden ersten unmittelbar zusammenhängen.

Die Lage der ganzen Station ergibt sich aus ihrem Zweck, der hauptsächlich auf die Aufhellung der chirurgischen Fälle gerichtet ist. Demgemäß ist es am vorteilhaftesten, wenn das Röntgenkabinett in der Nähe der chirurgischen Station, jedenfalls im gleichen Geschoß mit dem Wachsaal oder dem Operationssaal angelegt werden kann. Da aber auf dem Röntgenkabinett vielfach Fälle von außerhalb, aus dem Revier oder anderen Garnisonen, untersucht werden müssen, ist es günstig, wenn ihm ein besonderer Zugang überwiesen wird. Hiernach ergibt sich als zweckmäßigste Lage die Unterbringung auf einem Flügel der chirurgischen Station in gleicher Höhe mit dem Operationssaal und mit besonderem Treppenaufgang.

Für das Aufnahmezimmer und das Dunkelzimmer ist ein sehr heller Anstrich nicht gerade erwünscht, weil er zuviel Licht reflektiert. Es genügt eine mattgraue Farbe. Tiefroter oder schwarzer Anstrich ist bei guten Verdunkelungsvorrichtungen nicht erforderlich.

Den Boden mit Linoleum zu belegen, ist für das Aufnahmezimmer sehr empfehlenswert, sowohl zur Unterdrückung des Geräusches als behufs leichterer Reinhaltung. Ganz notwendig ist Linoleum bei vorhandenen Holzdielen im Dunkelraum, wo trotz größter Sorgfalt ein Beschmutzen des Bodens mit Wasser und mit Chemikalien nie ganz zu vermeiden ist. Im Zimmer für trockene Arbeiten sind einfache Holzdielen zulässig.

Bei der nachfolgenden Besprechung der notwendigen Einrichtungen und Apparate ist durchweg dem Gesichtspunkt Rechnung getragen, daß in einem Militärlazarett nicht selten eine andersartige Verwendung einzelner Zimmer notwendig wird. Es dürfen daher auch die auf der Röntgenstation zu treffenden Maßnahmen nicht derartige Veränderungen mit sich bringen, daß die Zimmer dauernd für andere Zwecke unbrauchbar werden. Die Einrichtungen müssen vielmehr zwar für alle Anforderungen hinreichend leistungsfähig, doch aber derartig beschaffen sein, daß sie leicht fortgenommen und in einem anderen Raum wieder aufgestellt werden können; sie müssen bis zu einem gewissen Grade mobil sein.

Das Zimmer für die Aufnahmen

bedarf an besonderen Einrichtungen vor allem einer Verdunkelungsvorrichtung entweder bestehend aus einer Rolljalousie, einer Schiebetüre oder doppelten Vorhängen aus dichtem Stoff. Besonders ist darauf zu achten, daß allerseits am Fenster tiefe Falze vorhanden sind, welche seitlich eindringendes Licht sicher abhalten. Sind diese Falze tief genug (etwa 10 cm), so brauchen sie nicht eng zu sein, was die Handhabung erleichtert. Theoretisch kann man ja freilich auch bei hellem Tageslicht Röntgenaufnahmen machen, allein man hat immer damit zu rechnen, daß hier und da auch die Beobachtung des Bildes auf dem leuchtenden Schirm von Wert ist. Man braucht hierzu unbedingt Ausschluß jeglichen Tageslichtes, dauert es doch selbst nach vorhergehendem Arbeiten bei Lampenlicht mindestens 5 Minuten, ehe das Auge genügend ausgeruht ist und seine volle Empfindlichkeit erlangt hat. Auch ist die Möglichkeit, das Tageslicht vollkommen abzuhalten, aus dem Grunde wünschenswert, weil in den Kassetten Undichtigkeiten vorkommen können, welche beim Zutritt des Tageslichtes zum Verderben der Platten führen.

Das Fenster mit den gewöhnlichen durchsichtigen Scheiben eignet sich gewöhnlich nicht recht zur eingehenden Betrachtung der großen Bilder, weil die Schatten der Fensterkreuze stören. Am besten ist es, die beiden üblichen Fensterflügel durch einen einzigen mit großer Spiegelscheibe (natürlich Doppelfenster) zu ersetzen. Aber auch so ist das Fenster noch nicht vollkommen für den Zweck genauen Studiums der Negative geeignet, besonders dann nicht, wenn es nach Süden gelegen der hellen Sonne ausgesetzt ist. Der obere Teil in Augenhöhe muß in der Ausdehnung von etwa 50 × 60 cm mit Mattglas, feinem Seidenpapier oder am besten mit einem Bogen matten Celluloid versehen werden. Hierdurch wird die Beleuchtung gleichmäßig verteilt und die Zeichnung des Negativs tritt deutlicher hervor. Von Holzknecht[1]) ist zu gleichmässiger Beleuchtung und Betrachtung der Platten eine sehr vollständige Negativbühne angegeben, von Metzner-Dessau ein ähnlicher Apparat bestehend aus einer Mattscheibe und einem parabolisch gekrümmten Reflektor mit vier elektrischen Lampen. Beide Apparate geben gute Resultate, sind jedoch in Militärlazaretten in den meisten Fällen nicht nötig.

Ferner sind erforderlich ein Schrank mit Querfächern zum Aufbewahren von Büchern, Zeichnungen u. dergl., ein Tisch zur Erledigung von Schreibgeschäften und einige Stühle. Zur Lagerung der Kranken sind einige wollene Decken, Bettlaken und Polsterrollen (aus Watte und Cambrik einfach hergestellt) notwendig. Zu besonders peinlicher Reinhaltung der Geräte und der Zimmer müssen ein Staubwedel, ein Handfeger und einige Wischtücher bereitgestellt werden. Alle diese Geräte können unmittelbar dem Lazaretthaushalt entnommen werden.

An besonderen Apparaten für die Aufnahmen sind erforderlich:

Ein Aufnahmetisch. Es ist durchaus zweckmässig, denselben so hoch zu nehmen (etwa 75—80 cm), daß man den Kranken bequem zur Hand hat. Unpraktisch ist es, den Tisch so niedrig zu bemessen, daß man sich herunterbücken muß. Durch die hiermit verbundenen Unbequemlichkeiten leidet die Exaktheit der Aufnahmen. Der Tisch muß fest sein und die Tischplatte allseitig etwa 10 cm überstehende, eckig abgeschnittene Ränder haben. Letzteres ist durchaus notwendig, um die später zu beschreibenden Schrauben überall bequem anbringen zu können. Ein Tischkasten soll nicht vorhanden sein, damit man auch einmal von unten durchleuchten kann. Sehr zweckmäßig ist der von Stabsarzt Hamann[2]) angegebene Tisch mit ganz durchlässiger

---

1) Fortschritte auf dem Gebiet der Röntgenstrahlen, Ergänzungsheft 6 S. 22.
2) Ebendas. 1902 Bd. V S. 354.

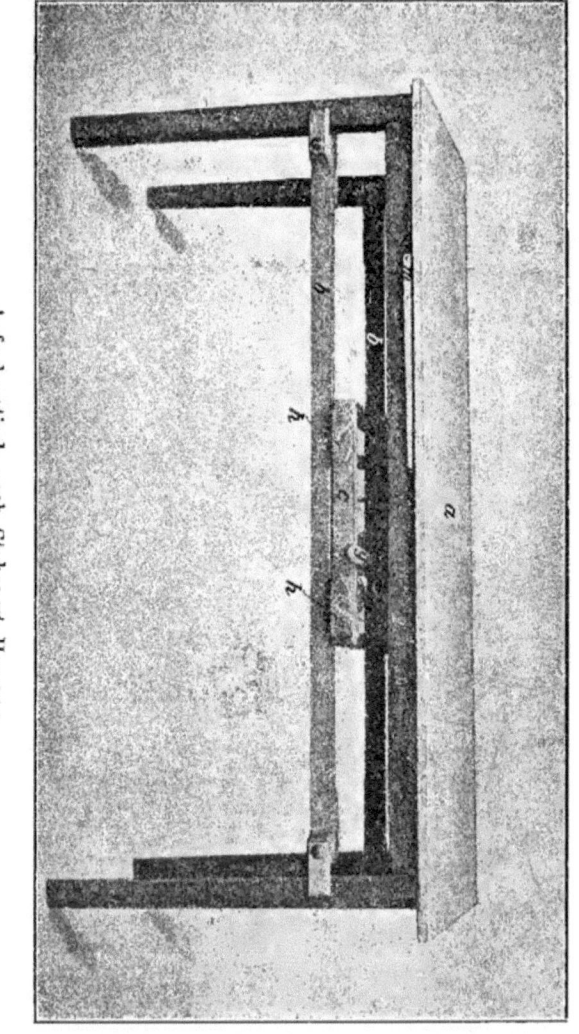

Fig. 53a. Aufnahmetisch nach Stabsarzt Hamann.

Platte aus mehrfach verleimtem Pappelholz und einer Vorrichtung zur bequemen Anbringung und Verschiebung der Röntgenröhre unterhalb der Platte. Durch Bleiblenden können alle Strahlen der Peripherie abgeschnitten werden, sodaß nur die Strahlen in der Mitte übrig bleiben und der Fehler zentraler Projektion vermieden wird.

Die Einrichtung der Röntgenstation. 147

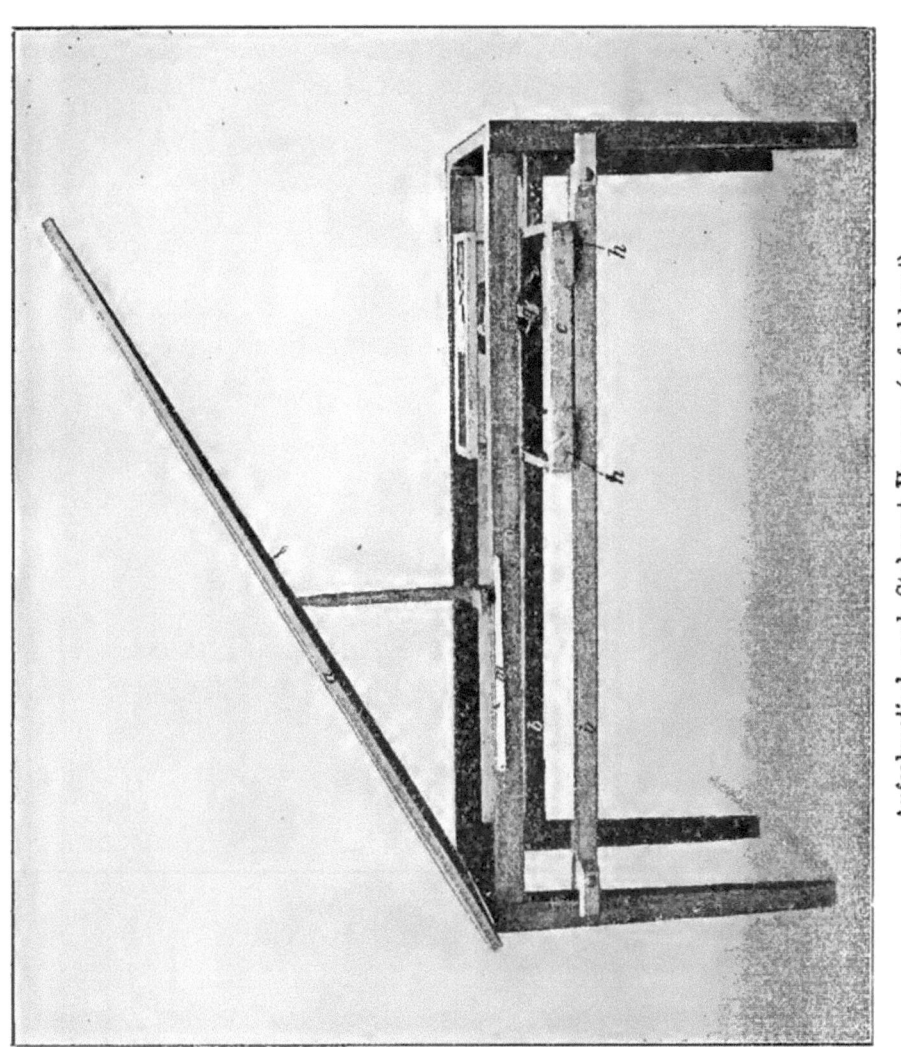

Aufnahmetisch nach Stabsarzt Hamann (aufgeklappt).

Der Induktor von 40—50 cm Schlagweite kommt am besten auf eine Konsole hoch oben an der Wand zu stehen, da er keinerlei Wartung als gelegentlichen Abstäubens bedarf. Werden die Drähte der sekundären Spule nach der Mitte des Zimmers und hier senkrecht herunter geleitet, so bleibt der Aufnahmetisch von allen Seiten frei zugänglich, was die

10*

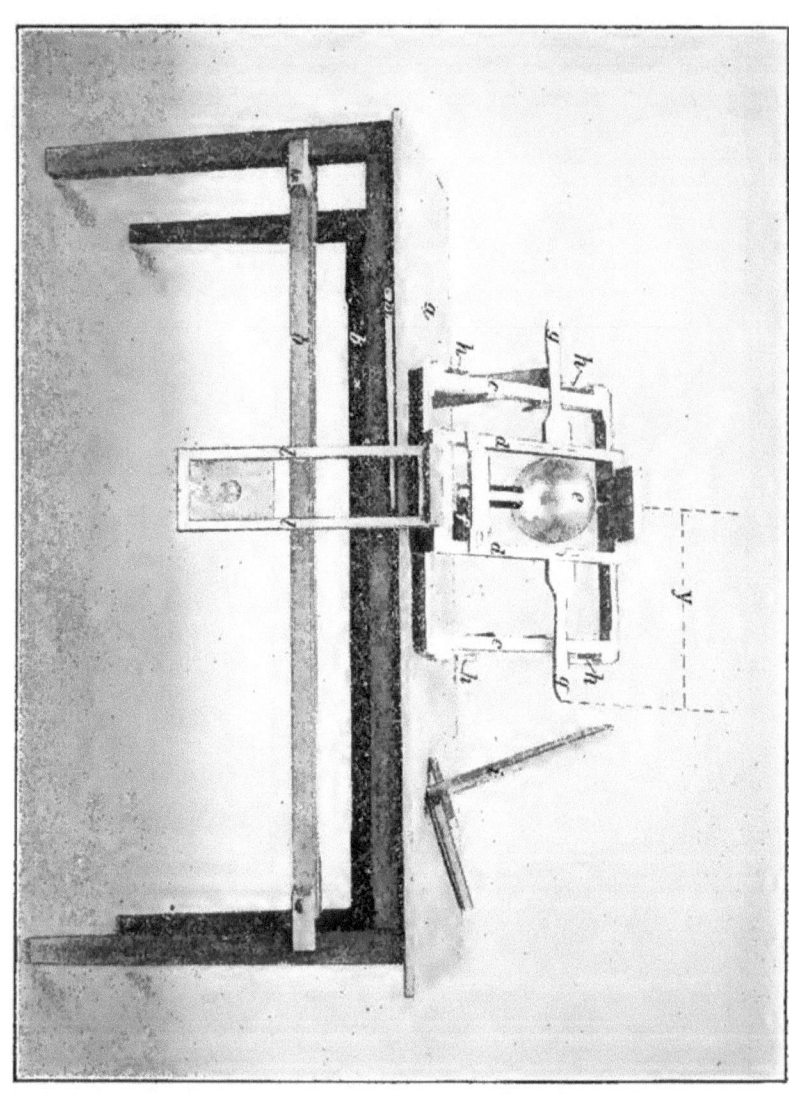

Fig. 54.

Aufnahmetisch nach Stabsarzt Hamann: Rahmen für die Röhre.

Arbeiten sehr erleichtert. Zum Tragen der Drähte kann ein Querarm aus trockenem Holz dienen, welcher an der meist vorhandenen Gasleitung angebracht wird. Zweckmäßig ist auch ein weit ausladender hölzerner, in wagerechter

Richtung beweglicher Galgen, welcher oberhalb des Induktors an der Wand befestigt ist (Konstruktion der Allgemeinen Elektrizitäts-Gesellschaft).

Ist die Befestigung der Konsole für den Induktor an der Wand nicht möglich, so empfiehlt sich ein schrankartiger Aufbau, welcher an beliebiger Stelle aufgestellt werden kann und alle nötigen Apparate vereinigt enthält.

Das Schaltbrett mit allen zur Handhabung notwendigen Griffen findet am besten seinen Platz an der Wand unterhalb des Induktors. Als flacher Körper hindert es sehr wenig die Bewegung im Zimmer. Statt des Schaltbrettes wird jetzt häufig ein Schalttischchen verwendet, welches beliebig verschoben werden kann und zu dem ein alle notwendigen Verbindungen enthaltendes Kabel führt.

Der Unterbrecher bedarf etwas größerer Aufsicht; immer bleibt das beim Arbeiten nicht zu vermeidende Geräusch eine unangenehme Zugabe. Indessen sind heute auch die Motorunterbrecher derart zuverlässig, daß die Aufstellung dieser Apparate im Nebenzimmer mit Durchleitung der Verbindungen durch die Wand zulässig und empfehlenswert erscheint. Ganz notwendig wird diese Verlegung beim Wehnelt-Unterbrecher, dessen sehr lautes Geräusch bei der Aufnahme äußerst störend wirkt, der aber auch am ehesten sich selbst überlassen werden kann.

Die Röhren müssen in ihrer Größe der Schlagweite des Induktors angepaßt sein, welche daher beim Einkauf anzugeben ist. Man tut gut, sich mit einer bestimmten Sorte erst gehörig einzuarbeiten, ehe man andere Fabrikate probiert. Aeltere Modelle als wenigstens die regenerierbaren empfiehlt sich nicht zu nehmen, da sie zu schnell hart und unbrauchbar werden. Ist dieser Zustand eingetreten, so ist die Röhre beiseite zu legen und sorgsam aufzubewahren; nach längerer Zeit (sechs bis zwölf Monate) ist sie häufig wieder ganz leistungsfähig. Man sollte immer 3—4 Röhren zur Verfügung haben und vielleicht alle halbe Jahr eine neue hinzukaufen. Uebrigens wird man die Röhren immer etwas weich vom Fabrikanten erhalten, der eine solche Stufe der Evakuation wählt, weil die Induktoren verschiedenen Ursprunges selbst bei gleicher Funkenlänge nicht in gleicher Weise auf die Röhre wirken und letztere sich nach kurzem Gebrauch von selbst auf den

Fig. 55.

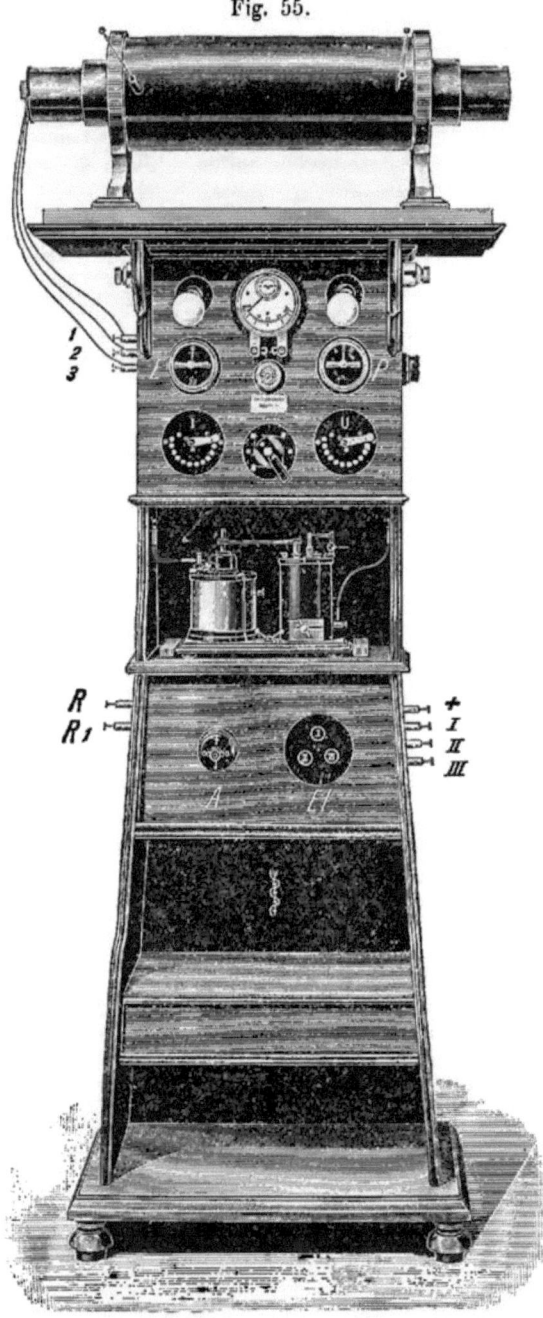

Schrankartige Röntgeneinrichtung von W. A. Hirschmann (Ausführung RG).

günstigsten Grad der Luftverdünnung einstellt und diesen Zustand längere Zeit beibehält.

Das Stativ für die Röhre muß in sich fest, ziemlich schwer, dabei aber doch beweglich sein. Am besten wählt man ein großes, auf dem Boden stehendes mit schwerem eisernen Fuß. Die häufig angepriesene Einrichtung, wobei mit einer Schraube alle Bewegungen des Querarmes festgestellt werden, ist durchaus zu verwerfen. Denn ebenso lockern sich auch bei jeder solchen Handhabung alle Bewegungen auf einmal, namentlich kippt die Röhre der Schwere folgend sofort um, und man ist niemals in der Lage, sie wieder in ganz genau dieselbe Stellung zu bringen, was gerade für die Aufnahmen unter militärischen Verhältnissen durchaus erforderlich ist. Am zweckmäßigsten ist die Feststellung einer bestimmten Höhe an der senkrechten Stange des Stativs durch eine Schraube oder einen Holzklotz. Ueber diesem befindet sich ein zweiter Holzklotz von der Größe $5 \times 5 \times 10$ cm, der an seinen beiden Enden zwei auf einander senkrechte Durchbohrungen erhält, welche durch Schrauben mit starken Flügelmuttern zugezogen werden können. Die eine Durchbohrung umfaßt lose die senkrechte runde Stange, die andere fester die horizontale. Hierbei ist es leicht, den Arm mit der Röhre zur Seite zu drehen und doch wieder zu einer neuen Aufnahme absolut dieselbe Stellung der Röhre zu erhalten.

Zu Meßzwecken ist am besten das von Stabsarzt Lambertz angegebene Stativ, bei dem sowohl die senkrechte Stütze wie der wagerechte Tragearm Zentimetereinteilung besitzen und letzterer in beiden Richtungen mit grobem Trieb leicht und absolut sicher eingestellt werden kann. Bei einer zweiten Ausführung kommt hierzu noch eine verstellbare Visiervorrichtung.

Der leuchtende Schirm mit Bariumplatincyanür muß für Beobachtungen am Brustkorb des lebenden erwachsenen Menschen mindestens die Größe von 40×50 cm haben. Die Schicht muß gleichmäßig aufgetragen sein. Um sie vor Beschädigungen zu schützen und auch um die Umrisse der inneren Organe bequem aufzeichnen zu können, kann man in den Rahmen einen Bogen durchscheinendes Celluloid einpassen, der herauszunehmen und leicht auf Papier durchzuzeichnen ist. Der Holzrahmen verbiegt sich fast stets unter dem starken Zuge des eintrocknenden Papieres, doch hat die Abweichung von der vollkommenen Ebene meist nicht viel zu

Fig. 56.

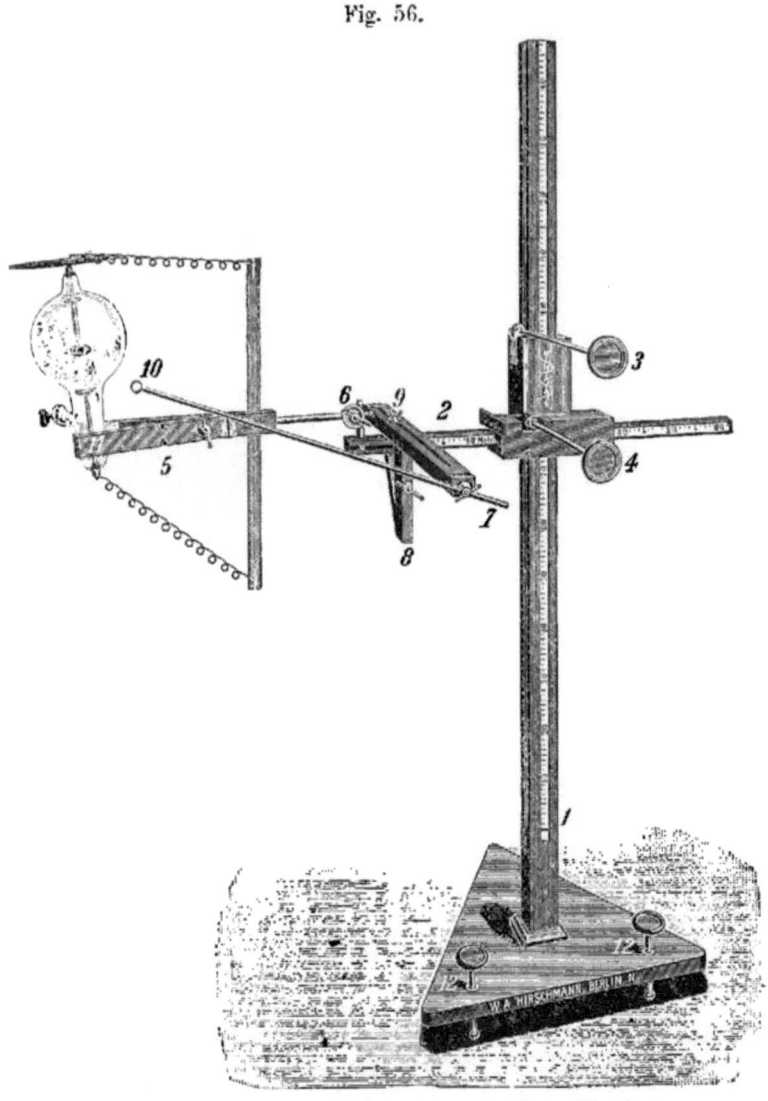

Meßstativ nach Stabsarzt Lambertz von W. A. Hirschmann.

sagen. Für Beobachtungen am lebenden Brustkorb ist sehr bequem ein Gestell, in welchem der große Schirm durch Gegengewichte leicht auf- und abbewegt und festgestellt werden kann, wie solches z. B. von Dr. A. Hoffmann angegeben ist[1]). Für die meisten Zwecke wie Beobachtungen der Gliedmaßen und des Kopfes ist ein kleinerer Schirm von etwa 24 × 30 cm Größe bequemer zu handhaben und völlig ausreichend.

Sehr erleichternd für die Aufnahme ist eine sogenannte Telephonuhr[2]), welche durch Druck auf einen Knopf aufgezogen wird und nach einigen Minuten ein Glockenzeichen ertönen läßt. Es gibt Einteilung des Zifferblattes in drei und fünf Minuten, wobei natürlich auf ersterem die Minuten größer, daher im Halbdunkeln besser sichtbar sind. Für großen Betrieb kann man sich am Schaltbrett beide Arten befestigen, was dann für alle Arten von Aufnahmen ausreicht. Nimmt man nur die 3 Minutenuhr, so muß man gelegentlich nach dem Glockenzeichen noch einmal auf den Knopf drücken. Dies darf nicht zu rasch nach dem Ertönen der Glocke geschehen, da sonst das Uhrwerk in Unordnung kommt.

Für gewisse Aufnahmen ist es zweckmäßig, die Höhe des Tisches der Körperlänge genau anpassen zu können. Hierzu dienen leichte Bänke von 30 × 40 cm Oberfläche und verschiedener Höhe. Der Rand muß wieder über den der Festigkeit wegen vierseitig geschlossenen Boden 5 cm überstehen, um Schrauben leicht befestigen zu können. Man braucht zwei von 10 cm und eine von 5 cm Höhe.

Zu Aufnahmen des Fußes, welche in militärischen Röntgenkabinetten naturgemäß sehr häufig vorkommen, braucht man ein Winkelbrett, bei dem zwei Bretter von 2 cm Dicke und 30 × 35 cm Oberfläche an der schmalen Kante rechtwinklig mit einander verzinkt sind. Durch seitlich eingelassene Eisenwinkel wird der Verbindung größere Festigkeit gegeben.

Einen rechten Winkel von kleineren Abmessungen hat man ferner nötig, wenn man Aufnahmen der Ellenbogengelenke mit Sicherheit immer in derselben Weise auf die Platte bringen will. Bewährt haben sich folgende Abmessungen. Zwei Bretter aus Elsenholz von 2 cm Dicke, 10 cm Breite und 15 bezw. 20 cm Länge sind an einer schmalen Seite rechtwinklig mit einander verzinkt und ihre

---

1) B. Donath, Die Einrichtungen zur Erzeugung der Röntgen-Strahlen. Berlin 1899. Reuther und Reichard. S. 110.
2) Bei Felsing, Berlin Unter den Linden 20, zum Preise von 6 M. zu haben.

parallelen Kanten so abgehobelt, daß sie auf jeder Seite sicher eben aufliegen. Durch Anlegen an die äußere Seite wird jedes Ellenbogengelenk in rechtwinklige Stellung gebracht und stets dieselbe Entfernung vom Plattenrand festgehalten.

Um die vorerwähnten Bänkchen u. s. w. sicher zu befestigen und auch um dem Kranken an jeder beliebigen Stelle eine feste Anlage geben zu können, sind eiserne, **schnellspannende Schraubzwingen** sehr bequem. Man braucht je zwei von zwei Größen, No. 2 = 180 mm Spannweite und No. 4 = 250 mm Spannweite[1]). Außerdem sind noch zwei kleinere eiserne Schraubzwingen[2]) von etwa 6 cm Spannweite nützlich, um einzelnen Fingern Halt zu gewähren.

Ein **hölzerner Tritt** von zwei breiten Stufen, mit Linoleum beschlagen, erleichtert sehr die so häufigen Fußuntersuchungen.

Ein eiserner zusammenklappbarer **Winkel mit Gradbogen**[3]) dient zur genaueren Bestimmung der Beweglichkeit der Gelenke namentlich der Ellbogengelenke.

Ein hölzerner **Maßstab** von 50 cm Länge, ein **Bandmaß** und ein **Tasterzirkel** sind für die Untersuchung der Kranken unentbehrlich. Ein **spitzer Zirkel** (am besten die amerikanische Form mit Metallfeder in der Mitte und Stellschraube) dient zum genauen Ausmessen und Vergleichen der Negative.

Ein **Lederriemen** mit Schnalle und **Gummibänder** finden zum Feststellen der Kniee, einzelner Finger u. s. w. Verwendung.

Eine **Holzplatte** von 40 × 50 cm Größe, am besten gegen Verwerfen aus mehrfachen Lagen zusammengeleimt, ist bequem, um gelegentlich den Tisch in beliebiger Richtung zu vergrößern.

Mehrere **Holzblöcke** von 15 × 30 cm Oberfläche und 5 bezw. 10 cm Dicke dienen als Beilagen, um Längenunterschiede auszugleichen und stets sicheres Anliegen der Apparate zu gewährleisten. Einer derselben ist für seitliche

---

1) Preis 2,10 M. bezw. 2,40 M. bei Eisenführ, Berlin S. Kommandantenstr. 31a.

2) Zu haben bei Paul Kühn, Leipzig Petristr. 24, zum Preise von 0,90 M. Sie sind ursprünglich zum Befestigen von Kerbschnitzarbeiten bestimmt und aus Eisen geschmiedet.

3) Medizinisches Warenhaus, Berlin N. Friedrichstr. 110.

Fußaufnahmen besonders hergerichtet. Er soll in das oben erwähnte Winkelbrett gelegt werden, soll seitlich die senkrecht stehende Platte festhalten und gleichzeitig eine Marke auf die Platte projizieren, mittelst deren stets die Stellung der Röhre kontrolliert bezw. dieselbe stets in die gleiche Lage gebracht werden kann. Zu diesem Zweck ist bei einem 5 cm

Fig. 57.

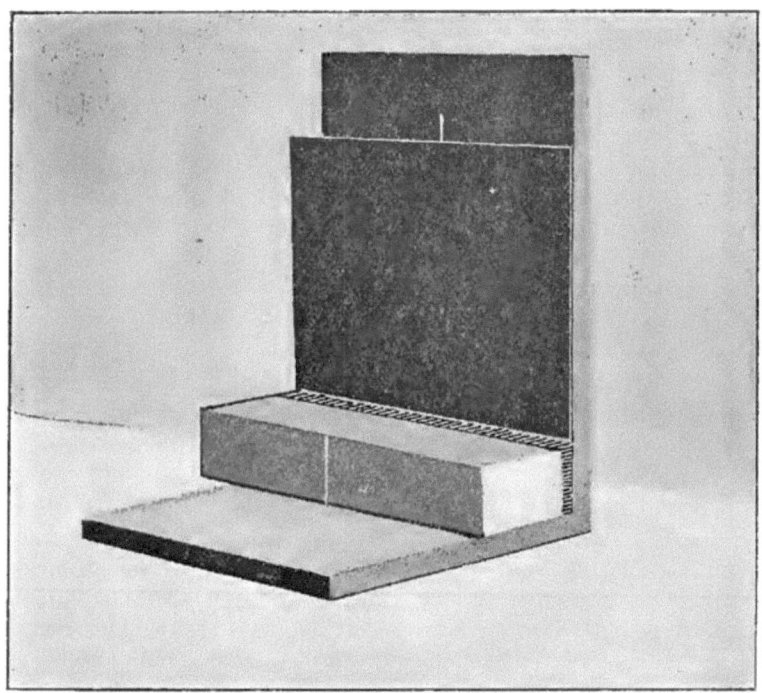

Winkelbrett und Klotz mit Bleistreifen zu Fußaufnahmen nach Stechow.

hohen Klotz die eine schmale Längskante zunächst oben in der Breite von 0,8 cm und der Tiefe von 1,5 cm ausgestoßen. In diese Höhlung, welche dem senkrechten Teil des Winkelbrettes dicht angelegt wird, kommt die Platte zu stehen. Anstoßend an diese Nut ist auf der Oberseite ein Streifen von 0,2 cm Tiefe und 1,5 cm Breite ausgehoben und durch einen Bleistreifen von denselben Abmessungen ersetzt. Wird die leuchtende

Röhre seitlich in 50 cm Entfernung aufgestellt, so kann sich der 1,5 cm breite Bleistreifen nur bei einer ganz bestimmten Lage der Röhre als Minimum auf der Platte abbilden, was vor der Aufnahme leicht mit dem leuchtenden Schirm von der andern Seite her kontrolliert werden kann. Durch den erwähnten Bleistreifen ist also die Höhenlage der Röhre ein für allemal bestimmt und diese Stellung stets wieder zu erlangen. In der Mitte des Klotzes ist ferner unterhalb des wagerechten Bleistreifens ein gleicher senkrecht eingelassen, welcher die Stellung der Röhre in wagerechter Richtung gegen seitliche Verschiebungen sichert. Auf diese Weise ist es möglich, seitliche Fußaufnahmen stets bei genau gleicher Projektion zu machen und hierdurch vollkommen vergleichbare Bilder zu erhalten.

Leitungsschnüre, Kupferdraht, Flach- und Rundzange (am besten die parallel schließenden amerikanischen) sowie ein Schraubenzieher und eine Feile dürfen nicht fehlen.

Arbeitet man mit Akkumulatoren, so ist zur Prüfung der Ladung ein Voltmeter erforderlich. Auf den größeren Schalttafeln findet sich meist ein Voltmeter und ein Amperemeter angebracht. Sonst sind die kleinen Voltmeter in Taschenuhrformat bis 3 Volt messend sehr bequem zur Prüfung der einzelnen Zellen und hinreichend genau.

Zur Bezeichnung der Körperseiten, welche auf dem Positiv immer umgekehrt erscheinen, dienen Buchstaben aus Blei- oder Kupferdraht, welche mit auf die Platte kommen. Man kann sie leicht mit der Zange in der Form R und L herstellen und zwischen Papier kleben, wodurch sie bequem zu hantieren sind. Zur leichteren Auffindung der kranken Seite empfiehlt es sich, dieselben Buchstaben noch einmal herzustellen und mit einem Strich zu versehen, etwa so R und L. Die stete Bezeichnung beider Seiten empfiehlt sich aus Gründen der Symmetrie.

Ebenso kann man sich Ziffern herstellen, welche ebenfalls zwischen Papier geklebt, leicht zu beliebigen Zahlen zusammengestellt werden können und mit auf die Platte kommen. Sehr bequem ist zur Zusammenfügung ein kleines Täschchen aus durchsichtigem Celluloid[1]).

---

[1]) Man darf nicht vergessen, neben der fortlaufenden Nummer auch die Jahreszahl mit auf die Platte zu photographieren oder

Man mache es sich zur festen Regel, Buchstaben und Ziffern bei gleichartigen Aufnahmen stets in dieselbe Lage zum aufgenommenen Körperteil und so zu legen, daß sie bei normaler Betrachtung der Platte grade aufrecht stehen. Unregelmäßigkeiten hierin stören das Auge sehr, namentlich beim Vergleichen mehrerer Platten oder Bilder.

Von sonstigen Hilfsmitteln müssen der Röntgenstation unbedingt **anatomische Werke** und ein **Skelett** zur Verfügung stehen. Mag man bei dem Leiter der Station auch noch so genaue Kenntnisse voraussetzen und finden, so erheischen doch viele Bilder unbedingt eine Vergleichung mit gut präparierten, in normaler Verbindung erhaltenen Knochen, um bald Abweichungen vom Gesunden aufzufinden. Es kann daher nur geraten werden, der Station ein besonderes Skelett zu überweisen, das stets zur Hand ist und auch anderen Sanitätsoffizieren (Attestausstellern) mit einem Schlage verwickelte Sachlagen klar darzustellen gestattet. Bleibt das Skelett dauernd in eigenem Gewahrsam der Station, so wird auch seine gute Erhaltung gewährleistet.

Neben einem hier und da nachzuschlagenden anatomischen Lehrbuch erweist sich der Atlas von Braune besonders nützlich, da er Durchschnitte von Erwachsenen, wie sie auf militärischen Röntgenstationen fast ausschließlich vorkommen, enthält. Dieselben können leicht durchkopiert werden. Solche einfachen Pausen sind zur genauen Einzeichnung von Fremdkörpern, sowohl für den Bedarf der Station wie zur Weitergabe an andere Dienststellen ein einfaches Hilfsmittel von hohem Wert.

Die bisher erwähnten Apparate reichen für die alltäglichen Diagraphieen dünner Körperteile aus, für eine technisch vollendete Aufnahme dicker Teile bedarf man jedoch besonderer Hilfsmittel. Es ist schon oben erwähnt, daß nicht nur die Glasteile der Röhre und die Luft, sondern vor allem auch die durchstrahlten Gewebe zum Ausgangspunkt neuer X-Strahlen werden, welche, von allen Seiten kommend, die Platte beeinflussen und das von dem eigentlichen Brennpunkt aus entworfene Schattenbild stören. Am genauesten sind diese Ver-

---

nachträglich (am besten in der rechten oberen Ecke) darauf zu schreiben. Unterlässt man dies, so können bei den so häufigen Zusammenstellungen gleichartiger Verletzungen aus mehreren Jahren die unangenehmsten Verwechselungen entstehen.

hältnisse zuerst von B. Walter[1]) erörtert, welcher die Wirkung höher evakuierter Röhren treffend mit den Erscheinungen einer in dickem Nebel brennenden Laterne verglich und als Mittel zur Abhaltung aller Nebenstrahlen die Anwendung von Bleiblenden und Bleikisten vorschlug. Aehnliche Apparate sind später von Levy, Kohl, Schürmayer, Albers-Schönberg[2]) u. A. angegeben. Das wesentliche derselben besteht darin, daß einmal in der Nähe der Röhre ein Bleidiaphragma angebracht wird, durch dessen mehr oder minder große Oeffnung zunächst ein zentraler Strahlenkegel aus den nach allen Richtungen die Antikathode verlassenden Strahlen ausgesondert und die schädliche Strahlung der Glaswände abgeschnitten wird. Hierzu kann auch nach Levy-Dorn die ganze Röhre in eine Bleikiste eingeschlossen werden.

Ferner wird der untersuchte Körperteil selbst noch derart mit 2 mm dickem Blei bedeckt, daß möglichst nur der zu diagraphierende Abschnitt von den Strahlen getroffen wird. Dies kann durch eine innen mit Blei ausgekleidete Kiste bei liegender oder sitzender Stellung des Kranken geschehen. Es wird hierdurch nicht nur die Klarheit des Bildes auf der Platte wesentlich größer, sondern der Kranke wie der Untersucher, der dauernd mit Röntgenstrahlen zu arbeiten hat, werden vor den häufig nicht gleichgültigen längeren Einwirkungen geschützt. Auch für die Diaskopie ist die Verwendung der Bleiumhüllung von Wert. Diese Umhüllungen lassen sich mit Hilfe von Kisten unschwer herstellen. Zur Auskleidung derselben kann man, falls die Handhabung der dicken Bleiplatten auf Schwierigkeiten stößt, auch die leicht zu schneidenden nur 0,5 mm dicken Bleifolien in mehrfacher Lage verwenden. Auch die Kompressionsblende von Albers-Schönberg[3]) wirkt z. T. in ähnlicher Richtung durch Vermeidung der diffusen Strahlung.

Zur teilweisen Abdeckung von Platten, auf deren beiden Hälften nach einander Aufnahmen gemacht werden sollen, bedarf man einiger Bleiplatten mit scharfem Rande aus einer das Format der halben Platte jederseits übersteigenden Größe. Man richtet sich am besten aus Eisenholz und 2—3 mm

---

1) Fortschritte auf dem Gebiet der Röntgen-Strahlen 1897 Bd. I S. 83.
2) Ebendas. 1901 Bd. IV S. 75, 118, 263.
3) Ebendas. 1902 Bd. V S. 301.

dickem Walzblei durch Umbiegen der Ränder die Bleiplatten selbst her. Bergonié[1]) empfahl Platten aus Blei (2 mm) und Stahl (3 mm) Dicke, wodurch wohl nur eine besser zu vermeidende Erhöhung des Gewichts entsteht. Wer eine gegen Röntgenstrahlen empfindliche Haut besitzt, mag außer den oben genannten Schutzmitteln oder beim Fehlen derselben Handschuhe verwenden, deren Rückseite mit Bleifolien besetzt ist. Das Arbeiten wird hierdurch allerdings nicht gerade erleichtert. Zum Schutze der Haut ist von Unna[2]) ein Zinkleim empfohlen, dem je 10 pCt. Zinnober und Wismutoxychlorid als sehr undurchlässige Substanzen zugesetzt sind. Von Hahn ist diese Methode dahin abgeändert, daß er Trikothandschuhe mit diesem Leim imprägnierte. Dieselben scheinen nach Albers-Schönberg[3]) genügenden Schutz für die Hände zu gewähren. Zum Schutz für die Augen empfahl Levy-Dorn das Auflegen einer Spiegelscheibe auf die empfindliche Schicht des leuchtenden Schirmes.

Von Wichtigkeit ist die sorgfältige Führung einer Liste über die auf der Röntgenstation vorgenommenen Arbeiten. Ihre Größe und Einrichtung wird sich naturgemäß nach dem Umfang der letzteren richten, sie muß jedoch jedenfalls den Anforderungen genügen, daß einerseits jeder untersuchte Fall unter fester Nummer registriert leicht aufgefunden werden kann und daß andererseits sowohl alles in rein medizinischer wie auch technischer Hinsicht Wichtige notiert wird. Bewährt hat sich in militärischen Kabinetten die Verwendung von Heften in Quartformat mit quadriertem Papier und weichem Deckel aus schwarzem Glanzleinen. Richtet man am oberen Rand einen für alle Seiten geltenden Kopf ein, weist jedem Fall eine über beide Seiten laufende Spalte zu und teilt die ganze Seite in fünf gleiche Teile, welche an der linken Kante die fortlaufende Nummer führen, so erhält man für jeden einzelnen Fall genügenden Raum und durch die stets an gleicher Stelle erscheinenden Ziffern eine zu raschem Nachschlagen sehr geeignete Form der Buchführung. Das nachfolgend gegebene Schema wird die Sache erläutern.

---

1) Archives d'électricité médicale 1901 No. 105.
2) Monatshefte für prakt. Dermatologie 1898 Bd. XXVI S. 494.
3) Fortschritte auf dem Gebiet d. Röntgenstrahlen 1898 Bd. II S. 28.

Die Einrichtung der Röntgenstation.

(Linke Seite)

No.	Dienstgrad, Name, Datum	Truppenteil	Verletzung, Krankheit	Platte, Röhre, Entfernung	Art der Aufnahme
1	Gefreiter Müller 1.2.03.	1. Garde-Feld-Art.-Regt. 2. fahr. Batterie.	31.1. Sturz mit dem Pferde, Hängenbleiben im Steigbügel, Schwellung und Schmerzen im r. Mittelfuß und r. äußeren Knöchel.	Schleußner 24×30 cm Gundelach 50 cm.	Beide Fußgelenke liegend, von oben.
2	do.	do.		do.	R. Fußgelenk liegend, von innen.
3	do.	do.		do.	Beide Füße sitzend, von oben.
4					
5					

(Rechte Seite)

No.	Negativ (Entwickler)	Positiv
1	Hydrochinon. R. äußerer Knöchel zeigt schräg verlaufende Bruchlinie 2 cm oberhalb der Spitze. Sehr geringe Verschiebung.	3.2.03. Positive an den Regimentsarzt.
2	Hydrochinon. Unteres Bruchstück etwas nach hinten verschoben.	
3	Hydrochinon. R. Bruch des 2. Mittelfußknochens, Einkeilung des vorderen Endes in das gespaltene hintere.	
4		
5		

Die im Vorstehenden erwähnten kleineren Geräte aus Holz, die Winkelbretter und verschiedenen Holzblöcke läßt man am besten unter Aufsicht im Lazarett selbst anfertigen, wo wohl immer geeignete Werkzeuge und technisch erfahrene Kräfte sich finden. Als Material ist gut getrocknetes Elsen- oder Pappelholz zu empfehlen, womit sich wegen seiner Leichtigkeit besser hantieren läßt. Alle scharfen Kanten sind sorgfältig zu vermeiden. Ein Ueberzug mit farblosem Lack schützt die Gegenstände vor Feuchtigkeit und Verziehen. Auf diese Punkte ist besonders zu achten, wenn die Arbeiten Handwerkern übergeben werden, welche immer geneigt sind, derartige Gegenstände aus schwerem (Eichen-) Holz mit tadellos scharfen Kanten anzufertigen.

An Stelle der nach außen herauszugebenden Positive, welche doch immer eine sorgsame Bearbeitung von mehreren Tagen erfordern, genügen häufig auf der Negativplatte durchgezeichnete Pausen, welche sich sehr rasch herstellen lassen. Ist die Platte nicht durchsichtig genug oder das Licht ungünstig, so ist doppelte Uebertragung notwendig, indem man zuerst auf eine Glasscheibe oder durchsichtige Celluloidfolie durchzeichnet und von dieser auf Pauspapier überträgt. Man kann auf diese Weise manche Mühe und Kosten der Positive ersparen.

Die Dunkelkammer

steht am besten in unmittelbarer Verbindung mit dem Aufnahmezimmer und dient sowohl zur Entwicklung der bestrahlten als zum Aufbewahren der frischen Platten. Da man das Einlegen der letzteren, die Wahl des richtigen Formates doch erst im letzten Augenblick nach genauer Untersuchung des entkleideten Kranken vornehmen kann, ist diese räumliche Nähe von nicht zu unterschätzender Bequemlichkeit für das praktische Arbeiten. Die trennende Tür muß allerdings lichtdicht schließen, was eventuell durch Aufnageln von Leisten und Anbringen eines Vorhanges unterstützt werden kann. Als Stoff für den Vorhang ist wegen seiner Schwere und Steifigkeit Fries nicht zu empfehlen sondern sog. Zanella, welcher leicht beweglich und doch in doppelter Lage für den vorliegenden Zweck hinreichend dicht ist. Durch eine schräg verlaufende Schnur kann er portièrenartig in die Höhe gehoben werden, einige Stücke Blei am unteren Rande eingenäht sorgen für sichern Fall.

Die vorhandenen Fenster müssen zunächst lichtdicht verschließbar gemacht werden. Ohne bauliche Veränderungen und große Kosten kann man das erreichen durch Ueberkleben der ganzen Fenster mit dem gewöhnlichen schwarzen Einwickelpapier der Platten. Das Papier wird zurechtgeschnitten, etwas in Wasser geweicht und mit Kleister in mehrfachen Lagen angeklebt. Lassen sich einzelne Stellen hiermit nicht genügend dichten, so hilft hier sorgfältig hineingestopfte Verbandwatte, die man auch noch mit Tinte schwarz machen kann. Die Fensterflügel müssen behufs Lüftung aufklappbar bleiben. Die ganze Vorrichtung läßt sich, falls das Zimmer anderweitig gebraucht werden soll, durch warmes Wasser wieder vollkommen entfernen.

Was nun die Beleuchtung zum Entwickeln anbetrifft, so ist von der Verwendung des Tageslichtes in unsern Breiten durchaus abzuraten. Selbst wenn das Zimmer nach Norden gelegen ist, kann man doch niemals auf einigermaßen gleichmäßiges Licht rechnen. Noch weniger ist dies der Fall bei einem nach Süden gerichteten Fenster. Die durch Bewölkung sehr schnell wechselnde Intensität des Lichtes verhindert jede sichere Beurteilung der Negative. Im Winter und am Abend würde man naturgemäß außer Stande sein zu arbeiten. Die Notwendigkeit, stets gleichmäßige Qualität der Negative zu erstreben, zwingt zur Anwendung künstlicher Beleuchtung. Hierfür nun sind die gebräuchlichen Amateurlampen mit rotem Zylinder durchaus unzureichend. Sie geben weder ein genügend helles noch hinreichend großes Feld, um auch für Negative von 40×50 cm die Beurteilung zu ermöglichen. Hierzu bedarf man einer gleichmäßig hellen Fläche von ungefähr 24×30 cm Ausdehnung, welche man bei kleinerem Plattenformat je nach Bedarf durch übergehängte Pappschirme verkleinern kann. Am angenehmsten wirkt auf das Auge eine rote Scheibe in Verbindung mit einer fein mattierten. Hierdurch verschwindet der grelle Schein der Flamme und das Feld wird vollkommen gleichmäßig. Hat man Elektrizität zur Verfügung, so kann man in die Laterne einfach eine gewöhnliche helle Birne hineinhängen, die auch am leichtesten zu ersetzen ist. Auch mit Gas (gewöhnlicher Brenner oder Glühstrumpf) läßt sich die rote Laterne sehr wohl erhellen. Solche Laternen sind zwar im Handel zu haben, jedoch zeigen sie meist mancherlei Uebelstände. Sie lassen unten am Boden Licht durch, namentlich aber sind die Falzen zur Aufnahme der Scheiben regelmäßig derartig schmal und eng, daß Licht nebenbei herauskommt, jedenfalls aber die Scheiben nicht mit der notwendigen Leichtigkeit heraus zu nehmen und zu reinigen sind. Die Schwierigkeiten fallen vollkommen fort, sobald die Falze die gehörige Breite und eine Tiefe von mindestens 1 cm haben. Für elektrische Birnen kann man solche Laternen sehr leicht selbst aus Eisenholz herstellen. Das leicht zu schneidende Aluminiumblech leistet hierbei für Deckel und Boden gute Dienste. Für Gasbrenner wird am besten aus Schwarzblech vom Klempner nach obigen Gesichtspunkten eine Laterne gebaut. Lackierung ist überflüssig, da sie doch nur absengt und die Luft verschlechtert. Die farbige Laterne erhält dann vorn die Rot- und Mattscheibe, seitlich nur Rotscheiben, um hier Flaschen, Mensuren u. s. w. zu beleuchten.

Das rote Glas muß unbedingt mit dem Spektroskop kontrolliert werden. Entnimmt man es in einer Glashandlung direkt von der Tafel, so wird man erstaunt sein, wie die absorbierenden Eigenschaften der roten Schicht an derselben Platte wechseln. Man muß ganz genau diejenige Stelle spektroskopisch aufsuchen, welche nur rotes Licht durchläßt. Hat man solch Glas ausfindig gemacht, so wird man sich freuen, wie hell die Dunkelkammer ohne Schaden beleuchtet sein darf. Ganz dunkle Gläser, welche das Arbeiten sehr erschweren, lassen manchmal eine ganze Reihe anderer Strahlen durch und sind trotz ihrer Dunkelheit unbrauchbar.

Die rot überfangenen Birnen für elektrisches Licht sind meist zu dunkel oder die Farbe nicht sicher gleichmäßig lichtdicht. Jedenfalls zeigen sie das unangenehme intensive Leuchten des Fadens, auch sind sie teuer und schwer zu ersetzen.

Die rote Lampe muß ziemlich dicht über dem Tisch angebracht sein, sodaß man das Negativ bequem dagegen betrachten kann. Durch geringes Erheben der Entwickelschale kann man es dann auch der Wirkung der roten Strahlen leicht entziehen. Gänzlich falsch ist die Stellung der rothen Lampe in Augenhöhe und darüber. Das Licht blendet die Augen, es fällt dauernd auf die Platte und verhindert die feinere Beurteilung, auch vermag man schwere Platten nicht so hoch zu heben, um sie mit Ruhe zu betrachten.

Im Dunkelzimmer muß streng der Unterschied zwischen nassen und trocknen Arbeiten festgehalten werden. Am besten wird je eine Längsseite hierfür bestimmt und hier jederseits ein Tisch aufgestellt, welcher einfach aus gefirnißtem Kiefernholz gefertigt ist.

Der Tisch auf der Seite für trockne Arbeiten muß etwa 2 m lang sein und erhält zwei bis drei Kästen von ungefähr 12 cm Höhe, sowie eine starke Platte mit Linoleumbelag. Etwa 10 cm über dem Boden wird ein Brett angebracht, auf welchem die Plattenvorräte frei liegend aufbewahrt werden. Auf diesem Tisch sind die Platten einzulegen, die exponierten vorläufig in einem der Kästen aufzubewahren, die Chemikalien abzuwiegen, allenfalls können an einem Ende die fertigen Negative trocknen.

Wegen der X-Strahlen, welche im Nebenzimmer erzeugt werden und welche 50 cm dicke Backsteinwände mit Leichtigkeit durchdringen, muß eine Wand ungefähr in der Ausdehnung von 2—3 qm und zwar dicht über dem Boden beginnend bis etwa 0,75 m über Tischhöhe derart mit Walzblei von 3 mm Stärke bekleidet werden, daß in dem entstehenden, vor X-Strahlen geschütztem Raume sämtliche Arbeiten beim Entwickeln vorgenommen und die frischen Platten aufbewahrt und eingelegt werden können. Jahrelange Erfahrung hat gelehrt, daß dieser Schutz vollkommen genügend ist. Die Platten sind in Sicherheit und doch jederzeit leicht zugänglich, jedenfalls viel bequemer erreichbar als in den manchmal empfohlenen besonderen mit Blei ausgeschlagenen Kästen.

Ueber das Einlegen der Platten in lichtdichte Kassetten ist folgendes zu bemerken. Vielfach werden Kassetten empfohlen, deren Unterseite aus festem, widerstandsfähigem Holz mit breitem Rand und deren Oberseite aus darauf genagelter Pappe besteht. Dieselben tragen zwar ohne weiteres die Last des Körpers, haben aber manche Uebelstände. Sie sind ziemlich schwer, erlauben nicht die Aufnahme gewisser Körperteile (Finger, Hals) in möglichst weiter Erstreckung und bieten dem Einschieben der Platten einige Schwierigkeiten dar. Die Schicht ist gegen Berührungen, Druck, Schrammen sehr empfindlich, wird aber hiervon bei der schmalen Eingangsöffnung im Dunkeln leicht betroffen. Sehr bequem sind einfache Taschen mit weit übergreifender Klappe, welche man sich aus doppeltem schwarzem Papier und Buchbinderleinewand selbst herstellen kann. Damit sie weich bleiben, müssen sie mit Kleister und nur die übergreifenden Ränder des Stoffes mit Fischleim geklebt werden. Es ist zweckmäßig, die Taschen mehrere Centimeter größer als die Platten zu machen, damit sie leicht ohne Berührung der Schicht hineingeschoben werden können. Je nach der Verwendung kann man sie alsdann in die eine oder andere Ecke legen, auch, falls es notwendig erscheint, die wahre Größe der Platte, deren Rand man übrigens leicht durchfühlt, außen durch Aufkleben von Papier kenntlich machen. Da öfter Abdeckungen der Platten behufs zweier nach- und nebeneinander zu nehmenden Aufnahmen vorkommen, markiere man sich auf jeder Tasche deutlich die beiden Mittellinien. Die Anzahl der vorrätig zu haltenden Taschen richtet sich nach der Inanspruchnahme des Röntgenkabinetts. Etwa je zehn von den kleineren Formaten, je fünf von den größeren zur Verfügung zu haben, erleichtert sehr ein schnelles Arbeiten.

Vielfach wird empfohlen, die Platten vor dem Einlegen mit einem breiten Pinsel abzustauben, was man häufig noch im vollen roten Licht recht langsam und sorgfältig ausgeführt sieht. Die sauber eingepackten Platten pflegen kaum Unreinigkeiten aufgelagert zu haben, sehr leicht ist der Pinsel nicht sauber oder man berührt mit dem die Haare umschließenden Blech die Schicht, was sich nachher bei der Entwicklung als Strich zu erkennen gibt. Da ferner die Platten, besonders die neueren Röntgenplatten, gegen rotes Licht durchaus nicht unempfindlich sind, jede Verminderung der Klarheit der Negative aber ängstlich vermieden werden muß, tut man am besten, die Platten im Dunkeln oder mindestens nicht im Licht der roten Lampe in die bequem zu öffnenden Taschen ohne weiteres Abstauben einzulegen. Man muß sich überhaupt gewöhnen, alle hierzu notwendigen Griffe ohne Hilfe der Augen und ohne Berührung der Schichtseite sicher auszuführen und bei jedem Stadium der Bearbeitung die Platte immer in ganz bestimmter Weise zu halten. Am besten ist der Griff, den Daumen an einer Ecke anzulegen während die vier Finger die Glasseite von unten stützen.

Auf der andern Längsseite des Dunkelzimmers befindet sich die Einrichtung für nasse Arbeiten. Hierfür muß vor allen Dingen Wasserleitung vorhanden sein mit drei bis vier Zapfstellen und einem Ausguß. Der hier verwendete Tisch (70 cm breit) kann aus drei Böcken (90 cm hoch) und losen Brettern zusammengesetzt sein, die wieder einfach aus gefirnißtem Kieferholz bestehen. Die oberste Platte erhält zweckmäßig eine Bedeckung mit dünner Bleifolie. Die zweite Lage der Bretter befindet sich etwa 12 cm unterhalb der ersteren, die dritte Lage ebenso hoch über dem Erdboden. Die zweite Etage ist für die Entwickelschalen, die untere für die Schalen mit Fixage bestimmt.

Vor den Tisch kommt ein Rost aus hartem Holz von etwa 35 cm Breite und von der Länge des Tisches zu liegen, was zur Trockenhaltung des Schuhwerkes durchaus erforderlich ist.

Auf die Tischplatte werden zwei flache Wannen gesetzt, welche größer sind als das größte zu verarbeitende Plattenmaß, also etwa die Größe von 55×90 cm bei 18 cm Tiefe haben. Die eine ist bestimmt für das Entwickeln, nimmt aber nicht die Platten unmittelbar auf, sondern dient nur für diesen Teil des Prozesses als Ausguß. Die zweite dient als Wässerungsschale für die fertigen Negative. Beide müssen Ablauf nach dem Ausgußbecken haben, was durch dicken Gummischlauch bewirkt werden kann. Die Wannen können aus starkem Zinkblech oder auch aus Holz mit Bleiverkleidung gefertigt werden. Der Boden wird in beiden am besten umgekehrt dachförmig gemacht und senkt sich zum Ausfluß.

Die Wanne für das Entwickeln erhält 5 cm unterhalb des oberen Randes ein grobes Drahtnetz eingelegt, welches schnelles Ausgießen von Flüssigkeiten ohne starkes Spritzen gestattet und gleichzeitig darauf gesetzte Schalen sauber erhält.

Die Wanne zum Wässern erhält einen Ablauf von mindestens 5 cm Durchmesser, welcher in der Mittellinie des Bodens oder seitlich angebracht werden kann (siehe Zeichnung S. 170); ferner einen darin eingeschliffenen Konus, der in seiner Mitte wieder weit geöffnet ist, mit daran angelötetem hohlem zugleich als Ueberlauf dienendem Griff. Die schrägen Bodenwände dürfen nicht bis zum Rand der Wanne heraufgeführt sein, sondern müssen etwa 5 cm unterhalb enden, weil sonst das Waschwasser bei jeder Bewegung überfließt. Grade diese Form der Wanne ist den Eigentümlichkeiten der Röntgenpraxis besonders angepaßt. Zu diesen gehört besonders der Umstand, daß man dauernd mit einer Anzahl verschiedener Plattenformate zu tun hat. Man kann nicht für jedes Format einen besondern Wässerungskasten haben, vermag auch die Platten in einem größeren mit senkrechter Standvorrichtung weder zu bearbeiten noch zu übersehen. Dies ist alles in der beschriebenen Wanne leicht ausführbar. Auf die schrägen Seiten des Bodens können Platten jeden Formates, die kleinen unten, die großen oben gleich gut mit der Schicht nach unten gelagert werden. Die freiliegende Glasseite kann sofort mit einer Bürste abgeputzt und so die gröbsten Verunreinigungen der Rückseite gleich im Anfang sicher entfernt werden[1]). Durch die sehr weite Ausflußöffnung entsteht beim Aufheben des Stopfens sofort eine starke Strömung, welche alle Abfälle an Gelatine, Glassplittern u. s. w. schnell entfernt. Endlich dient die Wanne in sicherster und bequemster Weise zur völligen Auswässerung der Platten. Hat man dieselben gebürstet und abgespült, so füllt man die Wanne bis zum Rande mit reinem Wasser und läßt ruhig stehen. Die schwere Lösung des Doppelsalzes fließt immer über die Glasseiten nach unten ab ohne in die Schicht der unteren Platten einzutreten. Lüftet man nun alle 5 bis 10 Minuten den Abflußkonus, so fließt immer die dichteste Lösung unten ab und von oben tritt neues Wasser an die Platten heran. Mit einer Füllung der Wanne kann man so mehrere Lagen von Platten im Laufe von etwa einer halben Stunde sicher auswässern. Der breit und offen daliegende Boden der Wanne gestattet schließlich jederzeit leichte Reinigung.

Die Aufstellung der beiden Wannen erfolgt derartig, daß ihr hinterer Rand etwa 15 cm von der Wand entfernt bleibt. Hier wird durch ein 15 cm breites Brett, welches oben den Wannenrand überschreitet, ein schmales Tischchen gebildet, welches die Flüssigkeiten zum Entwickeln, die Mensuren und dergl. aufnimmt und welches am besten eine auf die Wand heraufreichende und in die Wannen herabhängende Bekleidung von 1 mm dickem Walzblei erhält. Seitlich stehen die Wannen so weit von einander entfernt, daß auf dem erwähnten Tischchen die rote Lampe Platz findet. Der Raum vor ihr wird in derselben Breite durch ein mit dünnem Blei geschütztes Brettchen ausgefüllt, welches gelegentlich zum Aufsetzen der Schalen dient.

---

[1]) Auf die sofort erfolgende Reinigung der Rückseite gleich nach dem Fixieren muss besonderes Gewicht gelegt werden. In sehr vielen Fällen will man sobald wie möglich sich über den Befund orientieren. Dies wird schon erschwert durch das in Schlieren herabfliessende Wasser, kann aber ganz unmöglich werden, wenn dazu noch die gewöhnlichen Unreinigkeiten der Rückseite kommen. Allerdings lassen sie sich auch nach dem Trocknen der Platte noch durch Abkratzen entfernen, dies erfordert jedoch mehr Arbeit als wenn die Gelatineteilchen aufgeweicht sind. Aus allen diesen Gründen ist das sofortige Abbürsten der Platten, wenn sie aus der Fixage kommen, am meisten zu empfehlen.

An Wasserhähnen bedarf man zunächst des gewöhnlichen über dem Ausgußbecken. Ferner muß sich ein Schwenkhahn mit Brause in der Mitte jeder Wanne befinden. Es ist vorteilhaft, die Breite des Tischchens hinter den Wannen (15 cm) durch ein starres Rohr zu überbrücken und erst hier den Drehpunkt anzuschließen. In dem starren Rohr muß für jede Brause ein besonderes Absperrventil angebracht sein, welches die Stärke des Wasserdruckes zu regulieren gestattet. Die Höhe der Brause über dem Fußboden beträgt etwa 1,50 m. An einem der Wasserhähne muß noch ein Abzweig angebracht werden, von welchem durch einen Gummischlauch Wasser in die Wässerungswanne geleitet werden kann. Man vermag alsdann hier auch Papierbilder zu spülen und entnimmt überhaupt zum Wässern das Wasser besser hier, da durch die Brause zuviel Luftblasen mitgerissen werden, welche an der Schicht sich ansetzend zu Plattenfehlern Anlaß geben können.

Diese Einrichtung der Wasserleitung ist die einzige Veränderung von einiger Dauerhaftigkeit, welche aber nicht zu umgehen ist. Dadurch, daß von der Zapfstelle über dem Ausguß einfach eine Abzweigung aus Bleirohr auf der Wand verlegt wird, läßt sich übrigens auch hier die Veränderung eines Lazarettzimmers auf das geringste Maß beschränken.

An einer oder mehreren Wänden bringt man zweckmäßig Consolbretter von 20 cm Breite für Chemikalien, Flaschen u. dgl. an. Einige eiserne Winkel und Haken genügen zur sicheren Befestigung.

An Schalen braucht man drei verschiedene Arten, welche am besten aus verschiedenem Material hergestellt sind und stets zu denselben Zwecken gebraucht werden.

Zum Entwickeln nimmt man die leichten Schalen aus schwarz lackiertem Papiermaché. Grosse Schalen, 3—5 cm größer als das Plattenformat, sind immer zweckmäßiger als kleine, weil die Platten sich leichter herausheben lassen. Folgende Formate sind erforderlich eine zu 42 × 52 cm, eine zu 37 × 40 cm und zwei zu 19 × 26 cm.

Zum Fixieren stellt man sich unter den Entwickeltisch 2—3 größere Schalen aus weißem Porzellan auf, welche dauernd reichlich mit Fixierlösung gefüllt bleiben, auch deren Beschaffenheit dauernd leicht kontrollieren lassen. Es ist durchaus notwendig, hierfür eine genügende Anzahl von Schalen zu besitzen, denn nichts ist störender als wenn Patten entwickelt sind und aus Mangel an Platz nicht fixiert werden können. Trocknet die Lösung einmal ein, so kann sie einfach durch Wasserzusatz wieder gebrauchsfähig gemacht werden. Durch die Aufstellung dieser Schalen unter dem Tisch wird auch am besten dem Verschleppen oder Verspritzen von Fixiernatron vorgebeugt. Die Größen sind: zwei zu 42 × 53 cm, da man in einer mehrere kleine Negative fixieren kann.

Zum Tonfixierbad gebraucht man auch besondere Schalen, welche entweder ebenfalls aus Porzellan oder behufs besserer Unterscheidung aus emailliertem Eisenblech sein können. Letztere sind allerdings nicht besonders dauerhaft, aber ihrer Leichtigkeit wegen bequem. Es genügt eine große Schale von 42 × 52 cm.

Einige weitere Porzellanschalen mittlerer Größe sind erforderlich zum Abschwächen und zum Untersetzen unter die trocknenden Negative, Größe etwa 31 × 38 cm, zum Verstärken können die Entwickelschalen genommen werden.

Entwickelt man Papierbilder, so erweisen sich die gewöhnlichen käuflichen Schalen als unzweckmäßig, da das nasse Papier sich an den schräg gestellten Wänden in die Höhe schiebt und hierdurch Verluste entstehen können. Hier muß man sich durch Klemmen helfen, die man sich aus hartgezogenem Messingdraht selber anfertigen und auf die Ränder klemmen kann, oder man stellt sich aus leichtem Elsenholz besondere Schalen mit senkrechten Wänden zusammen, welche man durch einen Ueberzug von weißem Celluloid[1]) dichtet.

Zum Aufgießen der Entwicklerlösung sind am bequemsten die bekannten weiß emaillierten Eisengefäße, welche ein Hinfallen im Dunkeln vertragen ohne zu zerbrechen. Ihre Ausmessungen lernt man sehr bald kennen und bedarf dann der Mensuren nicht mehr. Man braucht zwei kleinere zu etwa 300 und 500 ccm und ein größeres zu etwa 1 Liter Inhalt.

Gefäße zur Standentwicklung muß man von einer Firma

---

1) Weisses Celluloid (Abfälle aus einer Schirmfabrik) werden mit Amylacetat und Aceton zu gleichen Teilen übergossen und zu einem dicken Brei verarbeitet, der sich aufstreichen (auch z. B. zu Korsetts bei Behandlung von Skoliosen und ähnlichen Zwecken verwenden) lässt. Ein Klebemittel für Celluloidplatten erhält man aus Amylacetat und Aceton zu gleichen Teilen unter Hinzufügung von 10 pCt. bestem Kampher.

Fig. 58a.

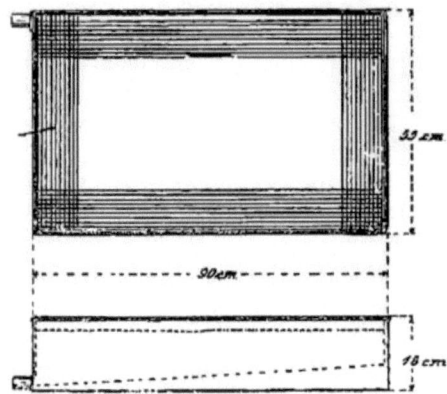

Wanne aus Zinkblech oder Holz mit Bleibekleidung für das Entwickeln der Platten.

Fig. 58b.

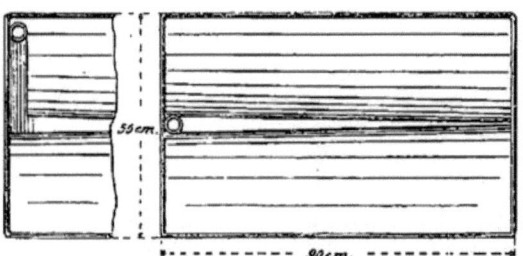

Wanne aus Zinkblech oder Holz mit Bleibekleidung zum Wässern der Platten.

Fig. 58c.   Fig. 58d.

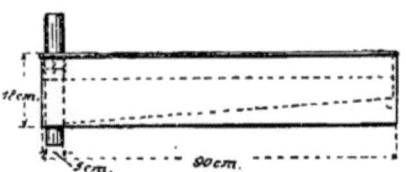 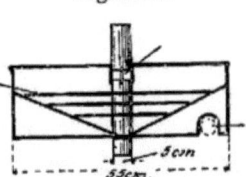

Dieselbe Wanne im Längs- und Querschnitt.

beziehen (W. A. Hirschmann-Berlin, Ziegelstr. 30 oder L. Janowski-Berlin, Elisabethstr. 14).

Zum Trocknen der nassen Negative braucht man einige

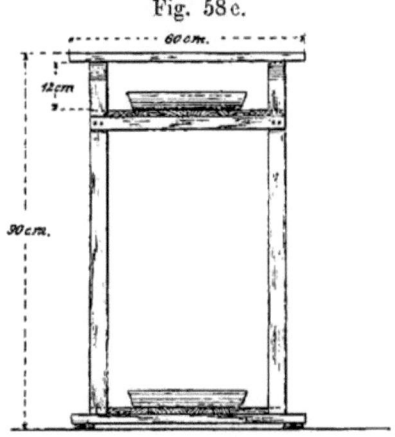

Fig. 58e.

Bock für den Entwickeltisch.

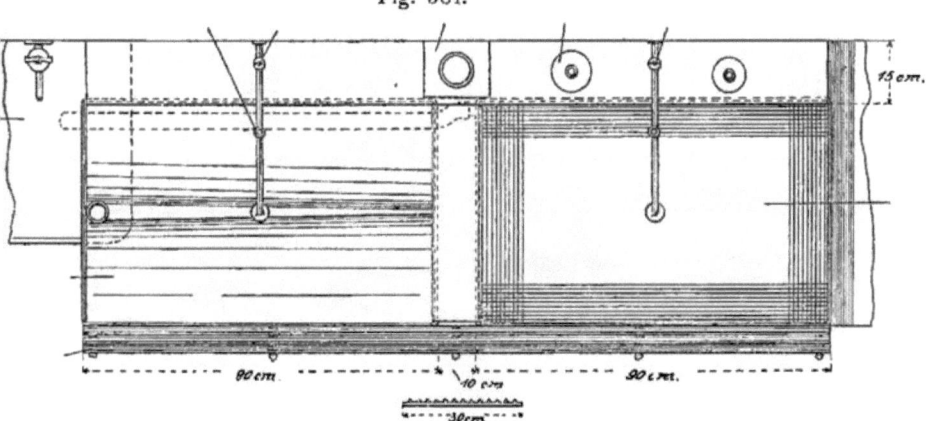

Fig. 58f.

Tisch für nasse Arbeiten (von oben gesehen).

Trockenböcke, welche aber für die großen Platten entsprechende Abmessungen haben müssen. Durch Sieden in Paraffin werden sie wasserdicht. Films und Papierbilder werden an Nadeln oder besonderen Klammern aufgehängt.

Fig. 58g.

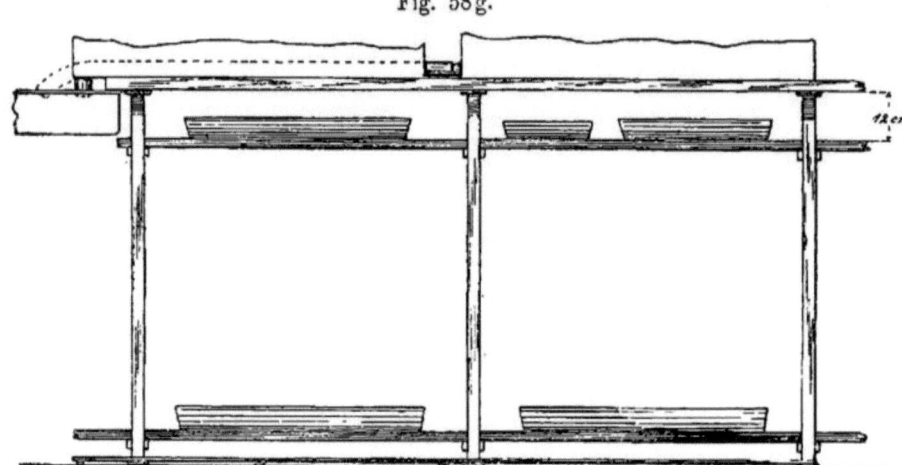

Tisch für nasse Arbeiten (von vorn gesehen).

Fig. 58h.

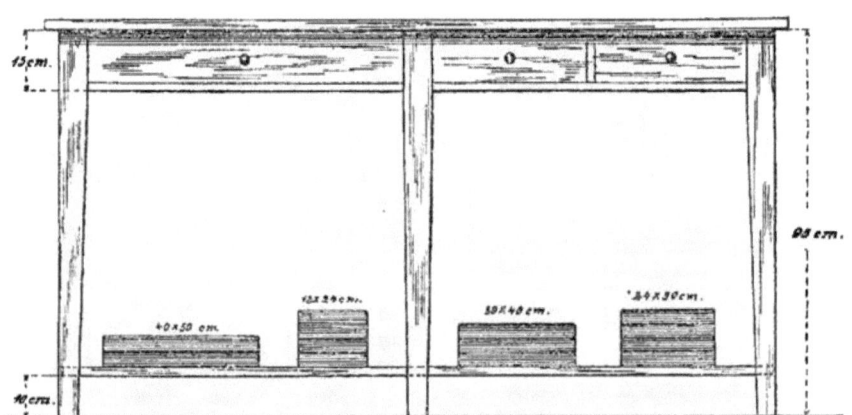

Tisch für trockene Arbeiten.

Eine Wage (einfacher Art bis 2 Kilo reichend) ist erforderlich, um die Lösungen auf der Station ansetzen zu können. Ebenso eine Glasmensur zu 100 ccm und eine zu 1000 ccm. Ferner ein Gaskocher zur raschen Herstellung heißer Lösungen.

Da gelegentlich ein Zerteilen von Platten vorkommen

kann, muß ein gut schneidender Glaserdiamant vorhanden sein und dessen Gebrauch sicher erlernt werden, namentlich auch die Handhabung im Dunkeln (bei unbelichteten Platten). Hierzu sind ein festes, am besten eisernes Lineal und zur Einübung alte Glasplatten erforderlich. Unbenutzte Platten werden von der Schichtseite aus geschnitten, weil beim Schneiden von der Rückseite die Gelatine unregelmäßig einreißt und sich ablöst.

Da das Arbeiten mit den verschiedenen photographischen Lösungen die Haut der Hände sehr angreift, sie trocken und brüchig macht oder zu Warzenbildungen Anlaß gibt, bedient man sich feiner Gummifinger oder am besten ganzer Gummihandschuhe, deren das Gefühl abstumpfende Wirkung man bald überwinden lernt.

Für die in der Dunkelkammer gebrauchten Tische, Wannen u. s. w. haben sich gewisse Maße und Ausführungsarten bewährt, welche den Vorzug haben, daß sie leicht herzustellen, billig und für alle vorkommenden Anforderungen hinreichend sind. Die Abmessungen sind aus den beigefügten Abbildungen zu ersehen. Ihre Anfertigung kann von jedem Handwerker (sogar auch auf der Scheibenwerkstatt) besorgt werden, außerdem sind sie, obwohl hinreichend stabil, mit Leichtigkeit auseinander zu nehmen und an einem andern Ort aufzustellen. Da die Maße überall angegeben sind, kann nach den Zeichnungen unmittelbar gearbeitet werden.

Das Zimmer zur Fertigstellung der Bilder

kann allenfalls von den andern getrennt liegen. Besondere Verdunkelungseinrichtungen außer den gewöhnlichen Rouleaux sind nicht erforderlich, da hier nur Arbeiten gemacht werden sollen, welche mäßiges Licht vertragen. Hier werden die Abzüge im Tonfixierbad behandelt und später zum Trocknen aufgehängt. Sie werden alsdann beschnitten, aufgeklebt und satiniert. Hier braucht man also einen großen Tisch zum Arbeiten und wird ferner die Schneide- und Satiniermaschine aufstellen. Hier werden auch die fertigen Bilder „ausgefleckt", d. h. die etwa im Positiv erschienenen weißen Pünktchen mit dunkler Farbe gedeckt. Neben elektrischer oder Gasbeleuchtung ist es erwünscht, hier einen Gaskocher zu haben, um warmes Wasser zu Kleister oder andern Zwecken herzustellen. Daß auch hier Wasserleitung mit Ausguß erwünscht ist, liegt auf der Hand.

Hier können auch die fertigen Negative, die sich bald zu stattlichen Massen ansammeln, aufbewahrt werden. Was überhaupt mit den alten Negativen geschehen soll, welche zum allergrößten Teil nur wenige Male gebraucht werden, ist noch nicht klar. Sie stellen mit den schweren Glastafeln einen Ballast dar, welchen zu verwalten die Lazarette weder Zeit noch Raum haben. Sehr erleichtert würde die Sache, wenn es gelänge, die Gelatine von den Tafeln zu trennen und für sich aufzubewahren. Letztere können in den Plattenfabriken wieder verwendet werden. Versuche in dieser Richtung sind durch Anwendung von Formalinlösungen, welche die Gelatine härten und vom Glase abziehbar machen, angestellt, haben jedoch zu einem allgemein zu empfehlenden, einfachen und sichern Verfahren noch nicht geführt[1]). Sollte ein solches aufgefunden werden, so würde es sicher von größter Bedeutung grade für Militärlazarette werden.

Von Stein[2]) und Holzknecht[3]) sind sehr sinnreiche Systeme angegeben, um Platten zahlreicher Formate nach gewissen Gesichtspunkten leicht auffindbar aufzubewahren, also besonders nach Namen, nach Diagnosen und nach der Körperregion. Für Militärlazarette dürfte die Festlegung durch eine ein Jahr fortlaufende Nummerierung in allen Fällen ausreichen, namentlich wenn in der genau zu führenden Liste (s. S. 160) auch das Format der Platte stets angegeben wird.

---

1) S. Eder, Ausführliches Handb. d. Photographie Bd. III S. 575.
2) Fortschritte auf dem Gebiete der Röntgenstrahlen 1902 Bd. V S. 183.
3) Ebendas. S. 308.

5. Das praktische Arbeiten mit Röntgenstrahlen.

Aus den Eigenschaften der wunderbaren Strahlenart geht hervor, daß ihre Verwendung zwei große Gebiete umfaßt, nämlich die Diagnostik und die Therapie. Unstreitig hat das erstere für Militärlazarette eine bei weitem überwiegende Bedeutung, denn wenn auch die Lazarette in keiner Hinsicht den zivilen Heilanstalten nachstehen, so erstreckt sich ihre Wirksamkeit auf Kranke doch nur so lange als dieselben dem Militärstande angehören. Bedingt aber ein länger dauerndes Leiden das Ausscheiden aus dem Militärverhältnis, so hört damit in der Regel auch die Verpflegung in einem Militärlazarett auf. Die dankbarsten Fälle für eine Behandlung mit X-Strahlen wie Lupus, chronische Ekzeme u. dgl. wird man daher hier nicht antreffen.

Was nun die diagnostische Anwendung der Röntgenstrahlen anbetrifft, so beruht sie ja auf ihrer Eigenschaft, von den verschiedenen Körpern je nach ihrer Dichte und ihrem atomistischen Aufbau in verschiedenem Grade absorbiert zu werden. Schicken wir sie durch einen beliebigen Körper hindurch, so zeigen sie uns auf dem leuchtenden Schirm oder der Platte die verschiedene Dichtigkeit der durchstrahlten Partieen an und erlauben uns hieraus mit dem Gesichtssinn Schlüsse auf die innere Beschaffenheit von Teilen zu ziehen, welche unserm Auge direkt vollkommen verborgen sind. Alle möglichen Gegenstände aus dem Tier-, Pflanzen- und Mineralreich können mit dieser idealen Sonde für die Dichten der Körper untersucht werden.

Unter den Edelsteinen ist besonders der Diamant für X-Strahlen völlig durchgängig und erlaubt eine leichte Unterscheidung von jeder Nachahmung. Nicht zu dicke Metallteile, wie eiserne Schlösser, Flintenläufe sind ebenfalls genügend durchgängig, um das Innere beurteilen zu lassen. Röntgen[1]) berichtete bereits im März 1897 über ein mittelst einer harten Röhre erhaltenes photographisches Schattenbild von dem Doppellauf eines Jagdgewehres, in welchem alle Einzelheiten

---

1) Wiedemanns Annalen 1897 Bd. 64 S. 30.

der Patronen, die inneren Fehler der Damastläufe u. s. w. sehr deutlich erkennbar waren. Aehnliche Aufgaben können im militärischen Leben wohl einmal vorkommen.

Fast alle Herkünfte aus dem Pflanzenreich sind besonders leicht für die X-Strahlen durchdringbar. Im Holz läßt sich der Verlauf der Jahresringe, in Früchten vielfach die Lagerung einzelner Teile demonstrieren. Dies kann von Wert sein bei seltenen Stücken, welche unzerteilt aufbewahrt werden sollen. Im Garnisonlazarett I Berlin sind mehrfach derartige Aufnahmen für das botanische Museum gemacht worden. Eine besondere Wichtigkeit besitzt diese Untersuchung zur Erkennung der Verfälschung von pflanzlichen Nahrungsmitteln, z. B. Kaffeebohnen, Chokolade u. s. w., bei denen die nicht vegetabilischen Beimengungen sich beim ersten Blick auf dem leuchtenden Schirm erkennen lassen. Wie den städtischen Untersuchungsämtern können derartige Aufgaben sehr leicht auch den militärischen Röntgenkabinetten gestellt werden.

Eine ähnliche Verwertung haben die Röntgenstrahlen gefunden bei der Untersuchung von mumifizierten Menschen oder Tieren, wobei der sorgfältig eingewickelte Inhalt enträtselt werden kann, ohne die kunstvollen Hüllen zu lösen. Aus der Tierarzneikunde[1] liegen Veröffentlichungen vor über erfolgreiche Diagnosen bei Pferden und anderen Haustieren, welche verheißungsvolle Ausblicke in die Zukunft ergeben.

Das Röntgenkabinett in Militärlazaretten hat es aber vor allen Dingen mit der Diagnose am lebenden erwachsenen menschlichen Körper zu tun. Die Möglichkeit der Durchstrahlung ist hier langsam von den Fingern bis auf die dicksten Körperteile gestiegen und die Zeitdauer der Exposition bis auf Minuten und Sekunden herabgegangen.

Vor allem[2] muß das Instrumentarium tadellos sein. Sind alle vorher beschriebenen Apparate in guter Ordnung, der Induktor genügend kräftig, um Funken von wenigstens

---

1) Hoffmann, Fortschritte auf dem Gebiet der Röntgenstrahlen 1901 Bd. V S. 138.

2) Die hier folgenden Gesichtspunkte habe ich in meinem Vortrag: Ueber die für den Sanitätsdienst erforderliche feinere Diagnose kleinster Verletzungen und Abweichungen vom Normalen mit Hülfe der Röntgenstrahlen, gehalten in der Sektion für Militärmedizin des XIII. internat. medizin. Kongresses zu Paris 1900, schon zum Teil behandelt.

40 cm Länge zu geben, die Stromquelle zuverlässig angeschlossen, der Unterbrecher in regelmäßiger Tätigkeit und die Röhre weder zu weich noch zu hart, so kann zur praktischen Verwertung der X-Strahlen geschritten werden. Alle zu untersuchenden Gegenstände müssen zwischen die Röhre und die Platte oder den Schirm (dem letzteren möglichst anliegend) gebracht werden, sodaß die sie durchsetzenden Strahlen hier Schattenbilder entwerfen. Auf dem Schirm entstehen sie in sofort für das Auge lesbarer Schrift, auf der Platte müssen sie erst durch sachgemäße Behandlung entwickelt werden. Alle technische Mühe des Untersuchers hat zum Ziel, dieselben möglichst klar und deutlich zu erhalten, während seiner wissenschaftlichen Tätigkeit die Entzifferung der von sämtlichen schattengebenden Schichten über einander entworfenen Schattenbilder zufällt.

Die Deutung derselben ist durch verschiedene Umstände erschwert. Da die einzelnen Substanzen entsprechend ihrer Dichtigkeit die X-Strahlen zurückhalten, so können sich in den Schatten Differenzen nur da finden, wo Dichtigkeitsunterschiede neben einander vorkommen. Am menschlichen Körper werden z. B. die Weichteile eines Armes oder Beines nur geringe Differenzen erkennen lassen, da die Dichtigkeit der verschiedenen Gewebe nahezu die gleiche ist. Einzig die Knochen treten wegen ihres infolge der Kalksalze erheblich dichteren Gefüges deutlich aus der Masse der Weichteile hervor. Ebenso werden dichte Fremdkörper von Metall, Glas, Porzellan und dergl. sich deutlich abheben, während Holzsplitter unsichtbar bleiben. Bei Durchleuchtungen des Brustkorbes jedoch, in welchem luftgefüllte, kalkhaltige, blutführende muskulöse und massige drüsige Teile dicht neben einander vorkommen, wird eine Abgrenzung derselben gegen einander gut möglich sein, wozu beim Lebenden noch die bei der Atmung zu beobachtende Verschiebung der Organe erleichternd hinzutritt.

Eine weitere Erschwerung der Deutung liegt in der Entstehung des Schattenbildes durch zentrale Projektion. Je näher ein Teil der Röhre liegt, unter desto größerem Winkel wird er auf die Platte oder den Schirm projiziert. Bei der Deutung des Schattenbildes muß also unter Verwertung aller topographisch-anatomischen Tatsachen diesem Umstande dauernd Rechnung getragen werden. Diesem Uebelstande kann man einigermaßen begegnen, wenn man die Entfernung zwischen

Röhre und Platte nicht zu klein wählt. Zwar nimmt die Intensität der Wirkung mit dem Quadrat der Entfernung ab, die doppelte Entfernung erfordert also unter sonst gleichen Umständen die vierfache Expositionszeit, allein die richtigere Projektion, welche man auf diese Weise erhält, wiegt bei weitem den Zeitverlust auf. Es ist oft empfohlen, die Entfernung der Röhre je nach der Dicke des aufzunehmenden Körperteiles verschieden zu wählen. Für den praktischen Gebrauch kann man vier Abstufungen unterscheiden (Hand, Arm, Bein, Rumpf), welchen alsdann Entfernungen von 30, 40, 50 und 60 cm entsprechen würden. Für diese Anordnung wird angeführt, daß die Streuung jedesmal etwa den gleichen Betrag erreicht, und daß man für jeden Körperteil die kürzeste Expositionszeit wählen kann. Es läßt sich indessen die Sache wesentlich vereinfachen. Einmal spielt bei den heutigen Apparaten die Expositionszeit keine Ausschlag gebende Rolle mehr. Ferner ist Niemand gewohnt, bei Betrachtung von Knochen diese nach ihrer Größe in den oben genannten Abstufungen der Entfernung vor das Auge zu halten, sondern man kann annehmen, daß ein einzelner Knochen in etwa 50 cm, der Brustkorb oder das Becken in 60—70 cm deutlich gesehen werden. Die bei einer solchen Betrachtung sich ergebenden Umrisse haben sich dem Gedächtnis eingeprägt. Benutzt man dieselben Entfernungen bei Beobachtungen auf dem Schirm oder bei Aufnahmen auf der Platte, so findet man bekannte Linien, in welchen man sich leicht zurechtfindet.

Eine weitere Schwierigkeit ergibt sich noch aus der Lagerung der aufzunehmenden Körperteile. Sämtliche Knochen haben sehr mannigfaltig gestaltete Umrisse, sodaß schon geringe Veränderungen der Lage, Drehung oder Verschiebung, ganz andere Randlinien des Knochenschattens ergeben können. Das mag bei groben Veränderungen, unzweifelhaften Brüchen oder Verrenkungen, nicht viel zu sagen haben, bei feineren Untersuchungen kann es jedoch sehr irreführend wirken.

Aus dem Vorstehenden erhellt sofort, daß bei der Röntgographie im allgemeinen die Technik im weitesten Sinne, welche sich aus zahlreichen Einzelheiten zusammensetzt, von erheblicher Wichtigkeit ist, und daß eine vollkommene Beherrschung der Methoden unerläßliche Vorbedingung für unanfechtbare wissenschaftliche Schlußfolgerungen ist.

Von noch weiter gehender Bedeutung ist jedoch die Technik für die Militärmedizin. Zwar fußt die letztere wie alle anderen medizinischen Disziplinen auf denselben allgemeinen Grundlagen und kann der seitlichen Fühlung nicht entraten, aber auf ihrem engeren Gebiet erwachsen ihr Aufgaben, für welche sie allein die Lösungen finden muß. In dem hier ins Auge zu fassenden Abschnitt ihrer Aufgaben ist es die Erkennung und Bewertung von minimalen Verletzungen und Abweichungen von der Norm, welche eine ganz besonders sorgfältige und sichere technische Bearbeitung erfordern. Nach einem anscheinend unbedeutenden Fall auf die Hand z. B. stellen sich im Ellenbogen- oder Handgelenk geringfügige Symptome ein, welche als „Kontusion" aufgefaßt werden und nach einer Behandlung von wenigen Wochen anscheinend ganz geschwunden sind. Beim Versuch Dienst zu tun, ergibt sich jedoch bald eine Beschränkung der Beweglichkeit in einer oder mehreren Richtungen, welche zwar an sich unbedeutend ist, jedoch das strenge Einhalten der vorgeschriebenen Formen erschwert oder unmöglich macht. Ein ander Mal kommt ein sonst gesunder und kräftiger Mensch dadurch zur militärärztlichen Beurteilung, daß er den Fuß nicht in der verlangten Weise zu strecken vermag wie die andern.

In allen solchen oder ähnlichen Fällen handelt es sich um Gesunde oder Genesene mit geringen Ausfallserscheinungen, welche niemals zur Kenntnis einer Zivilklinik gelangen würden und deren Defekte nur dadurch an den Tag kommen, daß sie den erhöhten Anforderungen des Militärdienstes nicht oder nicht mehr gewachsen sind. Nun müssen aber mannigfache dienstliche Verrichtungen von dem Soldaten in ganz bestimmter Form gefordert werden. Diese Leistungen sind keine freiwilligen, und wie bei gröberen sinnfälligen Fehlern das Gesetz eine Befreiung von der Dienstpflicht ausspricht, so liegt es durchaus im Interesse sowohl des Mannes wie des Staates und des verantwortlichen Sanitätsoffiziers, Mittel und Wege zur Verfügung zu haben, welche auch kleinere Abweichungen mit Sicherheit aufzudecken und zu bewerten gestatten. In solchen Fällen die Sachlage klarzustellen und in Bezug auf Diensttauglichkeit bezw. Pensionsberechtigung zu würdigen, ist einzig die schwierige, aber dankbare Aufgabe des Sanitätsoffiziers. Selbst an die Unfallsärzte dürften Aufgaben von gleicher

Feinheit nur selten herantreten, da der zivile Arbeiter nicht in demselben Maße an die äußere Form der Arbeitsleistung gebunden ist wie der Soldat.

Aus alledem geht hervor, daß die Aufgabe des Sanitätsoffiziers, welchem die Leitung eines Röntgenkabinettes übertragen wird, keine leichte ist, und daß er dauernd hier dieselbe Sorgfalt und peinliche Gewissenhaftigkeit aufzuwenden hat wie etwa bei Arbeiten im bakteriologischen Laboratorium oder bei Ausübung der Asepsis. Er muß seine mannigfachen Apparate genau kennen, ihr Funktionieren dauernd beobachten, das Instandhalten beaufsichtigen oder selber besorgen, kleine Schäden sofort beseitigen und bei größeren rechtzeitig die Hülfe des Fabrikanten anrufen. Er muß ferner die ihm zugesandten Fälle sofort derartig überschauen, um den zweckmäßigsten Weg der Untersuchung angeben zu können. Daß der leuchtende Schirm für die in einem Militärlazarett vorkommenden Fälle nur in den seltensten Fällen ausreichend ist, mag gleich hier erwähnt werden. Fast durchgehends ist die photographische Aufnahme erforderlich, welche, wenn geschickt ausgeführt, besser als alle Beschreibungen das Tatsächliche aktenmäßig festlegt. Allein hierbei ergibt sich eben die Schwierigkeit, daß sie geschickt, d. h. den Fall erschöpfend und technisch vollendet hergestellt sein muß, wenn sie den Anforderungen genügen soll.

Die „technische Vollendung" der Negative und Positive ist eine unerläßliche Forderung, welche der Erkenntnis und dem Verständnis auch Fernerstehender zu gute kommt. Sie setzt aber völlige Vertrautheit mit dem photographischen Verfahren voraus. Glücklicherweise ist es nicht erforderlich, alle Wege der unendlich breiten photographischen Technik, welche zum Ziele führen, genau zu kennen. Es ist völlig ausreichend, wenn ein oder das andere Verfahren, welches gute Resultate ergibt. vollkommen beherrscht wird. Nach diesem Grundsatz ist bei der Darlegung der photographischen Technik weiter oben verfahren. Unbenommen bleibt es einem Jedem und höchst anregend und anziehend ist es, nach genauer Einübung einer einfachen Methode andere Verfahren zu versuchen und so sein Wissen und Können später auf eine breitere Grundlage zu stellen.

Außer der Kenntnis seiner Apparate und der Beherrschung der photographischen Technik bedarf der Leiter eines militärischen Röntgenkabinettes aber noch etwas weiterer Hilfsmittel zu fruchtbringender Tätigkeit. Er stellt seine Untersuchungen nicht für sich selber an, sondern für einen großen Kreis von Sanitätsoffizieren, welche mit ihren Kranken auf das Lazarett angewiesen sind und welche der Mehrzahl nach mit den Einzelheiten des Verfahrens nicht so vertraut sein können. Im Interesse aller Beteiligten liegt es, die Bilder so klar und übersichtlich wie möglich zu gestalten. Geschieht dies, so werden sie bald lernen, auch die Negative zu beurteilen. Noch wichtiger ist diese Forderung, wenn Positive angefertigt und etwa nach außerhalb an andere Dienststellen weiter gegeben werden müssen, welche zu mündlicher Aufklärung nicht zur Verfügung stehen. Nach allen diesen Gesichtspunkten ist es förderlich, in die Aufnahmen eine gewisse Regelmäßigkeit, eine Art Schema zu bringen, welches allen Beteiligten bald bekannt wird und die Beurteilung der vorliegenden Verletzung ungemein erleichtert. Weiß man genau, in welcher Weise ein bestimmter Körperteil untersucht zu werden pflegt, findet man denselben jedesmal in der gleichen Lage auf der Platte, so gewinnt man am leichtesten eine Uebersicht und erkennt auch kleinere Abweichungen rascher und sicherer, als wenn die Aufnahmen ohne bestimmte Regeln erfolgen. Ein solches Schema ist sehr wohl möglich anzuwenden, da die zur Untersuchung kommenden Soldaten sowohl die größte Gleichmäßigkeit der Körperbeschaffenheit darbieten als auch infolge der gleichartigen Beschäftigung vielfach ähnliche Verletzungen aufweisen. Es hat gleichzeitig dem Gesichtspunkt zu genügen, sowohl das gewählte Plattenmaterial aufs beste auszunutzen, um die nicht unerheblichen Kosten dieses Verfahrens in zulässigen Grenzen zu halten, als auch die verschiedenen Körpergegenden in bester und vollständigster Weise zur Anschauung zu bringen. Uebrigens beansprucht es keine weitergehende Gültigkeit als z. B. die Vorschriften für die gerichtlichen Leichenöffnungen. Wie diese soll es nur den Weg zeigen, bei dessen Befolgung die Untersuchung in den gewöhnlichen Fällen gründlich ist und zu erschöpfender Aufklärung führt. Besonderheiten des Falles rechtfertigen hier wie dort Abweichungen von dem gewöhnlichen Verfahren.

Inbezug auf die photographischen Platten ist zunächst festzustellen, daß es sich empfiehlt, auf eine kleine Zahl von Formaten sich zu beschränken und für jeden Körperteil stets dieselbe Größe zu verwenden. Dies erleichtert die Aufbewahrung der Platten und auch Fernerstehenden ungemein die

Orientierung. Als Maße haben sich folgende bewährt: 18 × 24 cm für Finger, Hand, Ellenbogen, Vorderfuß; 24 × 30 cm für zwei Füße von oben, Fuß und Fußgelenk seitlich, zwei Fußgelenke von vorn, zwei Unterarme, allenfalls den Kopf; 30 × 40 cm für den ganzen Kopf sowohl seitlich als frontal, Schulter, Knie, zwei Unterschenkel; 40 × 50 cm für Brust, Bauch und Becken. Gewiß reichen für einzelne Finger auch kleinere Platten als 18 × 24 cm aus, allein man muß immer gesunde Finger zum Vergleich mitphotographieren und kann die beiden in zwei Richtungen erforderlichen Aufnahmen bequem auf die beiden Enden der Platte bringen, sodaß dann das ganze Krankheitsbild auf einer Platte vereinigt ist.

Bezüglich der Art der Platten ist festzuhalten, daß die gewöhnliche Qualität, wie sie von Schleußner, Smith, Aktien-Gesellschaft für Anilinfabrikation und anderen Firmen geliefert werden, vollkommen genügt. Es kommt darauf an, daß die Emulsion hinreichend dick aufgetragen sowie genügend silberhaltig und feinkörnig ist, um ein kräftiges Negativ zu geben. Da die höchste Empfindlichkeit immer mit einer Vergrößerung des Kornes, also einer Vergröberung der Zeichnung verbunden ist, wird man für die gewöhnlichen Fälle hiervon keinen Gebrauch machen. Die mit Farbstoffen sensibilisierten Platten bieten ebenfalls keine Vorteile. Die Verwendung von Films hat mancherlei Schwierigkeiten. Die nur einseitig begossenen lassen sich zwar ebenso leicht entwickeln wie Platten, allein sie zeigen leicht allerhand Schatten, welche vielleicht durch elektrische Einwirkungen auf den Schichtträger zu Stande kommen, und bieten bei der späteren Behandlung durch Einrollen so große Unbequemlichkeiten, daß man namentlich auf die Verwendung größerer Formate gern verzichtet. Die auf beiden Seiten mit sensibler Gelatine überzogenen Films bleiben grade, geben gute klare Negative und können von beiden Seiten kopiert werden. Da ihre Bearbeitung aber zweifellos mehr Mühe und Vorsicht erheischt als die der Glasplatten, wird man auch ihre Verwendung auf besondere Fälle beschränken, wie z. B. Aufnahmen von Füßen im Stehen, wobei Glasplatten leicht zerbrochen werden.

Um die Aufnahme auf Glasplatten und damit die Kosten des negativen Verfahrens zu umgehen, ist wiederholt empfohlen worden, unmittelbar auf lichtempfindliches Papier zu projizieren und dieses dann zu entwickeln. Dies Verfahren erscheint theoretisch sehr verlockend, zumal das Papier ja durchlässig ist, man also mehrere Aufnahmen auf einmal machen kann. Wohl jeder, der von Anfang an mit Röntgenstrahlen beschäftigt war, hat diese Versuche gemacht und ist baldigst wieder davon zurückgekommen. Es ist immer ein Verstärkungsschirm notwendig, und die Bilder sehen derartig körnig und unscharf aus, daß ein Erkennen von feineren Abnormitäten ganz ausgeschlossen ist. Bei dem jetzigen Zustande der Papiere und des ganzen Verfahrens ist eine neuerdings wieder erfolgte dringende Empfehlung nicht recht zu verstehen.

Was die Aufnahmezeit anbetrifft, so beträgt sie für dünne Körperteile, wie die Finger, nur noch Bruchteile einer Minute, und auch für das Becken dürften 10—12 Minuten der äußerste erforderliche Zeitraum sein. Fraglos kann man z. B. von der Hand auch wahre Augenblicksaufnahmen machen, und diese werden genügen, wenn es sich um die Feststellung eines dichten Fremdkörpers, etwa einer Kugel, um eine Verrenkung oder grobe Fraktur handelt. Allein solche Bilder sind nur möglich mit Hilfe mächtiger Apparate und stark penetrierender X-Strahlen, sie ergeben nur Umrißbilder und nie die feine, bis auf die einzelnen Knochenbälkchen sich erstreckende Strukturzeichnung, welche man mit weicheren Röhren und längerer Exposition erhalten kann. Da in solchen Bildern mehr, vielleicht Unerwartetes zu sehen ist, erscheint es nur vernünftig, das Negativ immer so gut wie möglich zu machen und hierbei die in den meisten Fällen bedeutungslose Verlängerung der Expositionszeit mit in den Kauf zu nehmen. Für die im Durchschnitt in den Lazaretten zur Zeit vorhandenen Apparate kann als Anhalt für die Erzielung wirklich durchgearbeiteter Negative folgende Angabe über die Expositionszeit zur Richtschnur dienen: Hand und Vorderfuß $1/2$—$3/4$ Minuten, Unterarm und ganzer Fuß $1\frac{1}{2}$—2 Minuten, Ellenbogen- und Fußgelenk von vorn nach hinten 2—$2\frac{1}{2}$ Minuten, in der Quere $2\frac{1}{2}$—3 Minuten, Schulter, Unterschenkel und Knie 3—4 Minuten, Oberschenkel und Kopf quer 4—5 Minuten, Kopf von vorn nach hinten, Bauch und Becken 8—12 Minuten. Beim Brustkorb kommt es darauf an, ob es sich um die Darstellung der Weichteile oder Knochen handelt. Im ersteren Fall genügen 1—2 Minuten, wobei aber die Schultergelenke und die Wirbelsäule in der Lebergegend noch ganz ohne Zeichnung bleiben, während die Herzgrenzen, die Aorta, die Lungengefäße und

Drüsen sehr deutlich hervortreten. Hier kann man sich helfen durch den von Beck für Gallensteine angegebenen Kunstgriff. Man legt 2—3 Platten mit der Schicht nach oben über einander und exponiert lange. Eine der Platten, die von oben nach unten immer weniger Strahlen erhalten, wird die richtige Exposition bekommen haben. In wichtigeren Fällen ist dies Verfahren überhaupt sehr empfehlenswert, um von vornherein falsche, auf Plattenfehlern beruhende Schlußfolgerungen zu vermeiden.

Grundsätzlich soll man, wenn irgend angängig, zwei Aufnahmen in zwei auf einander senkrechten Richtungen machen. Einmal handelt es sich stets darum, aus über einander entworfenen Schattenbildern eine räumliche Vorstellung von den im Innern des Körpers vorhandenen Verhältnissen zu gewinnen. Sodann aber kann man bei Aufnahmen in nur einer Richtung eine Verletzung sehr leicht übersehen, weil bei dieser Projektion keine Knochenverschiebung sich zeigt. Häufig ist z. B. bei Brüchen des äußeren Knöchels bei einer Aufnahme von vorne nicht das Geringste am Knochen zu sehen, während die seitliche Aufnahme die Verschiebung eines Bruchstückes nach vorn oder hinten ganz deutlich ergibt. Werden diese zwei Aufnahmen, wie es beim Arm oder Unterschenkel angängig ist, noch neben einander auf dieselbe Platte gebracht, so erhält der geübte Beobachter auf einen Blick eine räumliche Vorstellung von den vorhandenen Abnormitäten. Diese Methode ist einfach und ersetzt in den meisten Fällen stereoskopische Aufnahmen, zu deren exakter Anfertigung viel Mühe und komplizierte Apparate erforderlich sind.

Muß man Platten sparen oder will man sich erst orientieren und ist der Kranke dauernd zur Hand, so mag man sich zunächst mit einer Aufnahme begnügen und die zweite gemäß den aus der ersten erhaltenen Direktiven zu gelegener Zeit folgen lassen. Verweilt jedoch der Kranke hierfür nicht lange genug am Ort, wie es bei der Untersuchung von Verletzten aus anderen Garnisonen vorkommt, so muß die Untersuchung sofort durch die beiden Aufnahmen zu einer vollständigen gemacht werden, auf welche dann ein begründetes Gutachten sich stützen kann.

Die Richtung der beiden Aufnahmen in Bezug auf den Knochen könnte an sich beliebig gewählt werden, wenn sie nur auf einander senkrecht stehen, allein da wir vom anatomischen Standpunkt aus am Knochen immer eine vordere und hintere, eine laterale und mediale Seite unterscheiden, empfiehlt es sich im allgemeinen, auch bei der Röntgenuntersuchung, diese Richtungen aufs genaueste innezuhalten. Die so erhaltenen Schattenbilder stimmen sowohl mit unseren anatomischen Erinnerungen wie mit den Abbildungen der Lehrbücher überein, sind ohne Weiteres mit ihnen vergleichbar und vermitteln, wenn geschickt auf derselben Platte entworfen oder nahe zusammengestellt, eine gute räumliche Vorstellung, gestatten auch ohne Schwierigkeit eine recht genaue Bestimmung der Lage von Fremdkörpern, Bruchlinien u. dergl.

Diese einfache Methode ist allerdings nur bei den Gliedmaßen anwendbar, an welchen ja aber auch Verletzungen am häufigsten vorkommen. Beim Rumpf mit Schulter- und Hüftgelenk ist dies Verfahren nicht mehr möglich. Hier muß man sich darauf beschränken, eine Aufnahme in Rücken-, eine in Bauchlage zu machen. Aus der bekannten Entfernung der Strahlenquelle und der wechselnden Größe des Fremdkörpers kann man auch so noch oft genug seine Tiefenlage mit genügender Genauigkeit ermitteln.

Sehr zu empfehlen ist es ferner, jedesmal wenn irgend angängig, die gesunde Seite entweder gleichzeitig aufzunehmen (Hände, Füße) oder in genau derselben Stellung sofort hinzuzufügen. Hierdurch wird dem Auge die Beurteilung namentlich kleinerer Veränderungen außerordentlich erleichtert, oft ein begründetes Urteil erst möglich.

Müssen zwei gleiche Körperteile nach einander aufgenommen und auf dieselbe Platte gebracht werden, z. B. zwei Unterarme, so ist es sehr nützlich, die einmal einregulierte Röhre ganz unbewegt zu lassen, auch durch Hilfsapparate, für genau gleiche Lagerung des zweiten Teiles zu sorgen. Nur auf diese Weise gelingt es, die hier so wichtigen äußeren Umrisse in einwandfreier, auf beiden Seiten gleichmäßiger Weise auf die Platte zu bringen.

Auf ein wichtiges Hilfsmittel bei der Aufnahme von Gliedmaßen muß noch hingewiesen werden, nämlich die Entfernung des Blutes aus den Geweben nach der Methode von Esmarch. Wie es scheint, hat zuerst Schiff[1] darauf

---

[1] S. Freund, Fortschritte auf dem Gebiet der Röntgenstrahlen 1899 Bd. II S. 138.

hingewiesen, daß die Verdrängung des Blutes durch elastische Einwickelung und Abschnürung für Aufnahmen wie auch bei der Radiotherapie von wesentlicher Bedeutung ist. Stabsarzt Nichues[1]), welcher lange Zeit zur chirurgischen Klinik in Bonn kommandiert war, hat das Verfahren sehr häufig angewendet und namentlich zur klaren Darstellung der inneren Struktur von Neubildungen sehr bewährt gefunden.

Sehr wichtig ist es, für genügende Ruhigstellung der aufzunehmenden Körperteile Sorge zu tragen. Durch Schrauben, Gummibänder, Sandsäcke u. dgl. kann man dem Kranken das minutenlange Stillhalten sehr erleichtern. Hierzu gehört auch die Sorge für Ruhe im Zimmer, das Vermeiden lauter Unterhaltungen und Befragen des Kranken während der Exposition, wodurch leicht Bewegungen provoziert werden können. Alle diese vorhergehende Sorgfalt aber belohnt sich in einem sauberen und korrekten Negativ, nach welchem nicht nur die Leistungen des Röntgenkabinetts beurteilt, sondern auch diagnostische Entscheidungen getroffen und therapeutische Entschlüsse gefaßt werden.

Es soll nunmehr an den einzelnen Körpergegenden gezeigt werden, in welcher Weise die Aufnahmen am besten zu machen sind, um die Untersuchung erschöpfend zu gestalten.

Bei der Aufnahme des Kopfes kommen nur zwei Lagen in Betracht, auf einer Seite und auf dem Hinterkopf. In der Seitenlage muß dafür gesorgt werden, daß die Schultererhöhung durch ein passendes Bänkchen ausgeglichen wird derart, daß der Kopf auf dem Ohr ohne Verdrehung sicher aufruht. Durch eine große Schraube am Tischrand und ein an den Rücken gelegtes Kissen wird man die Lage des Kranken erleichtern und sichern. Auch kann man dem Kopf durch lange Holzschrauben, welche am Rand des Bänkchens befestigt und gegen Stirn und Hinterhaupt vorgeschoben werden, eine sichere Stütze geben. Sie verschwinden bei genügend langer Belichtung auf dem Negativ vollkommen. Dieselben Schrauben kann man anwenden, wenn der Schädel von der Stirn her belichtet wird, wobei der Kranke auf dem stark gewölbten Hinterhaupt nicht sehr sicher auf der harten Platte aufruht. Man kann jedoch auch zwei Stützen aus leichtem Elsenholz seitlich gleichmäßig unter den Schädel schieben und ihn so besser feststellen. Soll aber z. B. eine

---

1) Mündliche Mitteilung.

Kugel in dem vorderen Teil des Schädels näher bestimmt werden, so legt man den Kranken auf den Bauch und die Stirn auf die Platte, muß dann aber auch für Unterstützung durch zwei Klötze entsprechend dem Vorsprung der Nase sorgen. Hat man die Lage gut getroffen und die Röhre senkrecht einreguliert, so erscheint der Nasenboden als Querstrich und die Muscheln vollkommen im Querschnitt auf der Platte.

Am Halse kann man von vorn in Rückenlage die ganze Wirbelsäule gut auf die Platte bringen, wenn man das Kinn erhebt und die Belichtung etwas schräg stellt. In Seitenlage kann man die Halswirbelsäule bis zum siebenten Wirbel erhalten, wenn man folgenden Kunstgriff anwendet: Man stellt unter Kopf und Hals ein Bänkchen, welches sich gegen die Wand anlehnt und die Stufe zwischen Schulter und Hals grade ausfüllt. Giebt man den Füßen des Kranken nun einen festen Anhalt, an den er sich anstemmen und nach oben gegen das Bänkchen drücken kann, so wird die Schulter in genügendem Maße herabgedrängt, um die Wirbelsäule bis zum siebenten Halswirbel frei zu lassen. Die Platte ist dabei nur in doppeltes Papier oder eine ähnliche Umhüllung einzuschlagen, um die Ausnutzung bis zum Rande zu gestatten. Kariöse Zerstörung des sechsten Halswirbels konnte auf diese Weise im Garnisonlazarett I Berlin sehr schön zur Anschauung gebracht werden[1]).

Besondere Verhältnisse erfordern auch entsprechende Untersuchungsmethoden. In einem Fall[2]) war ein Stück eines Stahlmantels des Infanteriegeschosses an der rechten Halsseite eingedrungen und erschien in Rückenlage dicht oberhalb des inneren Schlüsselbeinendes. Um die Tiefenlage festzustellen, wurde von einer Trockenplatte ein Streifen von 5 cm Breite und 30 cm Länge abgeschnitten, durch ein ebensogroßes Brett gestützt und dem in rechter Seitenlage befindlichen Mann gegen den Winkel zwischen Hals und Schulter angedrückt. Die Belichtung fand bei hocherhobenem linkem Arm schräg durch den Brustkorb von der Gegend der linken Achselhöhle aus statt und ließ die Tiefenlage des Sprengstückes genau erkennen.

Handelt es sich um einen Schlüsselbeinbruch, so genügt häufig weder die Rückenlage, noch die sitzende Stellung

---

1) Garn.-Laz. I. 1897. No. 85.
2) Garn.-Laz. I. 1897. No. 114. Invalide St.

mit vorn angelegter Platte. In beiden Fällen werden die Atembewegungen störend bemerkbar. Es bleibt nur übrig, den Kranken auf den Bauch und so nahe an den Rand des Tisches zu legen, daß das Kinn grade drüber hinausragt, während die Stirn auf einen andern Tisch aufgestützt wird. Wegen der näheren Lage der Platte zum Knochen und des Fehlens der Atembewegungen ergeben sich schärfere Bilder.

Das Schultergelenk kann meistens in Rückenlage genügend zur Anschauung gebracht werden.

Die Weichteile im Innern des Brustkorbes werden am besten erhalten in sitzender Stellung des Kranken bei Belichtung vom Rücken her. Man bedarf hierzu eines besonderen Stuhles mit fester Lehne und daran verstellbarem Brett von etwa 40 × 50 cm Größe, welches die Platte aufnimmt und gegen welches der Kranke sich mit hoch erhobenem Kinn fest anlegt. Man erhält hierbei sehr scharfe und charakteristische Bilder vom Herzen und von den großen Gefäßen, den Rippen und der Kuppe des Zwerchfells. Da kurze Belichtungen von einer halben bis einer Minute schon genügen, kann man im Zustand tiefster Einatmung belichten und nötigenfalls nach kurzer Unterbrechung noch einmal exponieren. Von Professor Grunmach-Berlin wird Aufnahme in halber rechter Seitenlage empfohlen, wobei die Umrisse der im Mittelfell liegenden Gebilde, Luft- und Speiseröhre, große Gefäße und das Herz von den beschattenden Knochen der Wirbelsäule losgelöst und gegen das lufthaltige Lungengewebe projiziert werden, von welchem sie sich deutlich abheben. Neubildungen, Gefäß- oder Herzerweiterungen, Drüsenverkalkungen und ähnliche Zustände können so sehr klar zur Anschauung gebracht werden.

Handelt es sich um die Bewegungen des Herzens oder des Zwerchfells, so ist man auf die Beobachtung auf dem leuchtenden Schirm angewiesen. Es empfiehlt sich, mit recht ausgeruhten Augen an diese Feststellung heranzugehen, da man starke Durchstrahlung braucht und diese, länger ausgedehnt, sowohl der Röhre als dem Kranken verderblich werden kann. Die Beweglichkeit des Zwerchfells, die Größe und Bewegungen des Herzens, die Umrisse der großen Gefäße, ebenso manche Zustände der Lungen und des Rippenfells sind wohl erkennbar. Auch bei seitlicher Durchstrahlung kann man manchen Aufschluß erhalten. Bei tiefster Einatmung sieht man deutlich hinter und unter dem normalen

Herzen einen dreieckigen lichten Raum erscheinen, der bei der Ausatmung durch die näher aneinander rückenden Schatten des Herzens und des Zwerchfells wieder verschwindet. In Militärlazaretten bietet sich im allgemeinen nur wenig Gelegenheit, krankhafte Veränderungen im Brustkorb zu beobachten, da derartige Fälle gewöhnlich zur Entlassung kommen, bevor sie mit X-Strahlen diagnostizierbar werden. Am leichtesten wird sich noch der Schatten eines alten pleuritischen Exsudates, Unbeweglichkeit einer Zwerchfellshälfte infolge von Verwachsungen, Vergrößerung des Herzens nach Rheumatismus oder etwa ein Situs transversus finden.

Neubildungen oder vergrößerte Drüsen im Mittelfellraum können dieselben Umrisse zeigen wie Vergrößerung der Gefäße oder einzelner Herzabschnitte und sind aus dem Röntgenbilde allein nicht zu entscheiden. Man muß alsdann in der Deutung der Bilder außerordentlich vorsichtig sein und auch alle übrigen Hilfsmittel der Diagnose gewissenhaft verwerten. Steht elektrischer Strom in hinreichender Menge zur Verfügung, so sollte nicht versäumt werden, alle zweifelhaften Fälle von Lungenerkrankungen sowohl zu röntgographieren als auch auf dem Schirm zu prüfen. Nach den Arbeiten von Holzknecht[1]), Kelsch[2]), Immelmann[3]), Bade[4]) und anderen ist trotz der Zweifel Hildebrandt's[5]) nicht in Frage zu ziehen, daß Verdichtungen einzelner Lungenpartien, Drüsenpakete, einseitiges Zurückbleiben des Zwerchfelles aufgedeckt werden und hierdurch die Diagnose auf Tuberkulose gestützt oder exakter gestaltet werden kann.

Am Bauch kann es sich um Verletzungen oder Erkrankungen der Wirbelsäule handeln, die in Rückenlage meist gut auf der Platte darstellbar ist. Allerdings macht die durch die Leber gedeckte Partie Schwierigkeiten, die aber mit Hilfe wiederholter Aufnahmen oder auch durch mehrfach übereinander gelegte Platten überwunden werden können.

---

1) Fortschritte auf dem Gebiete der Röntgenstrahlen, Ergänzungsheft 6.
2) Bulletin de l'Académie de médecine, Sitzung vom 21. Dez. 1897.
3) Fortschritte auf dem Gebiet der Röntgenstrahlen 1899 Bd. II S. 142.
4) Ebendas. 1902 Bd. V S. 193.
5) Münchener medizin. Wochenschrift 1901 No. 49.

Sorgfältige Entleerung der Därme und Aufnahme in nüchternem Zustand wird die Aufgabe erleichtern. Von einer Schirmuntersuchung kann höchstens bei Kindern und einem dichten Fremdkörper (Metallknopf) etwas erwartet werden. Queraufnahmen gelingen auch hier noch bei mageren jugendlichen Personen. Im Garnisonlazarett I wurde im November 1896 bei einem 11jährigen Knaben sowohl in Rücken- als in Seitenlage ein Infanteriegeschoß im vierten Lendenwirbel nachgewiesen.

Für Beckenaufnahmen empfiehlt Freund[1]) Hochlagerung bis zu 45°, sodaß die Eingeweide nach oben sinken. Obgleich Resultate dieser Methode nicht mitgeteilt werden, mag man in besonderen Fällen immerhin hierauf zurückkommen.

Von besonderem Interesse sind die in der Gallenblase, den Nieren, den Harnleitern und der Harnblase vorkommenden Steine, deren bildliche Darstellung lange Zeit den größten Schwierigkeiten begegnete, weil die mit der Umgebung nahezu übereinstimmende Dichte wie auch die Diffusion in den massigen Weichteilen eine Differenzierung unmöglich machte.

Bei allen diesen Steinen hängt der Grad, in welchem sie auf der Platte sichtbar werden, außer von ihrer Dichte noch von der Körperbeschaffenheit des Untersuchten ab. Auf jeden Fall muß der Darm vorher ordentlich entleert, ferner eine Röhre genommen werden, welche nicht zu hart, sondern gerade noch weich genug ist, um den Körper zu durchdringen, und lieber etwas unterexponiert und die Platte nachher verstärkt werden, weil bei kräftigerer Durchstrahlung die feinen Schatten leicht verloren gehen. Die fertige Platte muß alsdann gegen diffuses Licht (Mattglas oder besonderen Beleuchtungsapparat) unter Ausschluß seitlichen Lichtes aus größerer Entfernung betrachtet werden. Ratsam ist es, immer große Platten (40×50 cm) zu nehmen, weil dadurch die Orientierung erleichtert und die ganze Bauchhöhle abgesucht wird, ferner gleich von vornherein 2—3 Platten über einander zu legen und ganz gleichmäßig zu entwickeln. Dieselben kontrollieren sich gegenseitig und lassen Plattenfehler sofort als solche erkennen.

---

1) **Fortschritte auf dem Gebiete der Röntgenstrahlen** 1899 Bd. II S. 137.

Für Blasensteine ist Rücken- oder Bauchlage zu wählen, letztere besonders bei Fettleibigen. Oxalatsteine sind am undurchlässigsten, alsdann folgen Phosphat- und Uratsteine.

Für Nieren- und Uretersteine ist im allgemeinen die Rückenlage angebracht, bei sehr starken Personen jedoch die Bauchlage vorzuziehen[1]). Zunächst läßt man gründlich abführen, macht die Aufnahme auf zwei übereinander gelegten Platten von 40 × 50 cm Größe bei Erwachsenen und wählt hierzu eine mittelweiche Röhre. Die Entfernung betrage mindestens 50 cm, Bleiblende oder Bleikiste ist sehr förderlich, die Exposition soll eher zu kurz sein, um die zarten Schatten nicht zu überlichten. Es ist besser, die Platte nach dem Trocknen gründlich mit Sublimat zu verstärken. Schon mit diesen einfachen Maßnahmen gelang der Nachweis von Steinen aus kohlensaurem Kalk und Tripelphosphat[3]).

Als weiteres Hilfsmittel für derartige Untersuchungen gab Albers-Schönberg[3]) zunächst eine kastenartige Vorrichtung an, welche durch Einschaltung von Bleiblenden die Diffusion von X-Strahlen in den Weichteilen des Bauches beträchtlich herabsetzte und mittelst fünfmaliger Aufnahme durch vorgezeichnete Löcher eine systematische Absuchung der Nierengegend ermöglichte. Bei weitem wirksamer ist die neuerdings von demselben Forscher empfohlene Kompressionsblende[4]). Bei diesem Apparat wird ein Metallrohr von 9 cm Durchmesser langsam in die Weichteile des Bauches in gerader oder schräger Richtung hineingeschraubt, die Masse der Weichteile beiseite gedrängt, den X-Strahlen ein näherer Weg zu der zu untersuchenden Stelle gebahnt und gleichzeitig ihre Diffusion in hohem Grade vermindert. Die günstige Wirkung des Apparates auch zur Darstellung von Lendenwirbeln ist unverkennbar. In einfacherer Weise läßt sich ein solcher Apparat durch ein Metallrohr, das mit Blei ausgekleidet wird, herstellen (Grunmach-Berlin).

Gallensteine sind schwer auf die Platte zu bringen, da

---

1) S. Albers-Schönberg, Fortschritte auf dem Gebiete der Röntgenstrahlen 1900 Bd. III S. 210.

2) S. die Fälle von Lauenstein, Wagner, Levy-Dorn und Levy ebendas. 1900 Bd. III S. 211 ff.

3) Ebendas. 1901 Bd. IV S. 118.

4) Ebendas. 1902 Bd. 5 S. 301.

sie am wenigsten dichte Substanzen enthalten. Nach ihrer Transparenz ordnen sie sich der Einteilung von Naunyn ein, wonach gemeine Gallensteine, einfache und geschichtete Cholesterinsteine, gemischte und reine Bilirubinkalksteine zu unterscheiden sind. Zur Darstellung von Gallensteinen gab Beck[1]) die Regel, den Kranken auf den Bauch zu legen, die Schlüsselbeingegend unterstützt und die linke Seite leicht gehoben, sodaß sich die Gallenblasengegend so viel wie möglich hervorwölbt. Er erhielt gute Resultate bei etwas seitlicher Beleuchtung, wobei das Lebergewebe nicht in seinem ganzen Durchmesser durchstrahlt zu werden brauchte, mit einer ziemlich harten Röhre und unter Anwendung von vier übereinander liegenden Platten, deren oberste die Lebergrenze stark zeichnete, während die unterste diese nur andeutete, dagegen ein wahrnehmbares Bild der Steine ergab.

Beckenaufnahmen sind bei Erwachsenen immer die unangenehmsten, weil selbst bei bestmöglichem Gelingen die Bilder infolge der in den reichlichen Weichteilen entstehenden Strahlungen stets verschwommen und schattenhaft erscheinen. Aufnahmen sind in Rückenlage und Bauchlage möglich, die Wahl richtet sich nach dem Sitz der Verletzung oder des Fremdkörpers, welcher der Platte immer möglichst zu nähern ist. Weibliche Becken erscheinen wegen der flacheren Form besser auf der Platte. Verwundungen oder Brüche der großen Beckenknochen oder des Oberschenkels lassen sich im allgemeinen gut darstellen. Am besten bilden sich die angeborenen Verrenkungen des Oberschenkels bei Kindern, auch im Verbande ab. Bei derartigen Aufnahmen muß streng darauf gesehen werden, daß der Kranke genau auf dem Rücken und seine Füße zusammengelegt und grade nach aufwärts liegen, da bei Drehung der Beine sich namentlich der Trochanter minor sofort anders projiziert, wodurch die Beurteilung der anatomischen Verhältnisse oder der therapeutischen Erfolge leicht irregeführt werden kann. Ist das kranke Bein etwa im Verbande in bestimmter Stellung fixiert, so muß das gesunde ebenfalls aufs genaueste in dieselbe Lage gebracht werden, um vergleichbare Bilder zu bekommen.

Handelt es sich in der Beckengegend um Tiefenbestimmungen, z. B. eingedrungener Geschosse, so kann die Aufnahme in Rücken- und in Bauchlage noch zu ziemlich

---

1) Berliner klinische Wochenschrift 1901 S. 513.

sicheren Resultaten führen. Sind die Dimensionen des Fremdkörpers bekannt, wie es bei Projektilen wohl meist der Fall ist, so kann ihre Tiefenlage durch Konstruktion oder Berechnung ermittelt werden.

Am Oberarm sind die Richtungen der beiden normalen Aufnahmen ohne weiteres bestimmt. In der Regel erfolgt die Profilaufnahme bei rechtwinklig gebeugtem Unterarm, während der in die richtige Schulterhöhe des Mannes erhobene Oberarm auf dem Epiondylus internus aufruht. Die dazu rechtwinklige Aufnahme ist am sichersten herzustellen, wenn der Kranke auf den Rücken gelegt und der Arm rechtwinklig abgespreizt wird, wobei die Hand etwas erhoben und an einer Schraube befestigt werden muß. Bleibt der Unterarm nämlich gestreckt, so verhindert das unter den Oberarmknochen sich schiebende Olecranon ein sicheres Aufliegen.

Das Ellenbogengelenk bietet einer exakten Projektion wegen der sehr komplizierten Umrisse der beteiligten Knochen manche Schwierigkeiten, weshalb grade hier die Beobachtung fester Regeln besonders notwendig und nützlich sich erweist. Sie werden um so unentbehrlicher, wenn man in zweifelhaften Fällen genötigt ist, durch Aufnahmen auch der gesunden Seite Aufklärung sich zu verschaffen. Die beiden Bilder sind nur vergleichbar, wenn sie in genau derselben Projektion, Entfernung u. s. w. hergestellt sind. Was zunächst das Querbild des Ellenbogens betrifft, so erhält man die deutlichste Zeichnung, wenn die Strahlenquelle sich senkrecht über dem Condylus ext. befindet, während der Unterarm rechtwinklig gebeugt bis zu den Fingern flach aufruht. Dabei muß der ganze Arm durch Untersetzen von Bänkchen bis zur Schulterhöhe des Mannes gehoben, der Oberarm an eine das ganze an den Tisch befestigende Schraube angelehnt, das Gelenk durch den Holzwinkel rechtwinklig gestellt und die Lage der Hand durch eine zwischen die Finger geschobene kleinere Schraube gesichert sein. Diese Stellung hat nichts Ermüdendes und den Vorteil, daß sie jederzeit an jedem beliebigen Arm in genau der gleichen Weise sicher wieder erhalten werden kann. Die Röhre wird so einreguliert, daß die Antikathode 50 cm oberhalb der Platte sich befindet. Die senkrechte Stellung über dem Condylus externus kontrolliert man durch Visieren aus größerer Entfernung in zwei auf einander rechtwinkligen Richtungen. Der Holzwinkel wird entfernt, nachdem er auch noch zur Regulierung der Plattenränder gedient hat. Plattengröße 18 × 24 cm, längere Seite am Unterarm, Expositionszeit 2½ bis 3 Minuten. Die Aufnahme des gesunden Elllenbogens wird am besten gleich angeschlossen, wobei man unter Berücksichtigung der auf der kranken Seite etwa vorhandenen Schwellung um 20—40 Sekunden kürzer exponiert. Die hierzu senkrechte Aufnahme von der Innenseite her ist am besten in Rückenlage zu machen. Will man beide Seiten vergleichen, so legt man unter die Schultern ein schmales langes Brett und befestigt die Hände in genau gleicher Stellung an Schrauben mittelst Gummibändern. Ob beiderseits die gleiche Stellung erreicht ist, kontrolliert man am besten aus einiger Entfernung vom Kopf her. Die Röhre, um die senkrechte Achse des Stativs drehbar, kommt zu Häupten des Untersuchten so in die Mitte zu stehen, daß eine einfache Drehung genügt, um sie in senkrechter Stellung über das eine und andere Gelenk zu bringen. Expositionszeit 2 bis 2½ Minuten unter Abkürzung für die normale Seite. Die ebenfalls 18 × 24 cm großen Platten nutzt man am besten aus, wenn man den Arm von einer Ecke in der Diagonale herabsteigen läßt, wobei man, um Irrungen in der Stellung der Bilder zu vermeiden, zunächst eine leere Kassette in symmetrischer Stellung unter das zweite Gelenk schiebt. In allen Fällen ist es ratsam, zunächst die kranke Seite zu belichten, um hier eventuell die Befestigungen bald lösen zu können.

Jeder solcher Röntgenaufnahmen der Ellenbogengelenke hat eine orientierende äußere Untersuchung sowohl des pathologisch-anatomischen Befundes wie der Funktion vorherzugehen. Auch hierüber mögen einige Regeln mitgeteilt werden, welche sich bei den häufig nur sehr geringfügigen Abweichungen von der Norm als nützlich erwiesen haben.

Zunächst lasse man den Mann grundsätzlich den ganzen Oberkörper entkleiden, wobei schon beim Herabhängen der Arme Verschiedenheiten in der Haltung auffallen können. Geht man zur Betastung des Gelenkes über, so ist klar, daß, wenn der Mann den Arm selbsttätig hebt, die Muskeln sich spannen und ein tieferes Eindringen der Finger erschweren. Um die Muskeln zu erschlaffen und eine vergleichende Untersuchung beider Seiten bei verschiedenen Stellungen und Bewegungen zu ermöglichen, läßt der Untersucher den Kranken beide Hände in senkrechter Stellung nach vorn strecken und in seine Achselhöhlen legen. Indem er sie hier mit den eigenen Oberarmen festhält, schaltet er die Muskelanspannung beim Untersuchten aus, kann mit den Händen gleichzeitig korrespondierende Teile beider Gelenke abtasten und durch Vor- und Zurückbeugen des Oberkörpers sie auch bei Bewegungen verfolgen. Hieran schließt sich die Bestimmung des Umfanges auf beiden Seiten mit dem Meßband und des Quer- und Tiefendurchmessers mit dem Tasterzirkel, beides bei gestrecktem Gelenk.

Nach Feststellung des Befundes folgt die Prüfung der Exkursionen des Gelenks, wobei es sehr wichtig ist, beide Seiten gleichmäßig zu berücksichtigen. Auch hier wird ein gewisses Schema vor Unterlassungen schützen und eine Verständigung mit anderen sowie eine Vergleichung von zeitlich entfernten Untersuchungen ermöglichen. Man läßt den Mann vor eine dunkle Wand, Tür oder Vorhang treten, die Arme bei senkrechter Stellung der Hand wagerecht zur Seite strecken und betrachtet ihn zunächst aus der Entfernung. Während der gesunde Arm eine gerade Linie bildet, wird man am verletzten meist einen Winkel bemerken, den man recht genau bestimmen kann, indem man den S. 154 erwähnten Winkelmesser in die Achse des Ober- und Unterarmes legt. Anlegen an die Ober- oder Unterseite ergibt schwankende Resultate wegen der Muskelbäuche. Der gefundene Winkel betrage z. B. 160^0, auf der gesunden Seite 180^0. Alsdann läßt man den Unterarm gegen den wagerecht bleibenden Oberarm beugen, wobei die Handflächen immer senkrecht zu halten sind. Der Winkel der äußersten Beugung wird auf dieselbe Weise gemessen wie vorher und sei z. B. auf der gesunden Seite 35^0, auf der kranken 60^0. Nunmehr läßt man die Arme parallel gerade nach vorn strecken und langsam senken, wobei sich eine Abweichung nach der Beuge- oder Streckseite ergeben kann, z. B. eine Ueberstreckung um 10^0. Schließlich muß beim Ellenbogengelenk auch noch die Rotation des Radius festgestellt werden. Um Mitbewegungen im Schultergelenk auszuschließen muß der Untersuchte hierzu beide Oberarme gleichmäßig seitlich an die Brust legen und die Arme wagerecht nach vorn strecken. Die Drehung der Hand ergibt (bei gesundem Handgelenk) die Beweglichkeit des Radius in seinem oberen Gelenk. Geht man wieder von der senkrechten Mittelstellung der Hand aus, so kann die Pro- und Supination für sich gemessen, schließlich der Betrag der gesamten Rotation ermittelt werden. Das Ergebnis der Untersuchung bringt man nunmehr in folgendes einfache und übersichtliche

Schema für Untersuchungen der Ellenbogengelenke:

		R	L
Arme wagerecht	Streckung	bis $180°$ } $145°$	bis $160°$ } $100°$
	Beugung	„ $35°$	„ $60°$
Arme nach vorn	Streckung	„ $180°$	„ $190°$
Pronation		„ $90°$ } $180°$	„ $45°$ } $75°$
Supination		„ $90°$	„ $30°$
Umfang gestreckt		28 cm	29 cm
Durchmesser nach der Tiefe		6,5 „	7 „
„ „ „ Quere		7,5 „	8 „

Viele der anscheinend geringfügigen, zunächst als Kontusionen aufgefaßten Verletzungen des Ellenbogengelenks sind Einbrüche im Oberarmbein oberhalb der Ulna.

Am Unterarm sind die gewöhnlichen normalen Richtungen Belichtung von der Radialseite bei ganz aufgelegter Elle und senkrecht befestigter Hand und von der Dorsalseite bei flach aufgelegter Hand. In diesen Stellungen ist die Lage der Knochen zu einander eine ganz bestimmte und stets wiederherstellbare. Es ist daher auch möglich, beide Unterarme in paralleler Stellung und darum gut vergleichbar nach einander auf dieselbe Platte zu bringen. Verletzungen, Einbrüche, wobei nur eine Seite des Knochens etwas klafft, werden hierbei leicht erkannt. Von besonderer Wichtigkeit sind die Verletzungen am unteren Ende besonders des Radius, da bei der Durchleuchtung in dem schwammigen Gewebe keine Bruchlinien erkennbar sind. Es kommt häufig nach einem Fall auf die Hand eine Schwellung vor, welche als „Kontusion des Handgelenks" aufgefaßt wird und nach einigen Wochen der Fixierung und Ruhe anscheinend geheilt ist. Nur eine geringe unbestimmbare Schwellung bleibt zurück, sowie eine Beschränkung in den Exkursionen des Handgelenkes, welche den Arbeiter in zivilen Beschäftigungen nicht hindert, welche aber den davon betroffenen Soldaten zum Turnen wie den vorgeschriebenen Griffen unfähig macht und bald der Beurteilung durch den zuständigen Sanitätsoffizier zuführt.

Man findet eine mehr oder weniger gut lokalisierbare Verdickung, welche wieder durch Meßband und Tasterzirkel festzustellen ist ebenso wie die Maße der gesunden Seite. Die Funktionsprüfung des Gelenks erfolgt am besten, indem beide Unterarme unverrückbar so auf ein Bänkchen aufgelegt werden, daß die Hand frei beweglich über eine Kante herabhängt. Die Exkursionen nach den vier verschiedenen Richtungen[1]) sowie die Rotation können nun wieder mit dem Winkelmesser leicht unter Ausgang von der graden gestreckten Stellung ermittelt und das Ergebnis der Untersuchung übersichtlich zusammengestellt werden, z. B. in folgendes

Schema für Untersuchungen der Handgelenke:

	R		L	
Umfang des Handgelenks	19 cm		18 cm	
Querdurchmesser . . .	6 „		6 „	
Tiefendurchmesser . . .	5 „		4 „	
Streckung	bis 20°	} 70°	bis 30°	} 100°
Beugung	„ 50°		„ 70°	
Beugung ulnarwärts . .	„ 30°	} 55°	„ 45°	} 70°
„ radialwärts . .	„ 25°		„ 25°	
Supination	„ 70°	} 150°	„ 90°	} 180°
Pronation	„ 80°		„ 90°	

Die nunmehr erfolgende Aufnahme wird häufig so wenig in die Augen fallende Abweichungen ergeben, daß man gut tut, in solchen Fällen grundsätzlich den anderen Unterarm in der gleichen Lage parallel daneben auf die Platte zu bringen, und zwar so sorgfältig, daß nachher auch die Spalten der Handgelenke genau in gleicher Höhe liegen. Es ist hierbei außerordentlich wichtig, an der sorgfältig über das Gelenk einregulierten Röhre nichts zu ändern und alle Apparate durch Schrauben sicher festzustellen. Das Gleiche gilt von der hierzu senkrechten Aufnahme, wobei man die genau gleiche Lage der beiderseitigen Unterarmknochen durch ein in der Mitte aufgestelltes als Anlage dienendes dünnes Brett sichern kann. Aus einem mit derartiger Sorgfalt hergestellten Negativ ist man nun berechtigt, weitgehende Schlüsse selbst bei anscheinend unbedeutendem Befunde zu ziehen. Ein im Garnisonlazarett Colmar im Jahre 1900 untersuchter Fall wird dies des Näheren dartun. Ein Obergefreiter des Fuß-Artillerie-Regiments No. 14 war von einem Telephonbaum 3 m hoch auf die linke Hand gefallen und zeigte geringe Anschwellung in der Gegend des Handgelenks nebst ebenfalls geringfügigen Ausfallserscheinungen der Bewegungen. Die bei Belichtung von der Dorsalseite aufgenommenen Unterarm-

---

[1]) Gut verwendbar ist hierfür auch ein von Oberstabsarzt Kimmle für das Garnisonlazarett II Berlin konstruierter Apparat.

knochen zeigten keinerlei Bruchlinien, nur bei genauem Vergleichen auf dem verletzten Arm eine in den Umrissen etwas von der gesunden Seite abweichende Zeichnung des unteren Speichenendes. Es war ferner die Ausbuchtung der Weichteile am Griffelfortsatz der Elle an der verletzten Seite etwas mehr ausgeprägt. Verfolgte man ferner auf der gesunden Seite die vom Griffelfortsatz der Speiche ausgehende Gelenklinie nach außen, so verlief sie in gleichmäßigem Zuge bis auf die Gelenkfläche der Elle, sodaß man den Eindruck hatte, eine herabrollende Kugel könne ohne Anstoß von der einen auf die andere Fläche gelangen. Auf der anderen Seite dagegen mußte sie an die Elle anstoßen, weil deren Gelenkfläche um ein weniges hervorragte. In der Queraufnahme zeigte sich die nach abwärts zeigende Spitze des Radius etwas verlängert, aber auch hier keine Spur einer Bruchlinie oder von Kallusbildung. Alle diese so äußerst geringen Abweichungen von der normalen Seite wären nicht erkannt oder auf geringe Verschiedenheiten bei der Aufnahme bezogen, wenn eben nicht mit der peinlichsten Sorgfalt beide Seiten unter gleichen Bedingungen projiziert wären. Unter diesen Umständen konnte eine Zusammenstauchung des unteren Radiusendes mit Sicherheit angenommen werden, womit die anderweitig beobachteten Symptome vollkommen übereinstimmten.

Der Beweis für die Richtigkeit einer solchen Annahme konnte auf folgende Weise geführt werden. Es stand ein skelettierter Radius zur Verfügung, dessen unteres Ende deutlich in vier Stücke zerbrochen und von denen eines mit Verschiebung wieder an den im Ganzen verdickten Knochen angeheilt war. Vier deutlich von einander getrennte Facetten der Gelenkfläche und ein spitzer Vorsprung des einen Stückes ließen über die stattgehabte Verletzung keinen Zweifel. Dieser Radius wurde nun zusammen mit einem normalen in verschiedenen Lagen röntgographiert. Das Bild zeigt außer den abweichenden Umrissen im Innern des Knochens keine Spur des sicher durch die ganze Substanz gegangenen mehrfachen Bruches. Dies kann nur darauf beruhen, daß dieser Knochenabschnitt nahezu ausschließlich aus gleichmäßig aufgebauter schwammiger Substanz ohne merkliche Anhäufung von kompakter besteht. Ergibt sich schon bei einem skelettierten Knochen dieser negative Befund im Röntgenbild, so ist noch weniger zu erwarten, daß die von Weichteilen bedeckte schwammige Substanz des lebenden Knochens im Innern Zertrümmerungen und Verschiebungen auf der Platte erkennen lassen wird. Es erhellt aber gleichzeitig die Berechtigung, aus den oben geschilderten minimalen Aenderungen der Umrisse und der Lage zum Nebenknochen, auf eine stattgehabte Knochenverletzung zu schließen, allerdings nur für den Fall, wenn man sicher ist, daß die Bilder in absolut identischer Lage aufgenommen, daher vergleichbar sind.

Verletzungen der Knochen des Handgelenks, Brüche sowohl wie Verrenkungen und Fremdkörper, sind leicht darzustellen, wobei man die Hand sowohl auf der Volar- als auf der Dorsalfläche aufruhen lassen kann. Auch Queraufnahmen mit Lagerung auf der Ulnarseite sind einfach zu machen und häufig von großem Nutzen. Brüche der einzelnen Handwurzelknochen kommen häufiger bei schweren Maschinenverletzungen vor, sind aber im Militärlazarett im allgemeinen recht selten. Daß Schmiz[1]) im Verlauf von 20 Monaten bei 27 derartigen im Garnisonlazarett Koblenz beobachteten 16 mal Brüche bezw. Verrenkungen der Handwurzelknochen nachweisen konnte, ist recht auffallend.

Am einfachsten und brillantesten sind Aufnahmen der einzelnen Finger. Auch hier sollte nie unterlassen werden, wenn möglich die gleichen Finger der gesunden Hand in Aufsicht wie im Profil in derselben Stellung auf die Platte zu bringen. Dies läßt sich ganz gut erreichen, wenn man eine 18 × 24 cm - Platte halb abdeckt und auf jeder Hälfte eine Aufnahme macht. Um bei den Profilaufnahmen an der Basis der Finger möglichst hoch hinaufgehen zu können, muß man über die Tischkante hinausreichend eine Eisenplatte von etwa 30 × 40 cm Größe und 0,3 cm Dicke fest anschrauben, die nur in dickes Papier gewickelte Platte bis zum Rand vorschieben und nun den Kranken die Finger fest dagegen stemmen lassen. Beim Daumen bedarf die Festlegung der normalen Belichtungsebenen einiger Sorgfalt. Läßt man die Hand einfach auflegen, so erhält man eine etwas schräge Projektion der Daumenknochen. Es ist erforderlich, unter die Finger einen 3—3.5 cm hohen Klotz zu schieben, um die richtige Lage der Daumenknochen im Profil zu erhalten. Die hierzu rechtwinklige Lage der Knochen einschließlich des ersten Mittelhandknochens erreicht man, indem man den Kranken im Stehen zu beiden Seiten einer Tisch-

---

[1]) Deutsche militärärztl. Zeitschrift 1902 S. 311.

ecke die Daumen soweit wie möglich über die photographische Platte heraufschieben läßt.

Für den Oberschenkel, das Knie und den Unterschenkel sind nur wenige Vorsichtsmaßregeln erforderlich. Die richtige Lage erhält man, wenn der Kranke die Füße fest gegen ein senkrechtes Brett stützt, wo sie durch ein Gummiband derart festgehalten werden, daß ihre Berührungsfläche auf der Unterlage genau senkrecht steht. Hierdurch erhält man alle drei Gelenke nebst den umgebenden Knochen in guter Uebersicht und jedesmal in derselben Lage. Sehr schön übersichtlich namentlich bei Kindern zeigt sich das Hüftgelenk mit großem und kleinem Rollhügel. Am Kniegelenk verschwindet die Kniescheibe wegen der großen Entfernung von der Platte fast vollständig. Will man sie genauer erhalten, so muß man die Aufnahme in Bauchlage machen. Die Unterschenkelknochen sind in ganzer Länge sichtbar, am Fußgelenk erscheint sehr deutlich der Gelenkspalt und die das Sprungbein umschließende Zwinge der Knöchel. Namentlich am äußeren Knöchel kommen Brüche vor, welche in einer Richtung keine Verschiebung zeigen, sodaß gerade hier die zweite Aufnahme besonders notwendig wird.

Die Queraufnahme kann man mit Belichtung von der Außen- oder Innenseite machen. Die erstere ist sicherer, weil die flach aufgelegte Innenseite des Fußes die korrekte Stellung verbürgt. Man muß dabei den Kranken auf die gesunde Seite legen, ihm eine feste Rückenstütze (Schraube mit Kissen) geben, das gesunde Bein durch ein Bänkchen überbrücken und auf diesem ein größeres Brett (50 × 60 cm) je nach Bedarf befestigen. Handelt es sich um einen frischen Bruch, bei welchem man die Umlagerung des Kranken vermeiden möchte, so kann man beide Aufnahmen ohne Veränderung seiner Lage machen, indem man das Bein gleich von vornherein auf ein niedriges Bänkchen legt, einmal von oben belichtet und dann von der Außenseite her gegen eine zweite Platte projiziert, welche durch einen rechten Winkel (das Fußbrett) an der Innenseite festgehalten wird.

Am Oberschenkel und zwar an der Vorder-, Innen- und Außenseite begegnet man ebenso wie am Oberarm und gelegentlich am Unterarm den nach irgend einem Trauma wie Reiten, Bajonettieren u. dergl. entstandenen harten Produkten verschiedener Entzündungsprozesse, welche unter dem Namen

Reit- oder Exerzierknochen[1]) bekannt sind. Dieselben zeigen bei der Betastung nicht immer scharfe Grenzen, sind aber für das Gefühl im Ganzen leicht nachweisbar. Bei der Durchstrahlung hat man immer eine möglichst weiche Röhre zu nehmen, welche für die Dicke des Körperteiles noch gerade ausreicht. Nur mit solchen kann man die in der Dichte von den umgebenden Weichteilen nur wenig verschiedenen Neubildungen in genügender Deutlichkeit auf die Platte bringen. Sie zeigen meist ein unregelmäßig geflecktes Aussehen. Auch trotz aller Mühe wird man sich häufig mit schattenhaften, verlaufenden Umrissen begnügen müssen. Man unterlasse nicht die Aufnahmen in zwei Richtungen, da man hierdurch Aufschluß über die Verbindung der Neubildung mit dem Knochen erhalten kann.

Es muß darauf hingewiesen werden, daß bei Queraufnahmen des Knies in etwa 8 pCt. aller Fälle hinter dem Gelenk ein Schatten erscheint, dessen Natur vielfach unbekannt ist und zu falschen Deutungen als Fremdkörper Anlaß gegeben hat. Wiederholt ist dieser Befund auch als neu entdeckter Knochen beschrieben worden. Es handelt sich um ein Sesambein, welches im äußeren Kopf des M. gastrocnemius sich in $1/6$ bis $1/10$ aller Fälle findet[2]).

Das Fußgelenk und der Fuß sind von eminenter Wichtigkeit für den militärischen Dienst. Die hier vorkommenden Verletzungen und Abnormitäten sind mannigfaltig und bedürfen sorgsamer Untersuchung. Wegen der Vielgestaltigkeit der wenig verschieblichen eng an einander gelagerten Knochen sind auch hier wieder ganz bestimmte Grundsätze für die Aufnahme erforderlich, wenn zu beliebiger Zeit Bilder gewonnen werden sollen, welche direkt vergleichbar sind.

Am besten ist es auch hier, zur Vergleichung die ge-

---

[1] Salman, Klin. und anatom. Beiträge zur Myositis ossificans. Deutsche militärärztl. Zeitschrift 1898 S. 65. — Knaak, Die subkutanen Verletzungen der Muskeln. Veröffentl. aus dem Gebiete des Militärsanitätswesens Heft 16, 1900. — Schmiz, Beitrag zur Myositis ossificans traumatica. Deutsche militärärztl. Zeitschr. 1901 S. 581.

[2] Vergl. Pfitzner, Fortschritte auf dem Gebiete der Röntgenstrahlen 1900 Bd. IV S. 59. — Derselbe in: Morphologische Arbeiten 1892 Bd. 1 S. 578, Ueber Sesambeine der Hand s. G. Thilenius, Morphologische Arbeiten 1896 Bd. 5 S. 309.

sunde Seite mit zu photographieren. Dies ist am leichtesten ausführbar bei der Projektion der Füße von oben. Die symmetrische Stellung wird gesichert, indem das S. 153 erwähnte Fußbrett an der Tischkante festgeschraubt wird. Der Mann sitzt auf dem Tisch auf einem Stuhl, lehnt die Hacken und die Waden gegen das senkrechte Brett und hat die inneren Fußränder in ganzer Ausdehnung an einander zu legen, wobei die Berührungslinie gerade nach vorn verlaufen muß. Die Kniee sind durch einen Lederriemen leicht zusammengedrückt. Die Röhre kommt in 50 cm Entfernung von der Platte senkrecht über die Zehen zu stehen, Exposition bis 2 Minuten. Da wegen der nach hinten rasch ansteigenden Dicke der Füße die vorderen Teile hierbei leicht überlichtet werden, kann man nach einer Minute dieselben durch eine vorsichtig hin- und herbewegte Bleiplatte abblenden.

Man erhält auf diese Weise deutliche bis zum Hackenbein reichende Bilder, welche außer über Verletzungen schon guten Aufschluß über den Bau des Fußgewölbes geben. Man erkennt deutlich das mehr oder minder starke Hervortreten des Kahnbeins an der Innenseite und den Verlauf des inneren Randes der Knochen. Bei normalem Bau bilden die inneren Knochenränder eine gebrochene Linie, welche mit der der anderen Seite einen deutlichen Rhombus einschließt, dessen Längs- und Querdiagonale bei Erwachsenen etwa die Abmessungen 11 : 4 cm zeigen. Sinkt das Fußgewölbe ein, so springt das Kahnbein mehr hervor, die innere Randlinie der Knochen flacht sich mehr und mehr ab und der erwähnte Rhombus wird schmaler, spaltförmiger.

Von Verletzungen interessieren hier am meisten die vielberufenen Brüche der Mittelfußknochen, über welche weiter unten Genaueres mitgeteilt wird.

Die Profilaufnahmen des Fußes lassen zwar in jeder Lage die Diagnose grober Verletzungen zu. Feinere jedoch sowie die Beurteilung des Fußgewölbes erfordern besondere Maßnahmen, um unter den bei verschiedener Projektion in den Umrissen stark wechselnden Knochenschatten sich zu orientieren. Auf die klare, in die Augen springende Darstellung des Fußgewölbes sollte man in jedem Falle besonders halten, da es für die Leistungsfähigkeit namentlich des Infanteristen von weittragendster Bedeutung ist. Dies läßt sich nun mit Hilfe des S. 155 beschriebenen Fußklotzes mit Bleistreifen stets einfach und sicher erreichen. Man befestigt das rechtwinklige

Fußbrett auf dem Tisch, legt den Fußklotz in den Winkel, läßt den Mann auf einem Stuhl so sitzen, daß der Fuß auf dem Klotz steht und die Innenseite des senkrecht stehenden Unterschenkels an das senkrechte Brett sich anlegt. Diese Lage sichert man durch eine am Stuhl angebrachte Schraube, welche dem Oberschenkel Anlage gewährt. Nunmehr reguliert man die Stellung der Röhre nach dem wagerechten und senkrechten Bleistreifen ein (dies läßt sich nach einiger Uebung auch ohne leuchtenden Schirm durch Visieren mit dem Auge sicher erreichen), sorgt dafür, daß die vordere Schienbeinkante mit dem senkrechten Bleistreifen zusammenfällt, schiebt die Platte (24 × 30 cm) in den Falz an der Innenseite des Fußklotzes und exponiert bei 50 cm Entfernung 2 bis 3 Minuten. Diese durch einfache Merkmale gesicherte Lage ergibt nun Bilder, welche mit überraschender Deutlichkeit sowohl Verletzungen wie den Bau des Fußes erkennen lassen. Der als schwarzer Strich erscheinende Bleistreifen dient als Richtungslinie. Bei normalen Füßen steigt die Unterkante des Hackenbeines steil im Winkel von 30° bis 35° nach vorn auf, woran sich dann das weitere Fußgewölbe mit den Sesambeinen des Großzehengelenks endend anschließt. Die Höhe dieses Gewölbes beträgt im Durchschnitt etwa 3 cm über der Unterlage. Je mehr der Fuß einsinkt, zum Plattfuß wird, desto flacher wird das Gewölbe. Dies macht sich mit größter Klarheit am Calcaneus bemerkbar, der Winkel zwischen seiner unteren Kante und dem Bilde der Bleiplatte wird kleiner, bei stärkeren Plattfüßen liegen beide parallel; ja das vordere Ende kann der Unterlage näher stehen als das hintere.

Es muß hier etwas genauer auf ein Leiden eingegangen werden, welches jedem Sanitätsoffizier genügend bekannt ist, welches indessen erst im Laufe der Röntgenära mehr Würdigung und Aufklärung gefunden hat. Das als Fußgeschwulst, Fußödem, Marschgeschwulst, Pied forcé, accroissement du pied bezeichnete Krankheitsbild ist in seinen äußeren Umrissen bekannt, seit der Oberstabsarzt Breithaupt[1]) in Koblenz zuerst im Jahre 1855 die Aufmerksamkeit darauf lenkte. Da hier keine klinische Darstellung gegeben werden kann, mag es genügen zu sagen, daß Breithaupt das Leiden als eine Entzündung der Sehnenscheiden und des tiefer gelegenen Bänderapparates, ausgehend von den Gelenkverbindungen

---

1) Medizin. Zeitung 1855 No. 36 und 37.

zwischen den Zehen und Metatarsalknochen besonders der dritten und vierten Zehe auffaßte. Erst 22 Jahre später folgt eine weitere Besprechung der Krankheit durch Stabsarzt Weisbach[1]), welcher den Sitz des Schmerzes mehr an der Dorsalseite des Fußblattes an den Strecksehnen der mittleren Zehen fand und namentlich die Schmerzhaftigkeit beim raschen Aufheben und Beugen der Zehen betonte. Mit der von ihm gewählten Bezeichnung und Auffassung des Leidens als Syndesmitis metatarsea fand sich in Deutschland eine ganze Generation von Militärärzten ab. In Frankreich machte Pauzat[2]) 1887, Poulet[3]) 1888 auf typische Knochenverdickungen bei ausgesprochenen derartigen Fällen aufmerksam. Der erstere faßte die Krankheit als Périostite ostéoplasique des métatarsiens à la suite des marches auf, der zweite als Ostéopériostite rhumatismale des métatarsiens. Auch Martin[4]) 1891 bezeichnet sie als Inflammation périosto-arthritique du pied à la suite des marches. Oberstabsarzt Rittershausen[5]) fand, daß die Schmerzhaftigkeit auf die einzelnen Metatarsalknochen beschränkt ist und daß man hier Verdickungen fühlen kann. Dies führte ihn zu der Annahme einer Knochenentzündung. Dieser in Deutschland erste öffentliche Hinweis auf eine Beteiligung der Knochen an dem Krankheitsbilde wurde wenig bekannt und man kann getrost behaupten, daß beim Beginn der Röntgenära die große Mehrzahl aller Sanitätsoffiziere noch vollkommen von der Vorstellung beherrscht war, es handle sich um einen vorwiegend im Bandapparat verlaufenden Prozeß. Um so größer war das Erstaunen als in einem Falle von „chronischem Fußleiden" Anfang Juli 1897 im Garnisonlazarett I Berlin[6]) mittels der Röntgenaufnahme ein unzweifelhafter Knochenbruch gefunden und dieselbe Verletzung sofort in zwei ähnlichen Fällen festgestellt wurde. Schon damals unterschied ich zwei Befunde, spindelförmige Verdickungen des ganzen Mittelstückes, welche die Form des Knochens nicht wesentlich verändern und welche

---

1) Deutsche militärärztliche Zeitschrift 1877 Heft 12.
2) Archives de médecine et de pharmacie militaires 1887 Bd. 10 S. 337.
3) Ebendas. 1888 Bd. 12 S. 245.
4) Ebendas. 1891 Bd. 18 S. 336.
5) Militär-Wochenblatt 1894 No. 75.
6) Stechow, Deutsche militärärztl. Zeitschrift 1897 S. 466.

als von den Weichteilen auf die Knochenhaut fortgeleitete Entzündungen gedeutet wurden; ferner knollige dem Knochen aufsitzende Verdickungen mit oder ohne erkennbare Bruchlinien und Knochenverschiebung. Auch ohne den letzteren Befund mußte hierin stets ein Knochenbruch mit Kallusbildung erblickt werden. Ich hielt damals unter dem Eindruck dieser Befunde es für notwendig, zunächst jeden Fall von Fußgeschwulst auch mit Röntgenstrahlen zu untersuchen, um vor allem erst einmal festzustellen, in wieviel Fällen ein Knochenbruch zu Grunde liegt und um Anhaltspunkte zu gewinnen, welche eine derartige Diagnose auch ohne Röntgenapparat ermöglichen.

Ein Jahr später konnte ich[1]) in der 8. Sektion für Militärhygiene des IX. internationalen Kongresses für Hygiene und Demographie zu Madrid über 35 Fälle von Verletzungen und Abnormitäten der Mittelfußknochen berichten, von welchen 34 der äußeren Diagnose „Fußgeschwulst" zugehörten. Ich erklärte das Zustandekommen des Bruches bei anscheinend geringer Gewalteinwirkung· (von 34 Verletzten konnten 9 über die Veranlassung keine Angabe machen) durch einen von vorn kommenden Stoß, wie er beim Sprung aber auch durch Anstoßen an einen Stein, gefrorene Wagenspur oder dergl. während des Marschierens bei ungünstiger Stellung des Fußes namentlich bei Uebermüdung des Körpers vorkommt, wodurch die natürliche Krümmung des Knochens über die Elastizitätsgrenze hinaus vermehrt wird. Bricht der Knochen, so reißt er zuerst an der konvexen Oberseite ein, womit die schon von Weisbach hervorgehobene besondere Schmerzhaftigkeit auf der Dorsalseite gut übereinstimmt. Soweit die damals vorläufig gewonnene Uebersicht erkennen ließ, lag bei der gewöhnlich im Revier gestellten Diagnose „Fußödem" in etwa einem Drittteil der Fälle eine nachweisbare Knochenverletzung vor. Ueber den klinischen Verlauf dieser Fälle konnte nichts berichtet werden, da die Kranken aus den verschiedensten Regimentern und Garnisonen nur auf kurze Zeit zur Röntgenuntersuchung gebracht wurden. Auch über das endgültige Resultat der Behandlung (Heilung — Entlassung) konnte erst später etwas in Erfahrung gebracht werden. Die Röntgenstation war ohne unmittelbaren Einfluß auf die Entschließungen der Truppenärzte.

Seit dieser Zeit hat die Frage nach der Natur der der

---

1) Brüche der Mittelfußknochen, eine häufige Ursache von Fußödem. Madrid 10.—17. April 1898.

Fußgeschwulst zu Grunde liegenden anatomischen Läsion nicht geruht und jedes Jahr hat Veröffentlichungen gebracht, welche die Sache weiter geklärt haben.

Zunächst berichtete im selben Jahre, 1897, in welchem die ersten Mitteilungen aus dem Garnisonlazarett I Berlin erfolgten, der Oberstabsarzt Schulte[1]), daß er vom 1. 4. 94 bis Ende Oktober 96 gegen hundert Fälle von Fußgeschwulst beobachtet habe und zu der Ueberzeugung gekommen sei, daß stets eine Störung des Zusammenhanges der Knochensubstanz an einem der drei mittleren Mittelfußknochen, und zwar ein Knickbruch oder eine vollkommene Fraktur vorliege. Er berichtete genauer nur über 59 Fälle, welche er in zwei Klassen einteilte. In der ersten Reihe (53 Fälle) bestand typischer fixer Druckschmerz, Schwellung, später Bildung eines Knochenringes meist im mittleren Dritteil, dessen Dicke nach dem Abtasten auf 2—3 mm geschätzt wurde. Es war 33 mal der zweite Mittelfußknochen, 18 mal der dritte, 2 mal der vierte betroffen. Die erste Röntgenphotographie wurde am 19. Oktober 1896 gemacht und zeigte einen typischen Kallus. Ein Mann wurde invalide wegen einer 3 cm langen Knochenauflagerung, welche beim Auftreten Druckschmerz verursachte.

Die zweite Gruppe (6 Fälle) zeichnete sich dadurch aus, daß neben den Symptomen der ersten Gruppe noch charakteristische Bruchanzeichen, abnorme Beweglichkeit, Krepitation vorhanden waren. Niemals sind jedoch Blutaustritte erwähnt. Der Verlauf war derselbe wie bei der ersten Reihe von Fällen und hiernach wurde als wahrscheinlich angenommen, daß auch dort die gleiche Ursache, nämlich eine Knochenverletzung zu Grunde liege.

Interessant ist der Verlauf eines Falles der zweiten Gruppe mit deutlicher Krepitation. Da die Kallusbildung sich verzögerte, ließ man den Mann aufstehen und umhergehen. Die Knochenbildung erfolgte nunmehr derartig massenhaft, daß die anstoßenden Zwischenknochenräume völlig ausgefüllt und das Tragen des Schuhzeugs behindert wurde. Der Mann wurde dienstunfähig.

Nach Schulte sind alle Fälle, in welchen eine kallöse Knochenauftreibung zustande kommt, als Bruch aufzufassen, welchen er sich durch Ueberstreckung der leicht gebogenen

---

1) Langenbeck's Archiv für klin. Chirurgie 1897 Bd. 55 S. 872.

Mittelfußknochen entstanden dachte. Gegenüber Körting[1]) betonte er, daß mehr normalgebaute Füße als solche mit platten Sohlen erkranken. Nur in einer sehr geringen Anzahl von Fällen wurden Röntgenaufnahmen gemacht, welche die anderweitig gestellte Diagnose bestätigten.

Sodann berichtete Oberstabsarzt A. Kirchner[2]), daß er bis zum Jahre 1887 die Erkrankung ebenfalls für eine Bänderentzündung angesehen, seit dem Jahre 1888 aber drei beobachtete Knochenverdickungen als Knochenbrüche betrachtet, eine Reihe anderer Fälle jedoch teils als Anschwellung des Mittelfußes, teils als Bänderentzündung bezeichnet habe. Seit dem Jahre 1894 aber konnte er in jedem ihm zur Beobachtung kommenden Fall von Fußgeschwulst einen Mittelfußknochenbruch bezw. eine von einem solchen herrührende Knochenverdickung feststellen, „ohne hierzu der Röntgenstrahlen zu bedürfen" (sie wurden erst Ende 1895 entdeckt). Diese Ansicht bedeutet eine unerklärliche Unterschätzung der Wichtigkeit der neuen Untersuchungsmethode. War die Vermutung, daß der Knochen beteiligt sei, schon vorhanden, hatte hier und da der Gedanke schon Eingang gefunden, daß in manchen oder sogar in allen Fällen von Fußgeschwulst ein Knochenbruch vorliege, so war dies doch zunächst noch jedesmal erst einwandfrei zu beweisen, und hierzu war das neue Hilfsmittel der X-Strahlen geradezu unschätzbar. Kein späterer Beob-

---

1) Deutsche militärärztl. Zeitschrift 1893 S. 404.

2) Ueber das Wesen der sogen. Fußgeschwulst (Bruch der Mittelfußknochen durch indirekte Gewalt). Wiesbaden, J. F. Bergmann 1898. — Die Fußgeschwulst, in der 30. Abteilung der 70. Versammlung deutscher Naturforscher und Aerzte zu Düsseldorf am 19. 9. 1898 erstattetes Referat in Deutsche militärärztl. Zeitschr. 1899 S. 79. — Wenn auch sehr bedauerlich, so ist es jedenfalls Tatsache, dass von dieser seiner neuen Auffassung des Leidens vor dem Jahre 1898 nichts in die Oeffentlichkeit gelangt ist. Weder über die im Jahre 1894 auf der Station und im Rapport als Bruch der Mittelfußknochen geführten 17 Fälle noch über die im Stationsbericht 1894/95 gegebenen genauen Erläuterungen noch auch über den im Dezember 1894 in der militärärztlichen Gesellschaft zu Hannover gehaltenen Vortrag war etwas in weiteren als den zunächst dienstlich beteiligten Kreisen bekannt geworden. Vergl. ferner die Sanitätsberichte für 1896 S. 125, 1897 S. 125, 1898 S. 127.

achter hat sich daher wie A. Kirchner damit begnügt, seine auf anderem Wege gewonnene Meinung nur durch einige Aufnahmen „gewissermaßen für ungläubige Seelen" ergänzen zu lassen, ohne daß er hierdurch neue Aufklärung erhalten hätte, vielmehr sind eine ganze Reihe weiterer Untersuchungen mit X-Strahlen gefolgt, welche bisher schon einen erheblichen Fortschritt in der Erkenntnis des Leidens bewirkt haben.

In Frankreich hatte Busquet[1]) die mit dem Knochen zusammenhängende Natur des Prozesses ebenfalls erkannt und ihn als Periostitis aufgefaßt, von der er drei Arten unterschied, eine direkte traumatische, veranlaßt durch wiederholte Insulte der Knochen durch die Falte des Oberleders; eine indirekte traumatische, hervorgerufen durch Zerrungen oder Einrisse der Bänder an ihrer Ansatzstelle an der Knochenhaut infolge von Verletzung oder Uebermüdung; ferner eine auf Diathese beruhende. Die Beteiligung des Knochens hielt er für ganz untergeordneter Natur, obwohl er zwei Fälle von Pfihl und Valence erwähnt, in denen diese Autoren bei der Operation „den Knochen etwas verdickt, das Knochengewebe runzlig" und „eine kleine zerreibliche Exostose" vorfanden, während das Periost selber ganz gesund erschien.

Infolge meiner Mitteilungen auf dem Kongreß in Madrid untersuchten zwei französische Militärärzte, Boisson und Chapotot[2]) eine Anzahl Fälle bei Infanteristen und gelangten zu der Ansicht, daß es zwei verschiedene Reihen von Erkrankungen des Mittelfußes gäbe. Einmal kommen Brüche vor mit fixem Druckschmerz und häufig Krepitation, welche dadurch entstehen, daß bei Ermüdung die Muskeln, welche das Fußgewölbe in der Quere zusammenhalten, nachlassen, der ziemlich bewegliche erste Mittelfußknochen nach oben ausweicht und nun dem folgenden schwächeren das Abwickeln der Sohle und Ueberwinden von Unebenheiten zufällt. Sie brechen dabei infolge Hebelwirkung durch Ueberstreckung. Ferner kommen unter denselben Verhältnissen, wenn die Knochen selbst Widerstand leisten, Entzündungen des Band- und Gelenkapparates an beiden Enden der mittleren Mittel-

---

1) Revue de Chirurgie 1897 S. 1065.
2) Le pied forcé. Archives de méd. et de pharm. militaires 1899 Bd. 33 S. 81.

fußknochen vor, von denen namentlich der zweite an seinem hinteren Ende fest eingekeilt ist und nicht nachgeben kann.

Auch Nimier[1]) glaubte das Zustandekommen eines kompletten oder inkompletten Bruches nur möglich bei nachgewiesener größerer Gewalteinwirkung wie Sprung, Fehltritt oder dergl., während er in anderen Fällen nur eine Verstauchung, also eine Affektion der Weichteile für annehmbar hielt.

Oberstabsarzt a. D. Rittershausen[2]) erklärte sich, soweit das aus seinen hierauf bezüglichen Ausführungen zu entnehmen ist, für das Zustandekommen des Bruches durch vermehrte Streckung der Mittelfußknochen, war übrigens anscheinend der Ansicht, daß nicht allen Fällen von Fußgeschwulst Brüche zu Grunde liegen.

Oberstabsarzt Thiele[3]) war der Meinung, daß bei der Fußgeschwulst immer ein Bruch oder wenigstens eine Infraktion eines Mittelfußknochens vorhanden sei.

Muskat[4]) kam nach sehr gründlicher Erörterung der statischen und Belastungsverhältnisse des Fußes zu der Ueberzeugung, daß das Ueberwiegen dieser Mittelfußbrüche beim Soldaten auf besondere Eigentümlichkeiten der militärischen Uebungen und zwar auf langes Stillstehen, Marschieren im Tritt und den Parademarsch zurückzuführen sei. Allein bei letzterer Uebung kommt die Verletzung durchaus nicht besonders häufig vor und der Soldat marschiert draußen durchaus nicht in der vom langsamen Schritt her bekannten steifen Form, sondern gerade, wenn er auf der Landstraße in der Kolonne ohne weiteren Zwang sich fortbewegt oder aber über das Feld vorläuft, wie er will, treten die meisten derartigen Verletzungen ein.

Eine große Anzahl guter Röntgenbilder hierher gehöriger Fälle veröffentlichte Stabsarzt Meiser[5]). Er unterschied sehr genau einen Knochenbruch, der sich durch Verschiebung u. s. w.,

---

1) Archives de méd. et de pharm. mil. 1898 Bd. 31 S. 392.
2) Deutsche militärärztliche Zeitschrift 1899 S. 18.
3) Deutsche med. Wochenschrift 1899 No. 10; Deutsche militärärztliche Zeitschrift 1900 S. 129.
4) Sammlung klin. Vorträge begründet von Richard Volkmann 1899 No. 258.
5) Fortschritte auf dem Gebiete der Röntgenstrahlen 1901 Bd. 4 S. 105.

jedenfalls aber durch einen massigen, klumpigen Kallus
zu erkennen gibt, und schlanke Verdickungen des Mittelstückes, welche er auf Periostitis zurückführt. Die Entstehung des Bruches erklärte er ganz entschieden durch
Ueberspannung des normal vorhandenen Bogens, also durch
übermäßige Zusammenbiegung des Knochens, wobei der
erste Einriß von der oberen konvexen Seite her erfolgt.

Oberarzt Thalwitzer[1]) war dagegen überzeugt, daß in
den meisten Fällen von Fußgeschwulst Bruch des Knochens
fehle und nur durch Ueberanstrengung der M. interossei bei
lang fortgesetztem Marschieren eine traumatische Periostitis
der Mittelfußknochen entstünde. Er bezieht hierauf die langgestreckten Knochenschatten des Mittelstückes, während die
eigentlichen Frakturen immer Bruchlinien, Dislokation und
später dicken Kallus zeigen sollen. Der Entstehung nach
hält er die Fraktur für eine direkte.

Stabsarzt Blecher[2]) fand ebenfalls unzweifelhafte Fälle
von Knochenbruch nur in $1/_3$ der Fälle, in den übrigen nimmt
er eine Knochenhautentzündung an, welche den feinen spindelförmigen Schatten um die Diaphyse verursacht. Er sieht in
diesen beiden Veränderungen keine wesentlichen, sondern nur
gradweise Unterschiede, bedingt durch die Verschiedenheit der
Stärke der Gewalteinwirkung und der Festigkeit des Knochens,
und erklärt die Entstehung der Fußgeschwulst durch eine
abnorme Belastung der mittleren, normalerweise nicht belasteten Mittelfußknochen. Die für gewöhnlich den Boden nicht
berührenden Köpfchen der Mittelfußknochen sinken herab, wenn
infolge von Ermüdung die durch die Muskeln unterhaltene Querspannung dieses Gewölbes nachläßt. Der Bruch kann in diesem
Augenblick entweder sofort beim Erheben der Ferse oder beim
darauf folgenden Abstoßen des Fußes eintreten. Ist der
Knochen selbst den Anforderungen gewachsen, so kommt es
durch den stets wiederholten Stoß, die Erschütterung und
den Druck auf das Köpfchen zu einer Entzündung der
Knochenhaut. Hiernach soll also der Bruch auch durch
Ueberstreckung des Knochens zustande kommen.

Ueber tadellose Heilung eines dreifachen Bruches berichtete Stabsarzt Schmitz[3]). Aehnliche Fälle aus der

---

1) Deutsche militärärztl. Zeitschrift 1902 S. 435.
2) Ebendas. 1902 S. 321 und 1903 S. 3.
3) Ebendas. 1902 S. 199.

zivilen Bevölkerung veröffentlichten Schipmann[1]) und Muskat[2]).

Aus den gemachten Angaben erhellt, daß die Frage betr. Wesen und Entstehung der Fußgeschwulst von vielen Seiten in Angriff genommen, aber doch noch nicht in allen Punkten vollkommen geklärt ist. Noch nicht sicher gestellt ist die Art der Entstehung, ob durch Ueberstreckung oder Ueberbeugung oder auf beide Arten, ferner die Frage, ob jedem Fall von entzündlicher Schwellung in der Gegend des Mittelfußes tatsächlich eine Verletzung des Knochens oder der Knochenhaut zu Grunde liegt, oder ob auch einfache Erkrankungen der Bandapparate vorkommen. Sodann bedarf das spätere Verhalten des Kallus genauerer Aufklärung namentlich nach der Richtung, in welchem Zusammenhange er mit der schmalen Verdickung des Schaftes steht und welche Veränderungen er im Lauf der Zeit eingeht.

Hier weitere Aufklärung, Trennung der verschiedenen noch häufig verwechselten Erkrankungen zu erzielen und die Möglichkeit der Frühdiagnose ohne Röntgenapparat zu schaffen, ist eine immerhin dankbare Aufgabe der militärischen Röntgenkabinette. Für die Untersuchung ist zunächst zu betonen, daß Durchleuchtungen nur in den gröbsten Fällen genügen werden, es also besser ist, hiermit keine Zeit zu verlieren.

Die genaue äußere Untersuchung nimmt man, nachdem durch Antreten des Mannes mit parallelgestellten Füßen eine Uebersicht gewonnen ist, am besten so vor, daß man den kranken Fuß des sitzenden Patienten auf den Schoß nimmt und nun jeden Mittelfußknochen sorgsam abtastet, indem man den Daumen an die Sohle, die übrigen Finger an den Fußrücken legt. So gelingt es am besten jeden Knochen einzeln zu verfolgen und Verdickungen sowie fixe Druckpunkte aufzufinden. Man wird erstaunt sein, wie leicht ein Verzählen bei der Bestimmung des eigentlich schmerzhaften Knochens vorkommt.

Die Aufnahmen sind an sich ohne Schwierigkeit, müssen jedoch stets in derselben Stellung (am besten sitzend, Belichtung von oben) und von beiden Füßen zugleich gemacht werden. Auf den Bildern lassen sich vier verschiedene Befunde unterscheiden. 1. Deutliche Knochenbrüche mit Spalten, Splittern oder Verschiebungen, in der ersten Zeit ohne erkennbaren

---

1) Deutsche med. Wochenschrift 1899 S. 319.
2) Volkmann'sche Hefte No. 258.

Kallus. 2. Dicker rundlicher, den Knochen, wie die Auswüchse einer Birke umfassender Kallusschatten. Auch bei diesem Befund besteht über den vorhandenen oder vorhanden gewesenen Knochenbruch kein Zweifel, selbst wenn im übrigen weder Bruchlinien noch Verschiebung zu sehen sind. 3. Ein ähnlicher Schatten, der zwar nicht ganz rund ist, aber durch seine Massenhaftigkeit, unregelmäßig-klumpige Gestalt und Dichte sich ebenfalls als echter Kallusschatten erweist. Diese Form mag namentlich bei Schrägbrüchen mit besonderer Verschiebung (Abhebung einer Seite) zustande kommen. 4. Feine Verdickungen des Mittelstückes, welche den Knochenumriß meist in ganzer Länge begleiten[1]) Da andere Abweichungen fehlen, bleibt man im Ungewissen, was hier ursprünglich vorgelegen hat, zumal die Leute über das Vorhandensein meist garnichts wissen und somit auch über die Entstehung keine Angaben machen können. Daß man diese zarten Verdickungen bei der Untersuchung mit der Hand fühlt, ist ausgeschlossen, sie sind wohl stets ein zufälliger Befund.

Da bei den Fußaufnahmen die besondere Schwierigkeit besteht, daß man sie nicht in der Querrichtung zur Aufhellung des räumlichen Verhaltens des Knochens wiederholen kann, so dürfte gerade hier ein dankbares Feld für stereoskopische Aufnahmen sein. Verfügt man überhaupt über derartige Apparate, so sind die Aufnahmen an dem verhältnismäßig dünnen Körperteil leicht und ohne viel Zeitaufwand herzustellen. Eine Platte 18×24 cm und unmittelbare Betrachtung der darauf neben einander liegenden Negative werden genügen. Allerdings wird man sich für diesen Zweck eine besondere kleine Wechselkassette mit Bleiblende

---

1) A. Kirchner erklärt in seinem Vortrage auf der 70. Versammlung deutscher Naturforscher und Aerzte (Dtsch. militärärztl. Zeitschr. 1899 S. 84) diese Unterscheidung ohne weiteres für unzulässig, anscheinend ohne die hierher gehörenden Befunde der Röntgenaufnahme zu kennen. Bei der ganz auffälligen Verschiedenheit im Röntgenbilde von den unzweifelhaften Brüchen ist die richtige Deutung keineswegs leicht. Man wird vor der Hand an eine von Knochenbruch abweichende Ursache, vielleicht Knochenhautentzündung denken müssen, wenn es nicht etwa gelingen sollte, nachzuweisen, daß hierin die Endprodukte alter Bruchkallusmassen vorliegen.

nach Art der von Hildebrand[1]) beschriebenen herrichten müssen. Das vervollkommnete Werkzeug wird auch hier wie immer zu höheren Ergebnissen führen.

Es versteht sich von selbst, daß solche Fußaufnahmen, bei denen es sich nicht um feinste Knochenstruktur handelt, kurz belichtet werden, um auch einen noch wenig dichten Kallus auf der Platte zu erhalten. Findet man kurz nach der Verletzung keinen Bruch oder Kallus, so muß man die Behandlung zunächst allein nach den Ergebnissen der äußeren Untersuchung einleiten[2]) und die Aufnahme nach 10—14 Tagen wiederholen. Auch jetzt kann es kommen, daß Nichts auf der Platte gefunden wird, obwohl der Kranke fixen Druckschmerz zeigte. Vielleicht erscheint in solchen Fällen der Kallus noch später oder es läßt möglicherweise die stereoskopische Betrachtung erkennen, daß er an einer bei grader Aufnahme versteckten Stelle sitzt.

Bei den seitlichen Aufnahmen des Fußes hat man außer auf den Gesamtaufbau des ganzen Skelettes, worauf schon oben aufmerksam gemacht ist, sein Augenmerk besonders auf den hinteren Winkel des Talus zu richten. Hier befindet sich eine Knochenleiste, welche den oberen Rand des Calcaneus mehr oder weniger überhakt, in normalen Fällen aber ersichtlich mit dem Talus in Verbindung steht. In seltenen Fällen, deren Häufigkeit Pfitzer wohl zu hoch auf 7—8 pCt. schätzt, bleibt dieser ursprünglich selbständig angelegte Knochen vom Talus getrennt, Os intermedium cruris, und kann nun sehr leicht als abgebrochenes Stück imponieren, wie es in dem Fall von Willmanns[3]) lange Zeit stattfand. Von Francis J. Schepherd ist dieses Knochenstück 1882 als

---

1) Fortschr. auf dem Gebiete der Röntgenstrahlen 1900 Bd. III S. 71.

2) Ein an bestimmter Stelle fixierter Druckschmerz genügt, um einen Knochenbruch wahrscheinlich zu machen und den Kranken zunächst im Lazarett liegend zu behandeln. Ein einfacher Gazeverband wird aus manchen Gründen erforderlich, aber auch vollkommen hinreichend sein. Es gibt aber einfache Anschwellungen in der Mittelfußgegend, welche nach 3—4 Tagen vollkommen geheilt sind. Man wartet daher, besonders wenn nicht schon fixer Druckschmerz vorhanden ist, mit Lazarettbehandlung und der Röntgenuntersuchung zweckmäßig bis zu diesem Zeitpunkt.

3) Fortschritte auf dem Gebiete der Röntgenstrahlen 1899 Bd. II S. 100.

Talusfraktur beschrieben, jedoch von Pfitzner[1]) bereits 1892 als besonders angelegter, zufällig selbständig gebliebener, dem Os triangulare am Handgelenk homologer Knochen erkannt. Um sich vor bedenklichen Schlüssen zu hüten, wird man sich in einem solchen Fall stets der Regel erinnern müssen, die andere Körperseite zum Vergleich und zur Aufklärung heranzuziehen. Ein derartiger Fall ist im Dezember 1898 im Garnisonlazarett I Berlin zur Beobachtung gekommen (Füs. K. 2. Komp. G. Füs.-Regts. 1898 No. 1297 bis 1300). Der im Oktober eingestellte Mann fiel dadurch auf, daß er beim Marschüben die Fußspitze nicht herunterbringen konnte. Bei der Untersuchung bestand ersichtlich eine verminderte Bewegungsfähigkeit beider Fußgelenke. Die Seitenaufnahmen zeigten bei genügender Fußwölbung an Stelle des übergreifenden hinteren Randes des Talus deutlich jederseits einen selbständigen Knochen, der aber die Grenzen des gewöhnlichen Talusfortsatzes nicht überschritt.

Die bisher beschriebenen Verfahren genügen für die weitaus größte Anzahl der zur Untersuchung kommenden Fälle. Allein es ist nicht zu vergessen, dass man auf diesem Wege nur Schattenbilder erzielt, welche noch dazu die in verschiedener Höhe über der Platte liegenden schattengebenden Schichten in verschiedener Streuung über einander entworfen enthalten. Handelt es sich um die exakte Feststellung eines in der Tiefe steckenden Fremdkörpers, so werden die beiden rechtwinklig gemachten Aufnahmen höchstens bei den dünneren Gliedmaßen genügen, am Rumpf jedoch muß eine andere Untersuchung Platz greifen.

Steckt eine Kugel irgendwo in der Tiefe des Brustkorbes, so wird sich dieselbe, wenn man den Mann schräg vor den leuchtenden Schirm stellt, z. B. auf der rechten Brustseite als Schatten zeigen. Durch diesen Schatten und die im Innern steckende Kugel ist eine grade Linie bestimmt, welche an zwei Stellen, vorn und hinten, die Brustwand schneiden muß. Dreht man nun den Mann um einen möglichst 90° betragenden Winkel, so erblickt man nunmehr auf der andern Seite des Brustkorbes das Schattenbild der Kugel und eine zweite

---

1) Morphologische Arbeiten 1892, die Sesambeine des menschlichen Körpers, und ebendas. 1896, Beiträge zur Kenntnis des menschlichen Extremitätenskeletts.

Grade ist gegeben, welche die erste in der Kugel selber
schneidet. Kann man die Endpunkte der beiden graden
Linien auf der Körperoberfläche fixieren, so ist damit die
Möglichkeit gegeben, die Tiefenlage der Kugel zeichnerisch
und rechnerisch festzustellen. Die vorderen Endpunkte der
Graden kann man ohne Weiteres durch eine Farbmarke auf
der Haut festlegen. Für die hinteren Endpunkte bedarf man
besonderer Apparate. Zweckmäßig ist der **Punktograph**
der Voltohm-Gesellschaft, München[1]), welcher auch für die
vorderen Punkte verwendet werden kann. Dies ist ein flacher
Stab mit einem Metallring von ca. 1,5 cm Durchmesser an
dem einen Ende, in welchen ein mit einer Feder gespannter
Farbstift einschnappen kann. Nachdem der vordere Endpunkt der einen Linie markiert ist, führt man bei sorgsamst
bewahrter Stellung des Untersuchten den Punktographen so

Fig. 59.

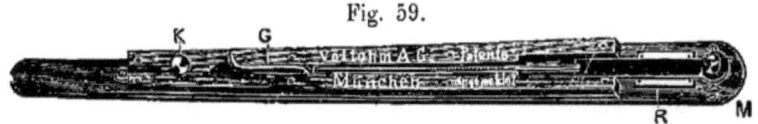

Punktograph der Voltohm-Elektrizitäts-Gesellschaft.

hinter den Körper, daß der Ringschatten den Mittelpunkt der
Kugel gleichmäßig umgibt. Hierdurch ist der hintere Endpunkt der Graden gefunden, der durch den losgelassenen
Farbstift alsbald ebenfalls markiert wird. Auf dieselbe Weise
erhält man die Endpunkte der zweiten Graden. Will man
besonders vorsichtig sein, so kann man auch die vorderen
Endpunkte zunächst durch ein aufgelegtes Schrotkorn sichern.
Man erhält schließlich am Brustkorb vier genau bestimmte
Punkte, welche man mit dem Tasterzirkel abgreifen, auf
Papier übertragen und durch Diagonalen verbinden kann.
Ueber die Lage des Schnittpunktes wird man sich am besten
klar durch Vergleichung mit den Tafeln des Braune'schen
Atlas. Ein ähnlicher „Dermograph", ein metallenes Rohr,
welches Methylenblau enthält und nach Belieben in Tätigkeit
gesetzt werden kann, ist von Levy-Dorn[2]) angegeben. Im

---

1) Angerer im Zentralblatt für Chirurgie 1898, S. 473.
2) Deutsche med. Wochenschr. 1900, S. 565. S. auch Holzknecht, Fortschritte auf dem Gebiete der Röntgenstrahlen. Ergänzungsheft 6, S. 17.

Notfall kann ein genügender Apparat durch einen Blei- oder Kupferdraht improvisiert werden.

Ein besonderes Verfahren zur genauen Tiefenbestimmung eines Fremdkörpers mittelst eines von zwei Punkten aus auf derselben Platte aufgenommenen Doppelbildes gab Mackenzie Davidson-London an. Dies Verfahren wurde von Schürmayer[1]) vereinfacht und weiter ausgebildet. Es werden dabei wie bei der Stereoskopie zwei Bilder, aber auf dieselbe Platte entworfen unter genauer Markierung des zentralen Strahls. An der Platte oder dem Positiv werden in einem besonderen Gestell durch Lot und ausgespannte Fäden die Grenzstrahlen rekonstruiert und durch deren Schnittpunkt die Lage des Fremdkörpers gefunden.

Ein weiteres wichtiges Hilfsmittel zur genauen Feststellung eines in der Tiefe steckenden Fremdkörpers oder zur Darstellung der räumlichen Verhältnisse im Innern des Körpers sind die stereoskopischen Aufnahmen. Werden von zwei Punkten, welche dem Augenabstand entsprechen und in der Entfernung des deutlichen Sehens von der Platte gelegen sind, zwei Aufnahmen gemacht, so erhält man zwei Negative, welche in richtiger Weise angeordnet ein körperliches Bild des durchscheinend sich zeigenden Objektes ergeben. Die Negative können direkt mittelst eines Spiegelstereoskopes betrachtet werden, wobei über ein Plattenmaß von 18 : 24 cm nicht gut hinaus gegangen werden kann. Man kann aber auch die Negative erst auf die übliche Größe von 7×7 cm verkleinern, sie auf einer Glasplatte als Diapositiv oder auf Papier vereinigen und alsdann in das gewöhnliche Stereoskop einlegen.

Die eingehendste Darstellung der theoretischen Grundlagen und der praktischen Anwendung dieses Verfahrens gab Stabsarzt Lambertz[2]). Es ist hiernach wohl möglich, dergleichen Aufnahmen anzufertigen, doch gehören zweifellos nicht nur besondere Aufmerksamkeit und Geschicklichkeit, sondern auch wieder neue Apparate dazu, wodurch die Einführung der Methode für den täglichen Gebrauch sehr erschwert wird. Allerdings vermag der geübte Beobachter auch ohne Stereoskop die in richtiger Lage zu einander aufgestellten Negative zu einem körperlichen Bilde zu vereinigen, doch gehört hierzu

---

1) Fortschr. auf dem Gebiete d. Röntgenstrahlen 1901 Bd. IV S. 81.
2) Ebendas. 1900 Bd. IV S. 1.

eine so eingehende Beschäftigung und Vertiefung in den Gegenstand wie sie die große Mehrzahl der militärischen Röntgenkabinette nicht bieten kann. Hierzu kommt, daß die weniger geübten Sanitätsoffiziere kaum in der Lage sind, sich ohne weiteres ohne alle Apparate in den Bildern zurechtzufinden. Aus diesen Gründen dürften der allgemeinen Anwendung dieser schönen Methode erhebliche Schwierigkeiten im Wege stehen, welche sich nicht leicht beseitigen lassen.

Eine einfachere, in vielen Fällen gute Resultate ergebende Methode zur Erzeugung von zwei auf derselben Platte neben einander liegenden Aufnahmen, welche nachträglich auf das übliche Maß von 7×7 cm mittelst der Kamera zu verkleinern sind, beschrieb Hildebrand[1]). Er rühmt namentlich die überraschende Deutlichkeit, welche ein so aufgenommenes Bild über die räumlichen Verhältnisse des Schenkelhalses bei Hüftgelenkluxationen gewährt. Die klarsten, am meisten instruktiven Bilder werden ohne Zweifel von injizierten Leichenteilen[2]) erhalten, in denen die räumliche Verteilung und Verzweigung der Schlagadern mit geradezu frappierender Deutlichkeit erkennbar wird.

Gute stereoskopische Aufnahmen lassen sich in verhältnismäßig einfacher Weise auch erhalten mittelst des Apparates von Victor Chabaud-Paris. Auf einer festen Holzkassette mit Einschieberahmen für die Platten, deren Lage auf der Oberseite erkennbar ist, erheben sich zwei metallene Träger, welche soweit auseinander stehen, daß ein Erwachsener zwischen ihnen gelagert werden kann. Ein in beliebiger Höhe feststellbarer, die Träger verbindender Quersteg ist mit Zentimetereinteilung versehen und erlaubt so genaue Verstellung (um etwa 65 mm) der daran befestigten Röhre. Die Platten werden gewechselt ohne den aufzunehmenden Körperteil zu bewegen. Die entwickelten Negative können unmittelbar mit einem aus vier Spiegeln bestehenden Wheatstone'schen Stereoskop in durchfallendem Licht betrachtet werden. Zu dem Zweck werden sie auf

---

1) Fortschritte auf dem Gebiete der Röntgenstrahlen 1900 Bd. III S. 171.

2) Sammlung von stereoskopischen Röntgenbildern aus dem Allgemeinen Krankenhaus in Eppendorf von Hildebrand, Scholz und Wieting, Wiesbaden, J. F. Bergmann 1901—1903.

Fig. 60.

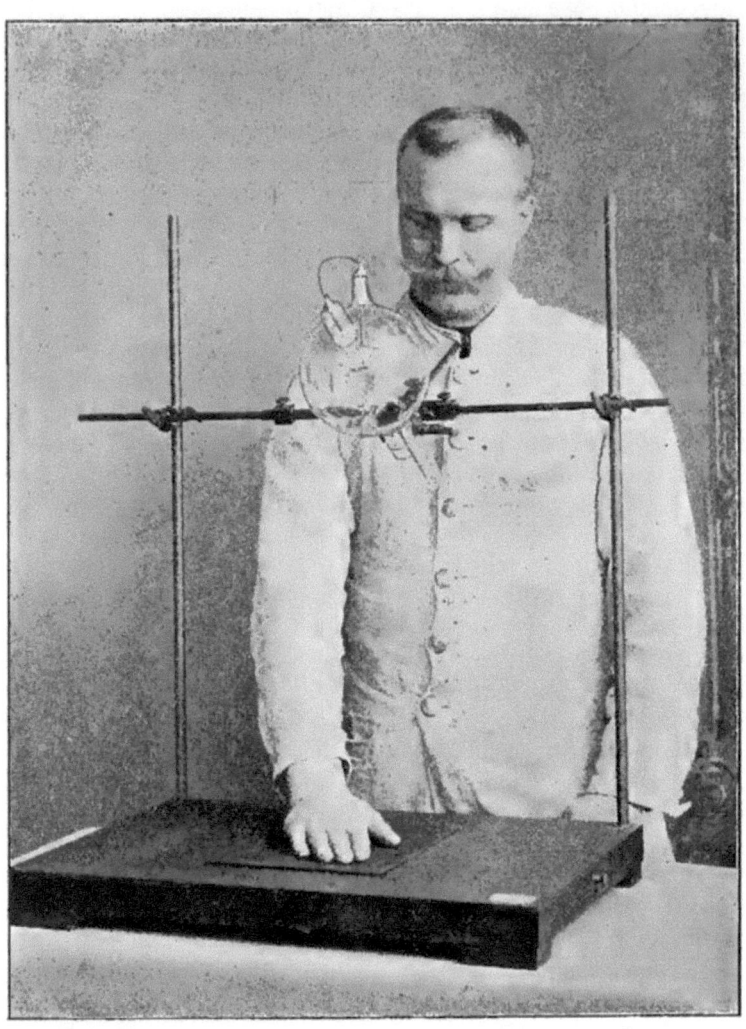

Apparat für stereoskopische Aufnahmen von Victor Chabaud-Paris.

eine Glasscheibe gelegt, welche durch eine schräg gestellte Milchglasscheibe von unten her belichtet werden kann. Durch senkrechtes und seitliches Verschieben läßt sich leicht vollkommene Deckung der Bilder erzielen. Der Apparat hat sich im Garnisonlazarett II-Berlin bewährt.

Das praktische Arbeiten mit Röntgenstrahlen. 219

Fig. 61.

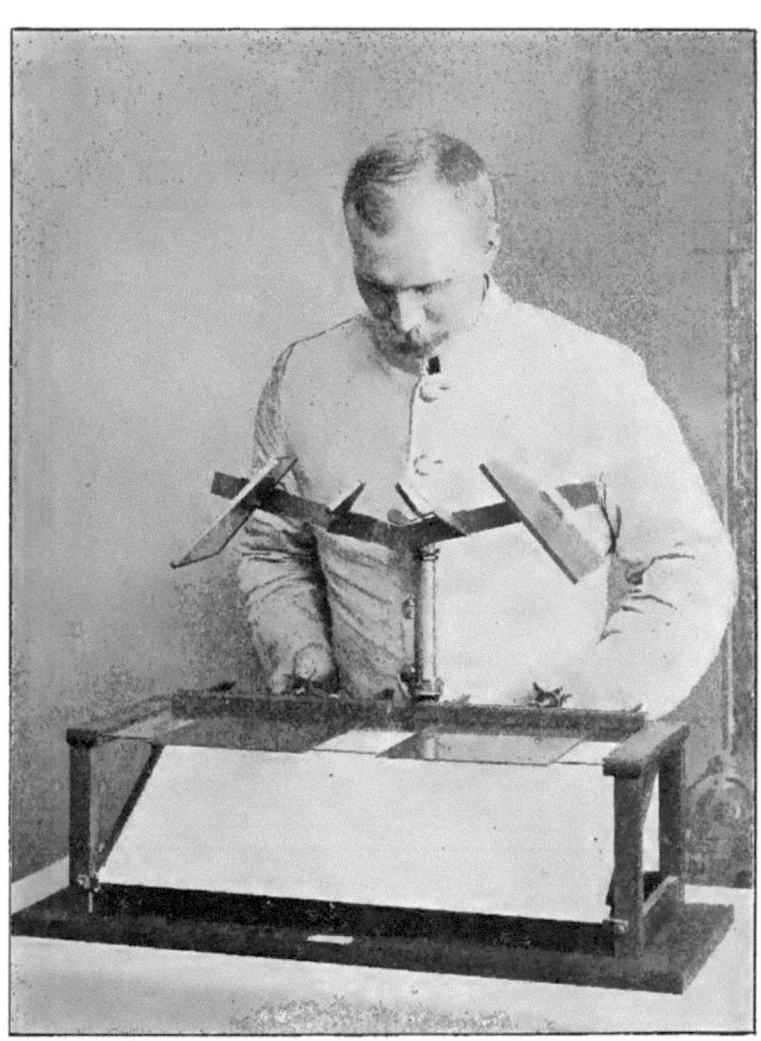

Stereoskop zur Betrachtung von Positiven und Negativen nach
V. Chabaud-Paris.

Neuerdings hat B. Walter[1]) besonders zweckmäßige
Apparate konstruiert, welche unmittelbares stereoskopisches

---

1) Fortschr. a. d. Gebiete d. Röntgenstrahlen 1902 Bd.VI S. 18.

Fig. 62a.

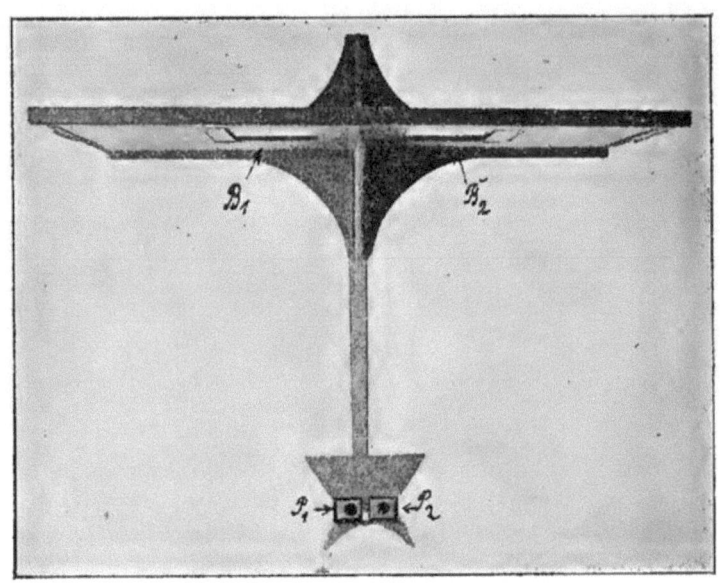

Prismenstereoskop nach B. Walter.

Fig. 62b.

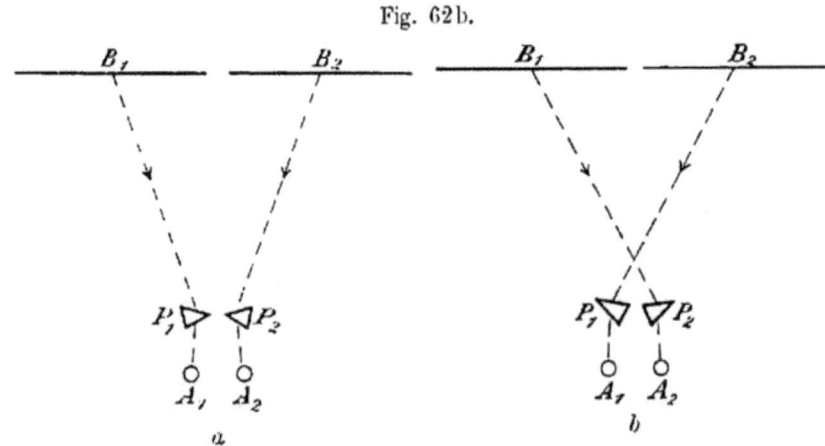

Gang der Strahlen im Prismenstereoskop.

Betrachten auch größter Negative gestatten. Das Spiegelstereoskop entspricht dem oben beschriebenen von Chabaud. Das Prismenstereoskop enthält vor den Augen zwei achromatische Prismen, welche mit dem Aufsatzbrett für die Negative verbunden sind und nach der Höhe und der Distanz entsprechend der Größe der letzteren verschiebbar sind. Sie sind um 180° drehbar gelagert, wodurch einmal

Fig. 63.

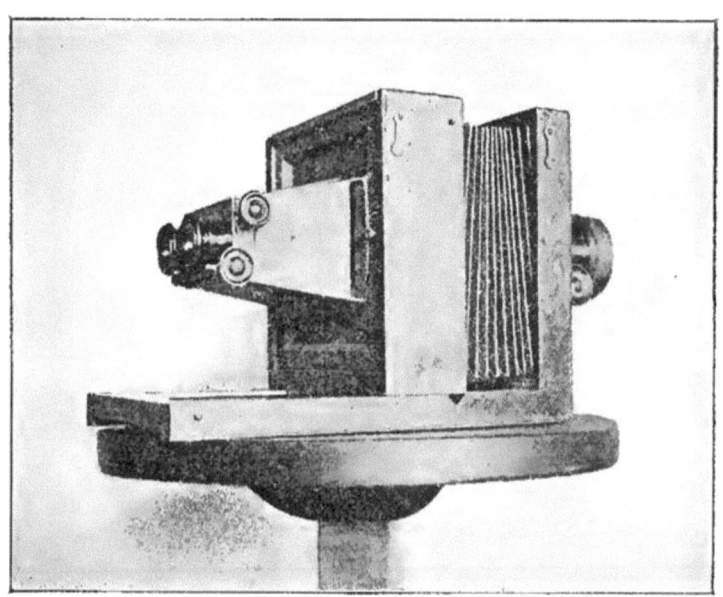

Linsenstereoskop nach B. Walter.

die Strahlen der gleichseitigen Negative in das betreffende Auge gelangen, das andere Mal eine gekreuzte Betrachtung herbeigeführt wird. Dies ermöglicht die Betrachtung des Gegenstandes gleichsam von zwei Seiten her und soll daher bei Röntgenbildern die Orientierung für den Beobachter erleichtern. Das Linsenstereoskop endlich besteht aus einer photographischen Kamera mit sehr lichtstarker Linse, welche von den richtig aufgestellten Negativen ein umgekehrtes reelles Bild entwirft, welches auf der Mattscheibe kontrolliert oder auch an dieser Stelle in beliebiger Verkleinerung auf einer photographischen Platte aufgenommen werden kann. Lässt man die Mattscheibe oder Platte fort und setzt hier ein Okular mit zwei Lupen ein, so kann man die in der Luft entworfenen Bilder wie in einem Doppelfernrohr vergrößert betrachten und erhält hierbei sehr vollkommene stereoskopische Wirkung. Der letztere Apparat enthält also eigentlich drei verschiedene, nämlich ein Stereoskop für große, eins für kleine Bilder und eine vollständige photographische Kamera. Die Preise betragen bei A. Krüß-

Fig. 64.

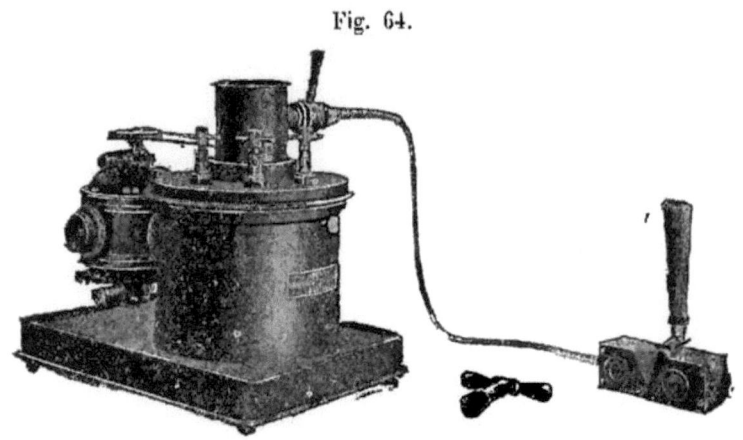

Turbinenunterbrecher mit Stroboskop der Allg. Elektrizitäts-Gesellschaft.

Hamburg für Spiegelstereoskope 164 Mk., Prismenstereoskope 200 Mk., für das große Linsenstereoskop mit einer Kamera von 18 × 24 cm Größe 260 Mk., wozu noch das Stativ mit 25 Mk. und ein Rahmen zum Aufstellen der Platten mit 100 Mk. kommen.

Um direkt auf dem leuchtenden Schirm ein stereoskopisches Sehen zu ermöglichen, sind eine Anzahl Apparate angegeben, welche bezwecken, die Eindrücke, welche das rechte und linke Auge erhalten, zu trennen und nach einander zur Wahrnehmung gelangen zu lassen. Hier ist zunächst zu erwähnen die Konstruktion der Allgemeinen Elektrizitäts-Gesellschaft Berlin, welche durch D. R. P. No. 23171

geschützt ist[1]). Von zwei Induktoren werden zwei Röhren
betrieben, welche hinter dem zu durchleuchtenden Gegenstand
aufgestellt sind und durch einen Turbinenunterbrecher mittelst
besonderer Kontaktvorrichtung derartig in Tätigkeit gesetzt
werden, daß ihr Aufleuchten abwechselnd erfolgt. Mit der
diese besondere Kontaktvorrichtung tragenden Achse ist eine
biegsame Welle verbunden, welche an ihrem Ende ein Strobo-

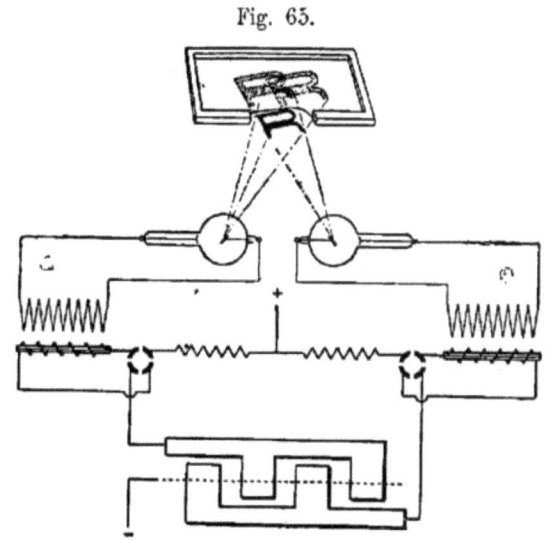

Fig. 65.

Schaltungsschema für stereoskopisches Sehen mit dem Turbinen-
unterbrecher der Allgemeinen Elektrizitäts-Gesellschaft.

skop trägt. Letzteres enthält in seinem Innern eine Trommel
mit zwei zu einander senkrechten Schlitzen, welche bei der
Rotation abwechselnd dem einen und dem anderen Auge den
Durchblick derart gestatten, daß das rechte Auge die durch
die linke Röhre erzeugten Bilder und das linke die von der
rechten Röhre hervorgerufenen wahrnimmt. Wenn auch bei
starken Objekten die Klarheit des Bildes nicht genügt, so
ergibt sich doch bei dünneren Gegenständen ein völlig be-
friedigender stereoskopischer Effekt.

---

[1]) S. H. Boas, Verhandlungen der deutschen physikalischen Gesellschaft 1900 S. 45.

224   Das praktische Arbeiten mit Röntgenstrahlen.

Ein ähnlicher Apparat ist von Mackenzie Davidson[1]) angegeben.

Eine weitere Ausbildung hat das Verfahren stereoskopischer Durchleuchtung durch die Firma Reiniger, Gebbert

Fig. 66.

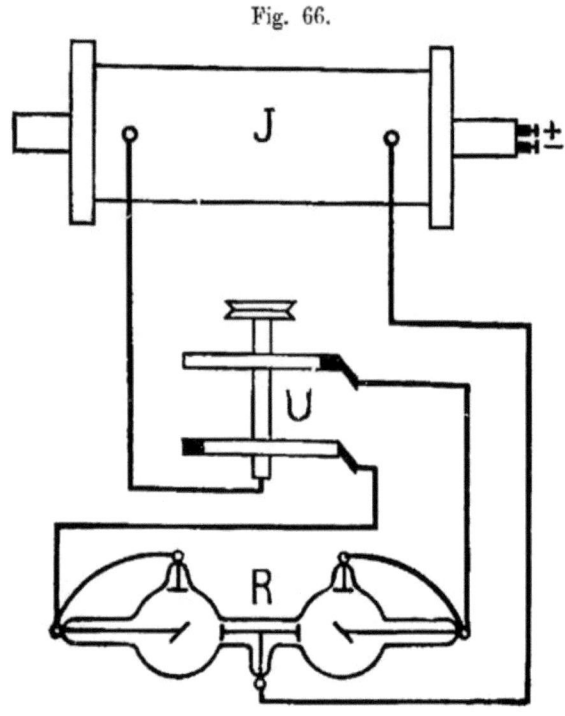

Umschaltevorrichtung für stereoskopische Röntgendurchleuchtung von Reiniger, Gebbert & Schall.

& Schall[2]) in Erlangen erfahren. An Stelle zweier Röhren, welche kaum dauernd auf gleichem Vakuum zu erhalten sind, ist eine Doppelröhre getreten, welche in jeder Kugel eine Antikathode und in der die Kugeln verbindenden Röhre zwei Kathoden enthält. Diese Doppelröhre wird mit nur einem

---

1) Fortschritte auf dem Gebiete der Röntgenstrahlen 1900 Bd. IV S. 191.
2) Ebendas. 1902 Bd. V S. 197.

Das praktische Arbeiten mit Röntgenstrahlen.

Fig. 67. Fig. 68.

Fig. 69.

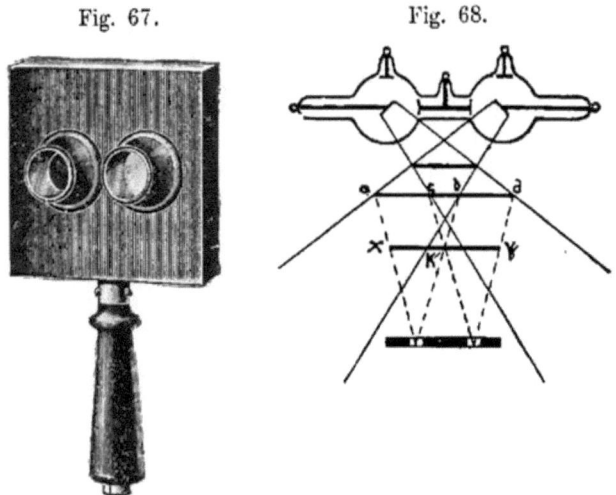

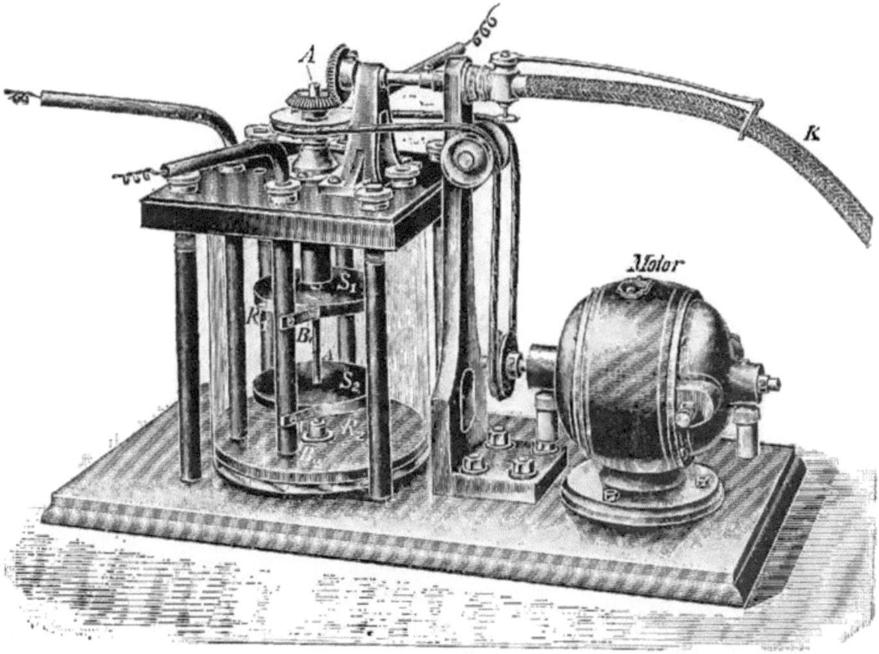

Umschaltevorrichtung für stereoskopische Röntgendurchleuchtung von Reiniger, Gebbert & Schall.

Induktor betrieben, bei welchem die Umschaltevorrichtung zum wechselweisen Aufleuchten der beiden Hälften nicht wie früher im primären, sondern im sekundären Stromkreise angebracht ist. Sie besteht aus einer vom Elektromotor angetriebenen Achse mit zwei Scheiben aus isolierendem Material, welche an der Peripherie je einen um 180° versetzten Metallhalbring tragen und in Petroleum oder Alkohol laufen. Durch schleifende Metallbürsten gelangt der sekundäre Strom zu den Halbringen und je nach deren Stellung in die eine oder andere

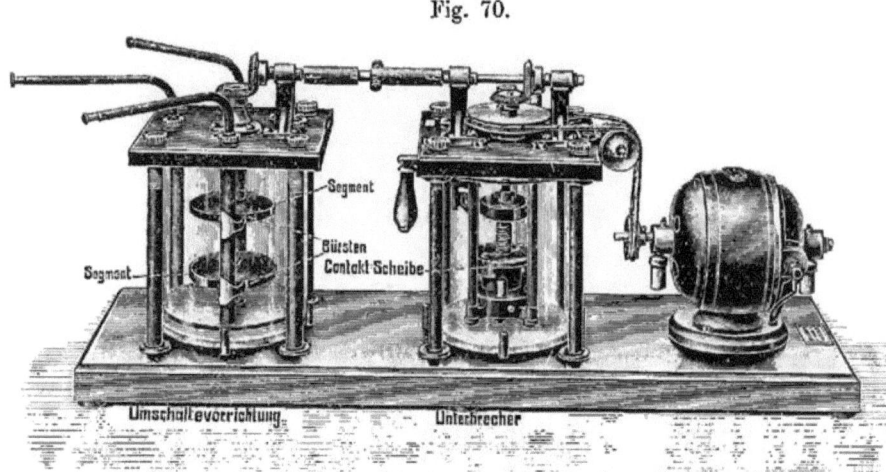

Fig. 70.

Umschaltevorrichtung für einfache und stereoskopische Röntgendurchleuchtungen mit gleichzeitig wirkender Vorrichtung zur Unterdrückung der Schließungs-Induktionsströme von Reiniger, Gebbert & Schall.

Hälfte der Doppelröhre. Durch Kegelräder und eine biegsame Welle wird die Bewegung der Scheiben auf ein Stroboskop übertragen, dessen um 180° versetzte Ausschnitte derart eingestellt sind, daß das rechte Auge nur das Bild der linken Antikathode und umgekehrt erhält. Die Firma liefert diesen Apparat auch gekuppelt mit ihrer Vorrichtung zur Unterdrückung der Schließungs-Induktionsströme[1]). Nach Einschaltung eines Kupferbügels kann derselbe auch für einfache Röntgenröhren verwendet werden.

---

1) Fortschr. auf dem Gebiete der Röntgenstrahlen 1902 Bd. VI S. 99.

Für die Untersuchung der Organe des Brustkorbes ist frühzeitig erkannt, daß der Gewinnung scharfer Bilder vor allem die Bewegungen bei der Atmung hinderlich sind. Da für eine Durchstrahlung im allgemeinen die Inspirationsstellung günstiger ist, weil sie schärfer differenzierte Schatten ergibt, wurde im Garnisonlazarett I versucht, durch Ausharren in tiefster Einatmung und Darüberschieben eines Bleischirmes während der übrigen Zeit der Atembewegungen klarere Bilder zu gewinnen. Levy-Dorn[1]) gelang dies bei verbesserten Röntgenröhren durch einfache Herabsetzung der Expositionszeit. Cowl[2]) erreichte die Exposition in nur einer bestimmten Atemstellung durch eine auf die Bauchwand gesetzte Platte, welche den Rhythmus der Atembewegungen auf ein Hebelwerk übertrug, mittelst dessen der primäre Strom allein in dem gewünschten Moment auf kurze Zeit geschlossen wurde (Rheotom).

Zur Bestimmung der Grenzen einzelner Organe, besonders des Herzens und des Zwerchfelles, dienen Apparate mit Meßvorrichtungen, wie das von Hoffmann-Düsseldorf (Fabrikant Kohl-Chemnitz) angegebene Meßstativ. Es besteht aus einem festen Gerüst, welches in bestimmter Entfernung die Röhre trägt und zwischen den beiden senkrechten Pfosten einen viereckigen Rahmen mit Millimetereinteilung, auf welchem zwei wagerechte und drei senkrechte Drähte in beliebiger Lage festgestellt werden können. Gegen diesen Rahmen kann von der einen Seite ein leuchtender Schirm, von der anderen ein Kassettenträger angelegt werden. Der Untersuchte steht oder sitzt hinter den Drähten und legt sich fest gegen den Rahmen, seine Stellung wird durch verstellbare photographische Halter gesichert. Die beweglichen Drähte erlauben die Eingrenzung eines Organes. Das Bild mit den Drähten kann entweder gezeichnet oder auf der Platte aufgenommen werden.

Obgleich es auf diese Weise schon möglich ist, zu verschiedenen Zeiten vergleichbare Bilder zu gewinnen, leiden doch alle an dem Uebelstande, daß sie die Organe in zentraler Projektion, also verschiedentlich vergrößert, zur Anschauung bringen. Die Fülle der erzeugten X-Strahlen, welche nach

---

1) Deutsche med. Wochenschrift 1899 S. 161; Fortschritte auf dem Gebiete der Röntgenstrahlen 1899 Bd. II S. 216.
2) Fortschritte auf dem Gebiete der Röntgenstrahlen 1898 Bd. II S. 169.

allen Richtungen der Halbkugel von der Röhre ausgehen, läßt sich nun zwar bisher auf keine Weise zusammenfassen und parallel richten, man kann aber ein bestimmtes Bündel herausschneiden und mit diesem allein die Konturen bestreichen, wodurch dann alle Punkte nach einander parallel auf den Schirm oder die Platte projiziert werden. Die verschiedenen zu diesem Zweck angegebenen Apparate beruhen alle darauf, durch besondere Vorrichtungen etwa zwei zu beiden Seiten des Untersuchten aufgehängte Ringe oder ein Metallrohr, welches als Ring erscheint, ein solch schmales Bündel von X-Strahlen festzulegen und nun mit diesem auf der Ebene des Schirmes oder der Platte senkrecht stehenden Zentral- oder Normalstrahl die Umrisse der Organe zu bestreichen. Die gefundenen Punkte werden mit einem Farbapparat entweder auf Papier oder unmittelbar auf der Haut markiert.

In dieser Beziehung erscheint am einfachsten die Vorrichtung von Behn[1]). Vor der leuchtenden Röhre mit Bleiblende sind zwei Ringe aufgehängt, zwischen denen der Patient steht, indem er sich gegen den Schirm anlegt. Die Ringe werden so reguliert, daß ihre Bilder konzentrische Kreise bilden und der Schirm senkrecht zu dieser Richtung eingestellt. Auf diese Weise ist ein senkrecht zur Projektionsfläche verlaufendes Strahlenbündel festgelegt und der der Röhre zunächst liegende Ring kann entfernt werden. Da der Strahl unbeweglich ist, muß der Untersuchte seitlich und nach der Höhe verschoben werden. Die gefundenen Punkte werden mit einem Farbtupfer auf der Haut festgelegt. Levy-Dorn[2]) machte darauf aufmerksam, daß gerade auf diesem Wege mit feststehendem Strahl und Markierung der Ergebnisse auf der Haut die Ergebnisse der Röntgenuntersuchung am ehesten in Uebereinstimmung zu bringen sind mit den bisherigen Untersuchungsresultaten. Auch letztere arbeiten im allgemeinen mit einer zur Körperoberfläche senkrechten Projektion. Wenn auch die auf diese Weise gewonnenen „röntgoskopischen Hautfiguren" zur unmittelbaren Beurteilung des Falles gewiß sinnfälliger sind als die auf gleichem Wege gewonnenen Zeichnungen, so sind letztere doch nicht zu entbehren, um verschiedene Kranke oder denselben Kranken zu

---

1) Fortschr. auf dem Gebiete der Röntgenstrahlen 1900 Bd. IV S. 44.
2) Deutsche med. Wochenschrift 1900 S. 565.

verschiedenen Zeiten aufzunehmen und die Befunde zu vergleichen.

Eine weitere Ausbildung erfuhr diese Untersuchungsmethode durch den „Orthodiagraph" von Moritz[1]) (gebaut von der Voltohm-Gesellschaft München, Preis 250 Mark). Der Kranke liegt auf einem Tisch mit Segeltuchplatte. An

Fig. 71.

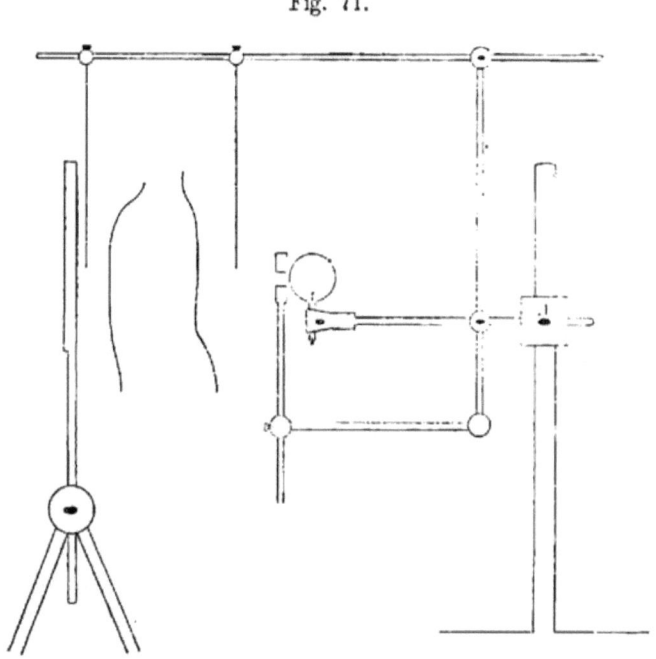

Apparat zur Feststellung der Herzgrenzen nach Behn.

dem einen Ende des Tisches kann ein Gerüst hochgeklappt werden, welches unter dem Tisch die Röhre, darüber eine Metallmarke zur Festlegung des normalen Strahls und oberhalb des Tisches eine Zeichenvorrichtung trägt. Alle diese Teile können auf einander eingerichtet werden, sind aber durch einen starren Arm mit einander verbunden. Der obere Teil ruht auf zwei rechtwinklig zu einander gelagerten Walzen-

---

1) Verhandlungen des Kongresses für innere Medizin 1900 S. 601; Fortschritte auf dem Gebiete der Röntgenstrahlen 1900 Bd. III S. 193.

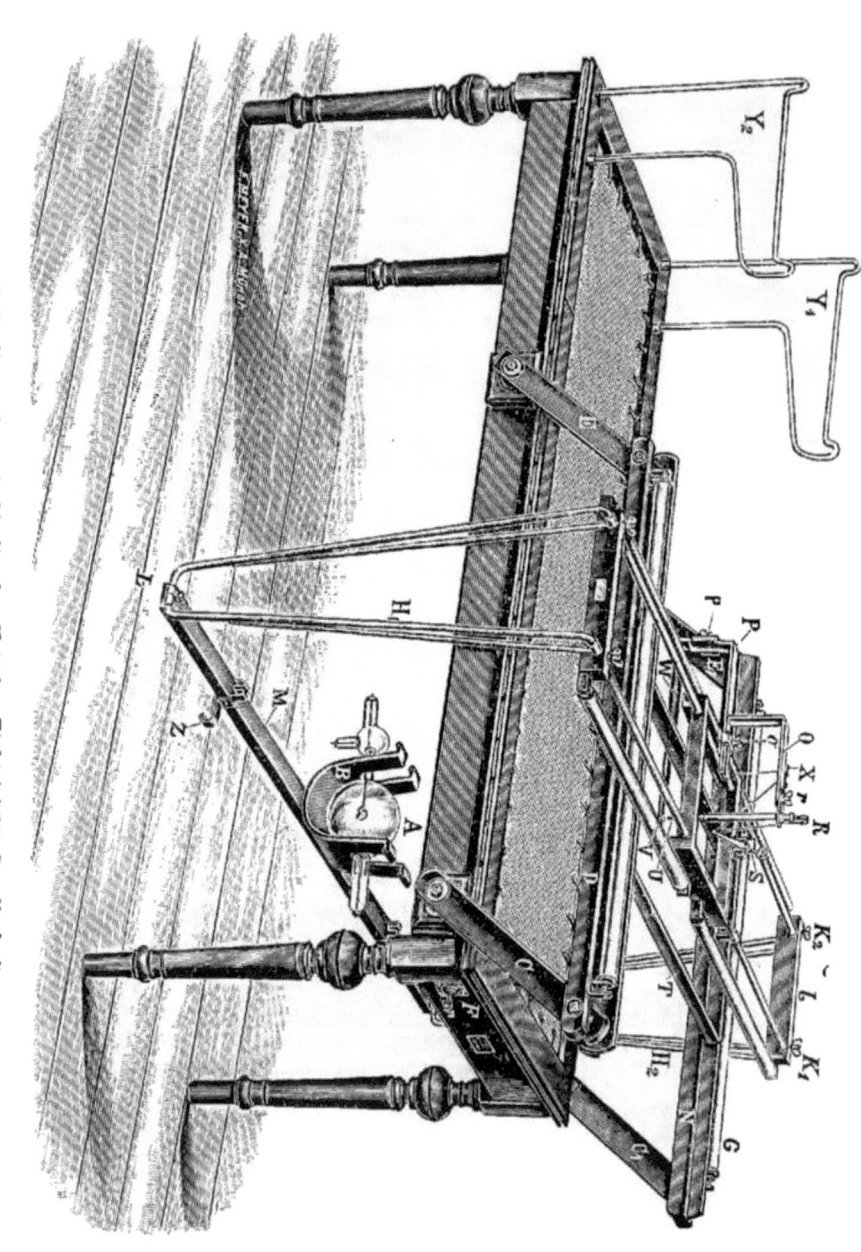

Fig. 72. Orthodiagraph nach Moritz der Voltohm-Elektrizitäts-Gesellschaft.

Fig. 73.

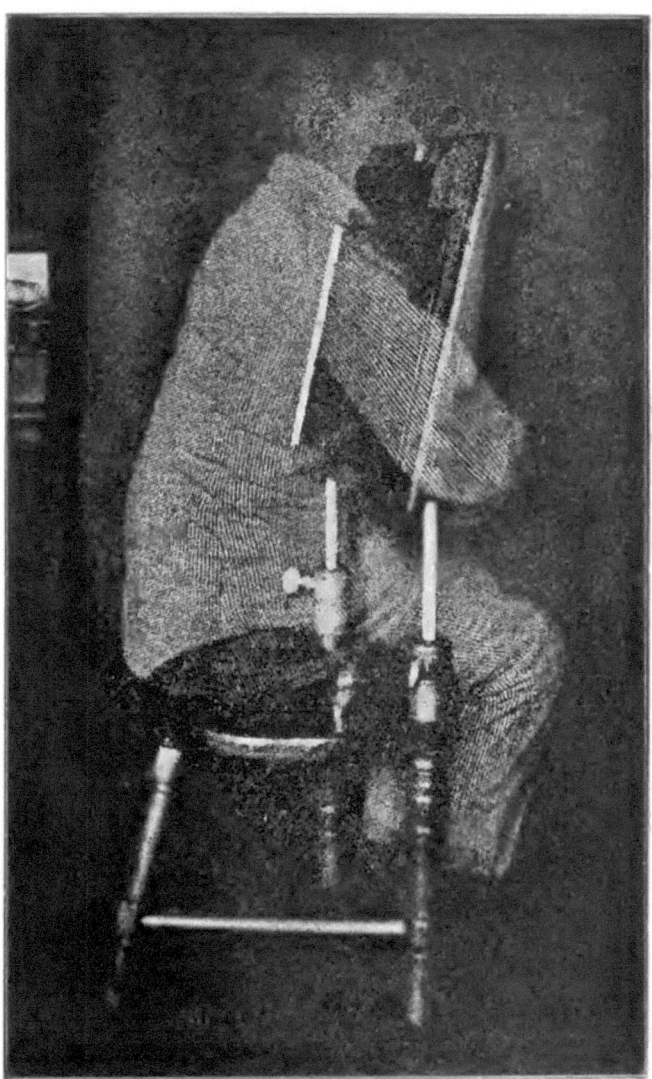

Aufnahmestuhl für die ventrale Projektion nach Dr. Cowl.

paaren und kann daher leicht nach jeder Richtung bewegt werden. Die Konturen der Brustorgane können sicher in senkrechter Projektion erhalten werden. Ueber die Ergebnisse von Herzuntersuchungen berichtete Moritz[1]) später.

Der Apparat ist nur in liegender Stellung des Untersuchten verwendbar, was für viele Fälle ausreicht. Oft genug ist es aber wünschenswert, auch in aufrechter Stellung oder in beiden Aufnahmen zu erhalten. Daß hierbei sich beträchtliche Unterschiede in der Lagerung des Herzens und des Zwerchfelles ergeben, wies Cowl[2]) nach, der auch einen besonderen Stuhl für Aufnahmen im Sitzen angab (s. S. 231).

Für aufrechte Aufnahmen dienen entweder besondere Apparate oder aber Einrichtungen, welche denselben Apparat in beiden Richtungen zu benutzen gestatten. Sie sind alle nach dem Prinzip gebaut, daß ein frei schwingender zweiarmiger Hebel an seinem einen Ende mit einem verstellbaren Gewicht, an dem andern mit einem wiederum um eine Achse beweglichen Hebel belastet ist, welche hinten die Röhre, vorn den Zeichenstift trägt. Beide Punkte werden auf das normale Strahlenbündel einreguliert und in dieser Lage befestigt. Durch die Beweglichkeit der Hebelgelenke und die Ausbalancierung der Massen kann man mit dem Zeichenstift bequem alle Umrisse verfolgen.

Auch von Guilleminot-Paris[3]) wurde ein Zeichenstativ angegeben, welches gestattet, den Normalstrahl festzulegen und mit ihm die Grenzen der Brustorgane abzusuchen (s. S. 239 und 240). Ein elektrisch in Tätigkeit gesetzter Pantograph, welcher den Bewegungen der Röhre folgt, verzeichnet auf einer besonderen hinter und über dem Stativ gelegenen Platte die Grenzlinien in einzelnen Punkten:

Auf ein Verfahren muß hier noch hingewiesen werden, welches von mir zuerst auf dem Kongreß in Paris beschrieben ist[4]) und welches den Zweck hat, das Aufsuchen kleiner

---

1) Münchener med. Wochenschrift 1902 No. 1.
2) Fortschr. auf dem Gebiete d. Röntgenstrahlen 1901 Bd. V S. 129.
3) Ebendas. 1902 Bd. V S. 190.
4) Ueber die für den Sanitätsdienst erforderliche feinere Diagnose kleinster Verletzungen und Abweichungen vom Normalen mit Hilfe der Röntgenstrahlen. Vortrag in der Sektion für Militärmedizin des XIII. internat. med. Kongresses zu Paris 1900 von Dr. Stechow, Generaloberarzt und Divisionsarzt der 39. Division.

Fig. 74.

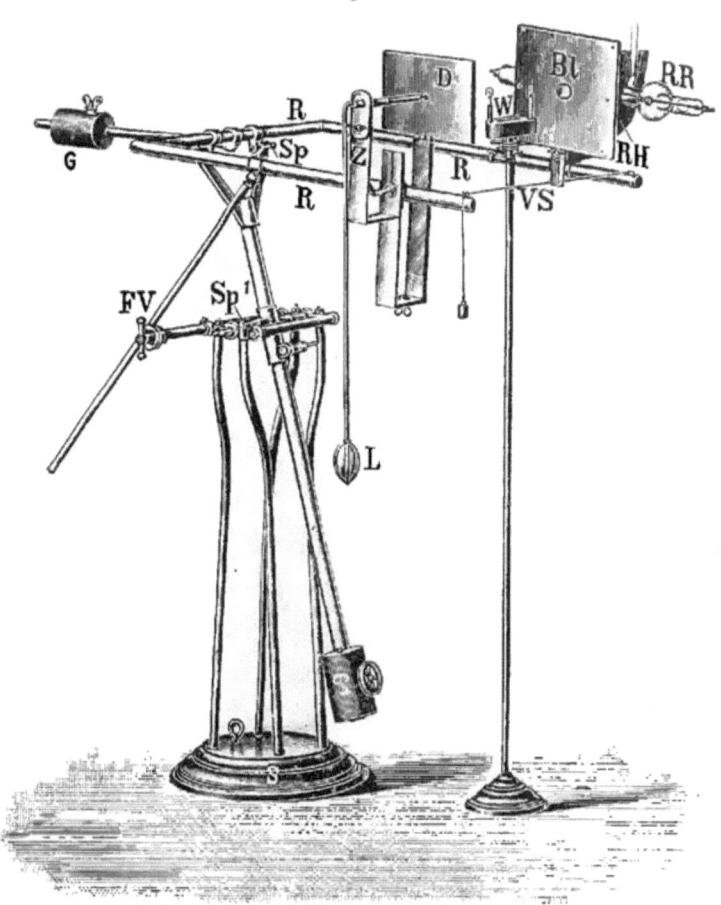

Orthodiagraphischer Zeichenapparat für aufrechte Stellung der
Voltohm-Elektrizitäts-Gesellschaft.

Fremdkörper in massigen Weichteilen zu erleichtern. Die zwei Fälle, wie sie damals mitgeteilt wurden, mögen hier zunächst Platz finden, um zu zeigen, welchen Anforderungen die Untersuchung zu genügen hatte.

Am Vormittag des 16. November 1899 erschien im Garnison-Lazarett der 39. Division in Kolmar (Elsaß) der Rekrut J. vom Jäger Batt. No. 4 mit der Angabe, er habe sich

Fig. 75.

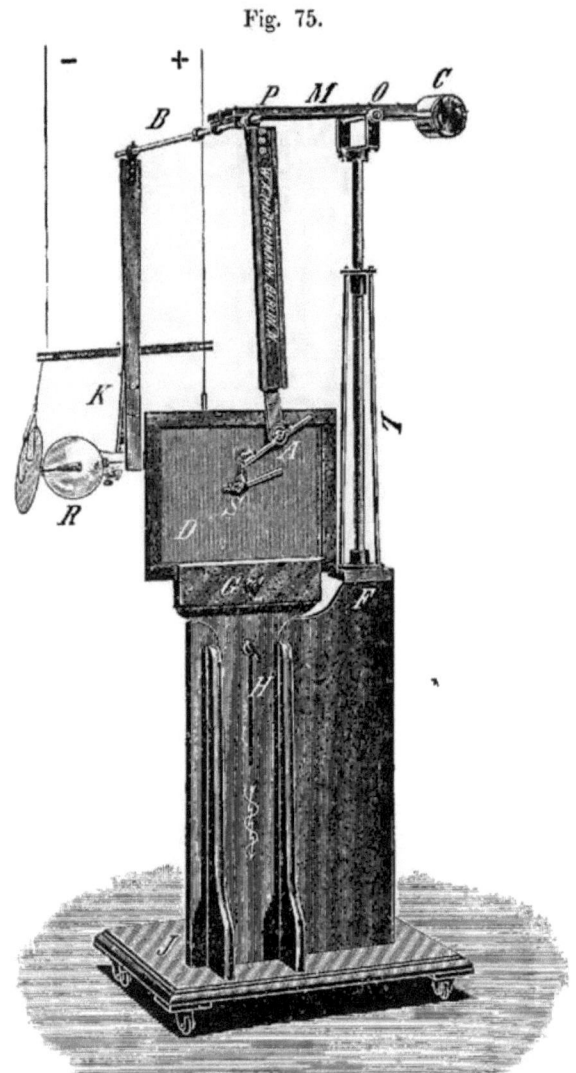

Zeichenapparat für die Durchleuchtung und zur Aufnahme von Projektionsbildern des Herzens in natürlicher Größe von W. A. Hirschmann.

vor einigen Tagen eine Nähnadel in den linken Oberschenkel gestochen. Er hatte angeblich Handschuhe geflickt, war plötzlich abgerufen worden und wollte in der Eile die Handschuhe mitsamt der Nadel in die Hosentasche gesteckt haben. Durch

Fig. 76.

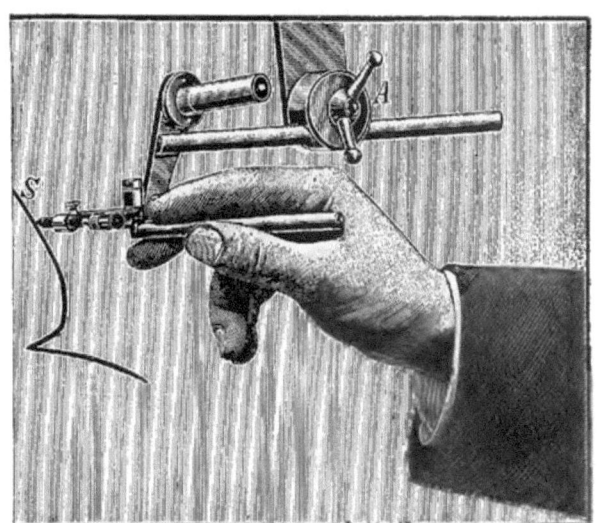

Fig. 77.

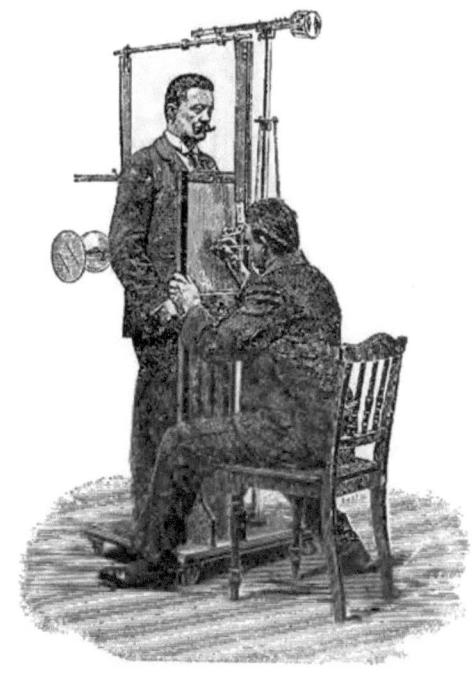

Zeichenapparat für die Durchleuchtung und zur Aufnahme von Projektionsbildern des Herzens in natürlicher Größe von W. A. Hirschmann.

einen stechenden Schmerz aufmerksam gemacht, habe er nachgesehen und die tief im Fleisch steckende Nadel an dem noch daran befindlichen Faden herausziehen wollen, denselben aber abgerissen, worauf die Nadel unter der Haut verschwunden sei. Da an der Haut des linken Oberschenkels

Fig. 78.

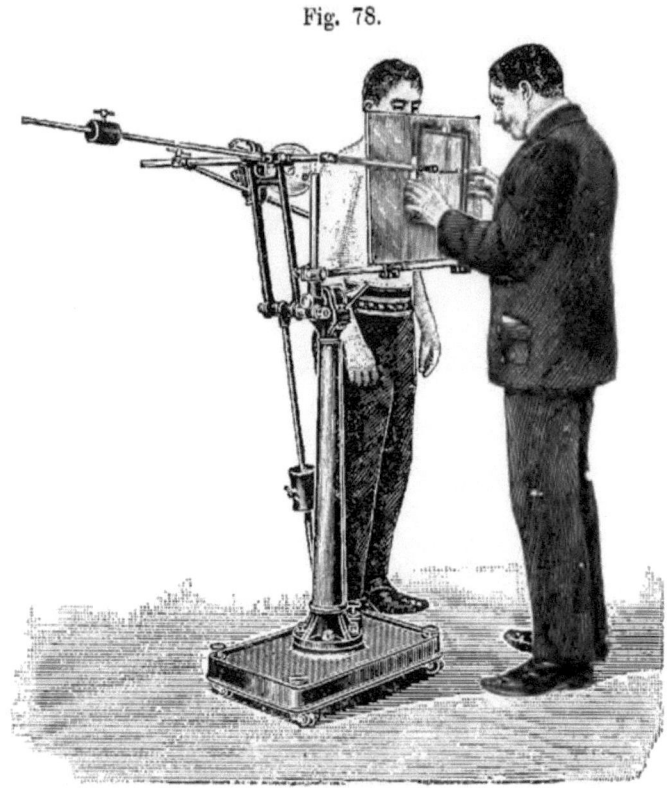

Orthodiagraphisches Zeichenstativ der Allgemeinen Elektrizitäts-Gesellschaft.

eine Einstichstelle mit Sicherheit nicht zu entdecken war, galt es zunächst erst einmal festzustellen, ob überhaupt eine Nadel im Körper stecke. Es wurden daher zunächst zwei Aufnahmen gemacht, in Bauchlage und in linker Seitenlage mit Belichtung des linken Oberschenkels von innen her. Es ergab sich, daß eine Nadel etwa in der Höhe des Trochanter minor mitten in der dicken Muskulatur des Oberschenkels

steckte. Da der Oberschenkel 50 cm Umfang aufwies, war das
Auffinden derselben gewiß nicht leicht, zumal Anhaltspunkte für
den zu machenden Schnitt aus den sehr tief liegenden Knochen
nicht recht zu entnehmen waren. Es wurden daher dieselben

Fig. 79.

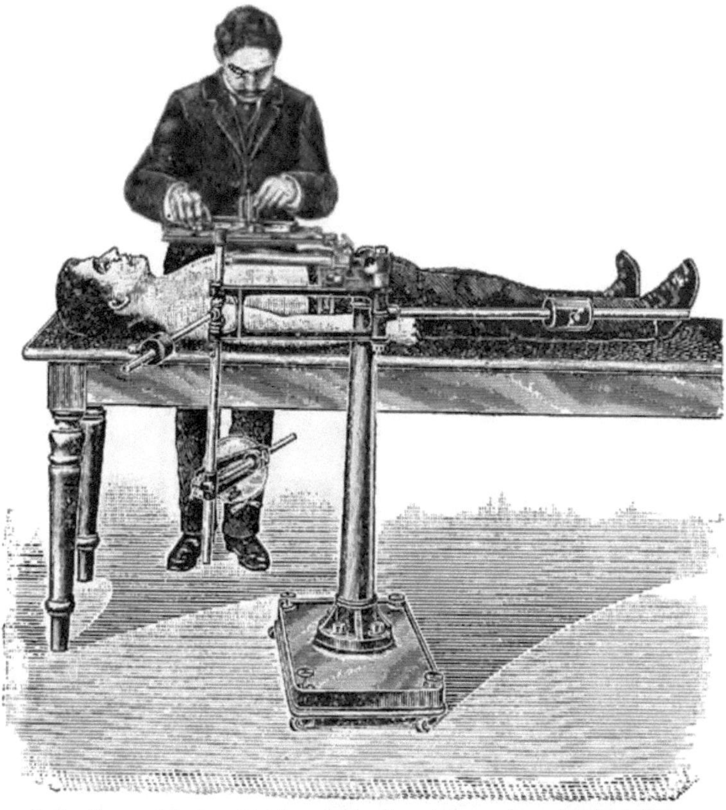

Orthodiagraphisches Zeichenstativ der Allgemeinen Elektrizitäts-
Gesellschaft.

Aufnahmen am 17. November wiederholt unter genauer Feststellung des Beines und nachdem auf dem nunmehr als Ein-
stichöffnung anerkannten Punkt ein Schrotkorn mit Kollodium
befestigt war. Zu großer Ueberraschung bildete die Nadel jetzt
mit dem Knochen einen andern Winkel. Da sie indessen unmöglich quer zu ihrer Längsrichtung sich fortbewegt haben konnte,

wurde nur auf eine Drehung durch andere Muskelspannung geschlossen. Nach den Negativen wurde nunmehr am 18. November 1899 tief eingeschnitten, allein die Nadel in den massigen Muskeln an der Vorder- und Außenseite des Ober-

Fig. 80.

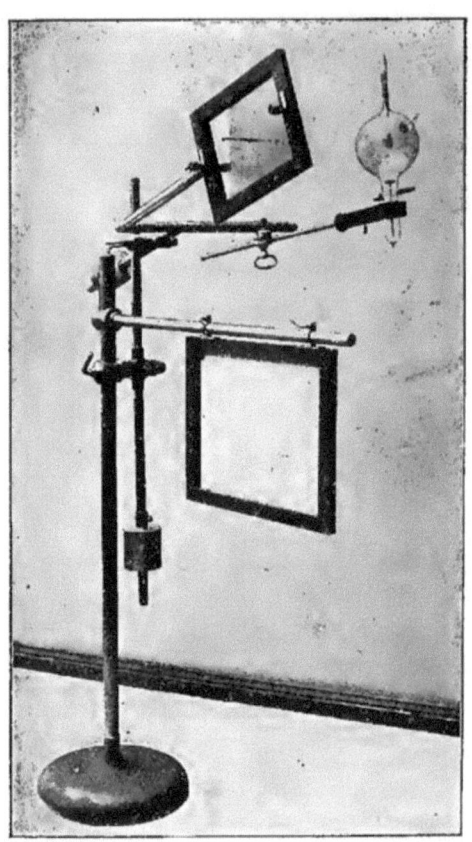

Orthodiagraphischer Zeichenapparat von Siemens & Halske.

schenkels weder gefunden noch gefühlt. Da der Mann heftige Beschwerden bei jeder Bewegung hatte, mußte die Nadel jedenfalls entfernt werden. Die große Wunde wurde vorläufig mit steriler Gaze tamponiert und ein Ausweg durch folgende Ueberlegung gefunden. Es war zunächst unbekannt,

Fig. 81.

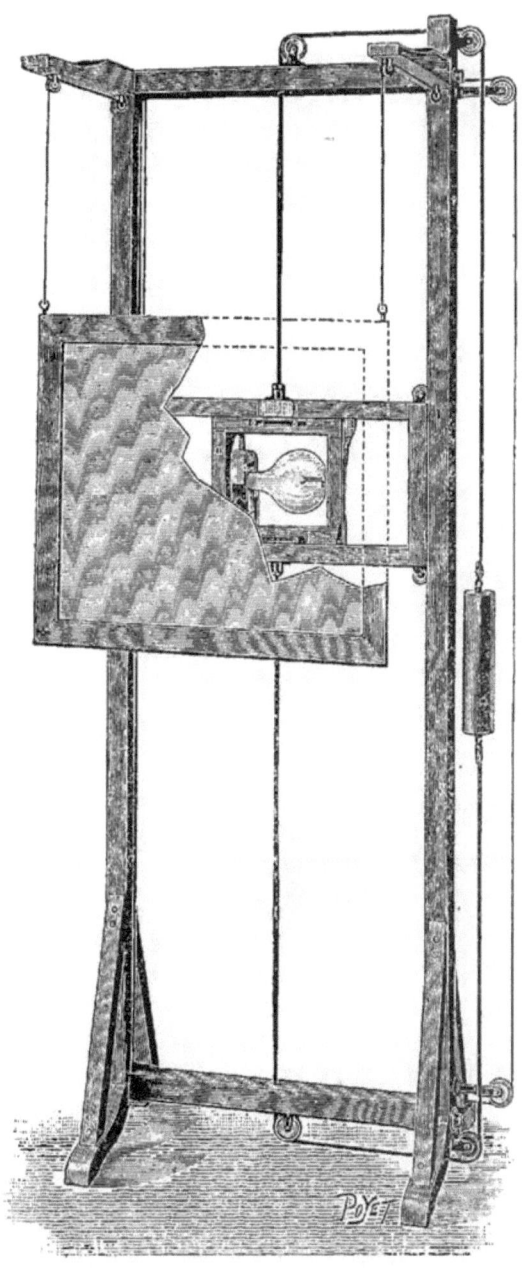

Vorrichtung zur Durchleuchtung des Körpers und zur Größenbestimmung der Organe nach Guilleminot.

Fig. 82.

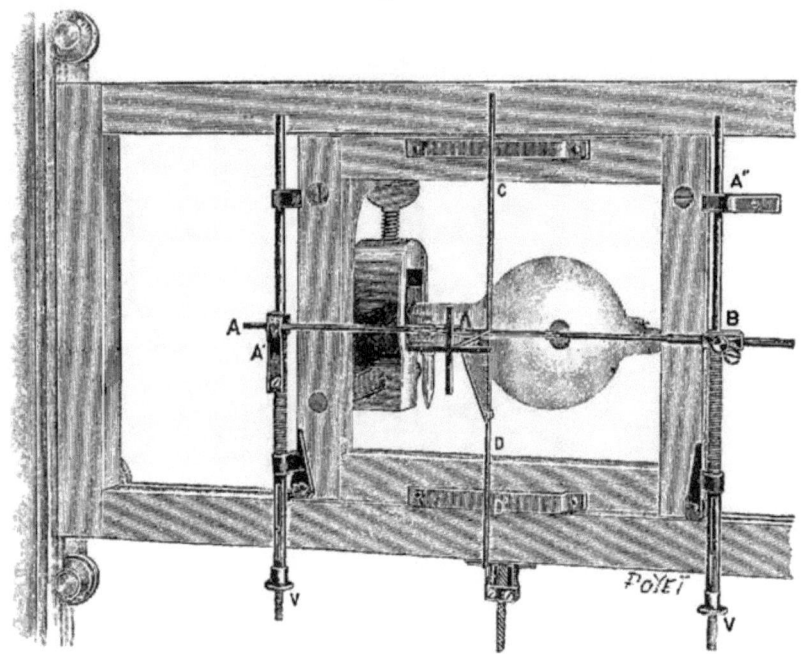

Fig. 83.

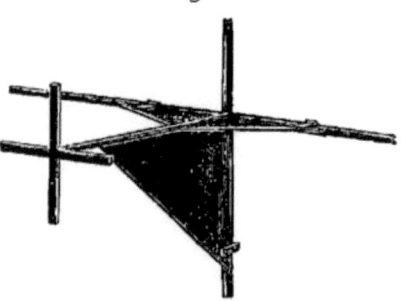

Vorrichtung zur Durchleuchtung des Körpers und zur Größenbestimmung der Organe nach Guilleminot.

ob die Nadel vor oder hinter, nach innen oder außen von dem gemachten Einschnitt steckte. Konnte man durch Röntgenstrahlen die Ebene des Einschnittes zusammen mit der Nadel auf die Platte bringen, so mußte deren Auffindung gelingen. Es wurde daher eine Bleiplatte von 3 mm Dicke und etwa 3 × 6 cm Größe zurechtgeschnitten, am folgenden Tage sterilisiert in die Wunde eingelegt, durch wenige Bindentouren festgehalten und nochmals zwei Aufnahmen in genau der gleichen Stellung wie am Tage zuvor gemacht. Es ergab sich nunmehr unzweifelhaft, daß die Nadel nach außen und die Bleiplatte also die Wunde nach hinten überragend lag. Bei erneuter Operation am 21. November 1900 wurde der Einschnitt vertieft und beim Vordringen nach außen in der Spalte zwischen Musc. rectus und M. vast. ext. die Nadel angetroffen und leicht entfernt. Sie hatte eine Länge von 36 mm. Die sorgfältig geschlossene Wunde heilte durch erste Vereinigung und der Mann wurde am 21. Dezember 1899 dienstfähig aus dem Lazarett entlassen. Ende Juni 1900 betrug der Umfang des linken Oberschenkels 50 cm gegen 51 cm rechts, der Mann hat allen Dienst mitgemacht und ist ohne Beschwerden geblieben.

Ein ähnlicher Fall ist der folgende: Der am 10. Dezember 1899 eingestellte Rekrut G. des Jäger-Batt. 14 hatte an der linken Hand eine Narbe, herrührend von einer Verletzung durch eine Teschinkugel, welche zu Weihnachten 1894 eingedrungen sein sollte. Die Betrachtung auf dem leuchtenden Schirm wie auf der photographischen Platte ergab eine Kugel am Köpfchen des linken Mittelhandknochens, welche von beiden Seiten gleiche Größe aufwies, daher ziemlich in der Mitte liegen mußte. Der Operateur entschloß sich zum Vorgehen von einem dorsalen Einschnitt aus, der unter Kokaïneinspritzung nach Schleich am 21. Februar 1900 gemacht wurde. Es gelang indessen nicht, der Kugel ansichtig zu werden, weshalb wieder unter Kokaïneinspritzung ein volarer Längsschnitt hinzugefügt wurde. Als auch jetzt noch die Kugel sich nicht zeigte, wurden beide Schnitte in der Tiefe verbunden, ein sterilisierter Streifen von Bleiblech, welcher beiderseits bis zur Oberfläche reichte, eingeführt und die provisorisch verbundene Hand nochmals auf dem leuchtenden Schirm betrachtet. Es ergab sich nunmehr, daß die Kugel hart an der Außenseite des Bleistreifens lag, worauf die Ausgrabung aus dem sie ganz umschließenden Knochen ohne Schwierigkeit gelang. Auch dieser Mann zeigte glatte Heilung und ist völlig dienstfähig geworden.

Nicht unwichtig für ein militärisches Röntgenkabinett ist der Hinweis auf eine vorsichtige Beurteilung vorgefundener Abweichungen vom normalen Verhalten einzelner

Körperteile. Es können nach Verletzungen aller Art ganz erhebliche Verschiebungen der Knochen vorkommen, ohne daß die Funktion und damit die Militärtauglichkeit merkliche Einbuße erleidet. Von dieser Ueberzeugung muß der Leiter des Kabinettes vollkommen überzeugt sein, um bei gelegentlichen Aeußerungen über den Befund nicht etwa unbeabsichtigt Klagen zu provozieren, deren Berechtigung sich nachher schwer beurteilen läßt, und welche verstummen zu machen später oft unmöglich ist. Die folgenden Fälle werden dartun, wie bedeutende Abweichungen von der Norm ertragen werden, ohne daß die Dienstfähigkeit leidet.

Leutnant P. vom Inf. Regt. No. 161 hatte im Jahre 1889 und 1890 einen Bruch des rechten Unterarmes erlitten. Am 25. März 1898 zeigte die rechte Speiche eine Verkürzung um $1/2$ cm, eine Handbreit oberhalb des Handgelenks befand sich eine Verdickung, in der Seitenansicht waren die beiden Enden verschoben und durch eine breite Knochenbrücke S-förmig verbunden. Auch die Elle zeigt weiter oberhalb Verdickung.

Leutnant H. vom Inf. Regt. No. 104 hatte im Jahre 1888 einen Bruch des linken Ellenbogens erlitten, der angeblich falsch eingerichtet und darum später noch einmal gebrochen war. In der Aufsicht von innen zeigte sich ein haselnußgroßes Stück am inneren Knorren des Oberarmbeines vom Hauptknochen getrennt, in Seitenansicht ragten stumpfe Knochenteile nach vorn und hinten über die normalen Begrenzungslinien des Oberarmbeines hervor.

Leutnant S. vom Feldart. Regt. No. 26 hatte im Jahre 1886 einen schweren Bruch des linken Unterschenkels dicht über dem Fußgelenk erlitten. Es bestand Verdickung in dieser Gegend und Verkürzung des Beines um 2 cm, die aber durch Beckenverschiebung vollkommen ausgeglichen wurde, auch war das Bein derartig gebrauchsfähig, daß der Offizier in seinem Dienst in keiner Weise behindert war. Das Röntgenbild zeigte eine bajonettförmige Knickung des unteren Wadenbeinendes nach hinten und Verdickung am unteren Ende des Schienbeines.

Leutnant v. B. vom Feldart. Regt. No. 36 hatte im Jahre 1882 einen Bruch des linken Ellenbogens erlitten. Es erfolgte

	$\overline{R}$	$\overline{L}$
die Streckung bis	180°	bis 200°
die Beugung „	40°	„ 40°

Am äußeren Oberarmknorren war in Beugung ein beweglichcs Knochenstück zu fühlen von der Größe etwa eines halben Hühnereies und unregelmäßig dreiseitiger Gestalt. Bei der Streckung stellte sich das Knochenstück unbeweglich fest. Bei der seitlichen Aufnahme erschien hinter dem unteren Ende des Oberarmbeins ein zarter, parallel verlaufender Schatten. Die Aufnahme von innen ergab die oberen Enden der beiden Unterarmknochen unverletzt und in normaler Lage. Vom Oberarm war der ganze äußere Knorren durch einen Spalt von 5—6 mm Breite abgetrennt. Die Trennungslinie verlief etwas zackig, aber im ganzen als Verlängerung des Zwischenraums beider Unterarmknochen gerade nach oben. Das abgetrennte Knochenstück von ungefähr elliptischen Umrissen war auf dem Negativ 37 mm hoch, 27 mm breit.

Alle diese Offiziere waren zur Militärturnanstalt kommandiert und taten hier allen Dienst.

Freilich ist hierbei nicht zu vergessen, daß es sich um Offiziere handelt, bei welchen die Anforderungen, wenn auch nicht geringere, doch in anderer Form gestellt und zu erfüllen sind als bei Mannschaften. Daß übrigens auch bei diesen erhebliche Abweichungen von der normalen Stellung der Knochen ohne Schaden für die Dienstfähigkeit vorhanden sein können, lehrt z. B. der von Stabsarzt Schmiz[1]) bekannt gegebene Fall eines Musketiers, welcher bei Einübung einer Turnpyramide aus dem obersten Glied heruntergefallen war und einen Schrägbruch des zweiten, dritten und vierten linken Mittelfussknochens davon getragen hatte. Die Verletzung wurde zunächst durch die gewöhnliche Untersuchung nicht erkannt und erst drei Wochen später bei einer Röntgenaufnahme entdeckt, wobei sich die drei distalen Bruchenden nach außen verschoben und falsch vereinigt herausstellten. Nach 43 Tagen war der Mann dienstfähig und versah jeglichen Dienst eines Infanteristen ohne alle Beschwerden.

Ebenso vorsichtig ist zu verfahren bei der Beurteilung von Soldaten, bei welchen die Epiphysenlinien über den gewöhnlichen Zeitpunkt der Verschmelzung hinaus erhalten geblieben sind. Je jünger ein Individuum ist, desto isolierter erscheinen im Röntgenbilde die in den Epiphysen auftretenden Knochenkerne. Sie rücken allmählich zusammen und können bei voraufgegangener Verletzung leicht zu irrtümlichen

---

1) Deutsche militärärztliche Zeitschrift 1902 S. 199.

Deutungen als abgesprengte Knochenstücke führen, weshalb es auch hier wieder in allen Fällen ratsam ist, die andere Seite zum Vergleich heranzuziehen. Wilms[1]) weist darauf hin, daß man aus dem Vorhandensein einer deutlichen Epiphysenlinie den Schluß auf andauerndes Knochenwachstum ziehen könne, während umgekehrt das Verschwinden dieser Linien an den Röhrenknochen andeutet, daß das Individuum die ihm zukommende Körpergröße bereits erreicht hat. Auch bei Soldaten, welche das 20. Lebensjahr überschritten haben, finden sich nicht selten noch deutlich ausgeprägte Epiphysenlinien, welche namentlich an den distalen Enden von Speiche und Elle zu Mißdeutungen Anlaß geben können.

Schädigungen durch Röntgenstrahlen.

Unersetzlich sind die Dienste, welche die X-Strahlen der Untersuchung leisten, aber nicht absolut gefahrlos ist ihre Anwendung. Zwar wird von den meisten Menschen die Einwirkung der Röntgenstrahlen in der für die gewöhnlichen Aufnahmen erforderlichen Zeit ohne weitere Reaktion ertragen, auch wiederholte Bestrahlungen schaden gewöhnlich nichts. Unter Umständen findet jedoch von Seiten der Haut eine Reaktion statt, welche mit einer Entzündung infolge von Verbrennung verglichen werden kann. Die Affektion hat die Eigentümlichkeit, daß sie erst längere Zeit nach der stattgehabten Einwirkung sich einstellt, wodurch besonders in der ersten Zeit der Röntgenstrahlen die Erkennung und Beurteilung der Sachlage äußerst erschwert war. Zwei bis drei Wochen nach einer mehrmaligen oder sogar nach einer länger dauernden einmaligen Bestrahlung treten Rötung, Schwellung, Schmerzhaftigkeit und Haarausfall ein, worauf sich mehr oder minder in die Tiefe greifende geschwürige Veränderungen bilden, welche sich weit verbreiten und durch besonders langsamen Verlauf und sehr geringe Neigung zur Heilung auszeichnen. Das Eintreten dieser Erscheinungen wird begünstigt durch unzweckmäßige Anordnung der Apparate, zu große Nähe der Röhre, übermäßig starke oder langdauernde Be-

---

[1] Fortschritte auf dem Gebiete der Röntgenstrahlen Ergänzungsband 9, Die Entwickelung der Knochen der Extremitäten von der Geburt bis zum vollendeten Wachstum, Wilms u. Sick.

strahlung und zu schnelle Wiederholung derselben, besonders wenn die ersten Anzeichen einer auftretenden Reizung übersehen oder infolge falscher Deutung nicht beachtet werden.

Außerdem aber muß bei einzelnen, glücklicherweise wenig zahlreichen Menschen eine besondere Disposition, eine Idiosynkrasie gegen X-Strahlen angenommen werden, da solche Zufälle auch nach Bestrahlungen vorgekommen sind, wie sie im allgemeinen zu gründlichen Untersuchungen durchaus erfordert werden. Unglücklicherweise gibt es kein Mittel, eine so abnorm geringe Widerstandsfähigkeit der Haut vorher zu erkennen, man ist einzig darauf angewiesen, in jedem Fall an diese Möglichkeit zu denken und sorgsam beobachtend vorzugehen[1]). Namentlich wenn öftere Untersuchungen notwendig sind, muß sorgfältig auf das Auftreten entzündlicher Erscheinungen geachtet, die Bestrahlung sogleich längere Zeit ausgesetzt und überhaupt das nicht zu untersuchende Gebiet vor der Einwirkung der Strahlen durch Bleiblenden geschützt werden.

Ueber die Natur der auftretenden Veränderungen berichtet Gassmann[2]) nach einem Fall aus der dermatologischen Klinik in Bern. Bei einem aus dem Geschwür entnommenen Stückchen Gewebe fanden sich eigentümliche Veränderungen an den Gefäßen, nämlich Wucherung und vakuolisierende Degeneration der Intima, Auffaserung der elastischen Wand, Vakuolisierung und Schwund der Muscularis. Außerdem bestand stellenweise eine Zerfaserung und abnorme Farbreaktion des subkutanen Bindegewebes. Diese Befunde geben eine hinreichende Erklärung für den schleppenden, manchmal endlosen Verlauf derartiger Geschwüre. Kommen die Gefäße in weitem Umkreis und bis in gewisse Tiefe zur Verödung, so leidet die Ernährung auch des später in großer Erstreckung entstehenden Narbengewebes derartig, daß eine Ueberhäutung nicht zustande kommen kann. Im Beginn ist eine durchaus

---

1) Daß derartige Ereignisse auch gerichtliche Folgen haben können, lehren u. a. die Fälle von Hoffa (s. Gocht in Fortschritte auf dem Gebiete der Röntgenstrahlen 1899 Bd. II S. 110) und Schürmayer (ebenda 1902 Bd. IV. S. 24). Vgl. auch Holzknecht, Die forensische Beurteilung der sog. Röntgenverbrennungen, ebenda 1903 Bd. VI S. 145.

2) Fortschritte auf dem Gebiete der Röntgenstrahlen 1899 Bd. II S. 199.

reizlose Behandlung am Platze, in ausgedehnten und hartnäckigen Fällen ist dann nur noch von Exstirpation des ganzen aus der Blutzirkulation ausgeschalteten Bezirkes, von Heranziehen seitlicher Hautgebiete oder ausgedehnter Transplantation ein Schluß der Wunde zu erwarten.

Neben dieser tiefer gehenden Einwirkung, welche namentlich bei therapeutischer intensiver Bestrahlung beobachtet ist, kommt bei Aerzten oder auch Fabrikanten von Röntgenröhren eine mildere Art chronischer Hautreizung, namentlich an den Händen, vor, die sich durch Rötung, Verdickung der Haut, Schrundenbildung, Auftreten von Warzen, Ausfall der Haare und Nägel dokumentiert. Rechtzeitiger Schutz und milde Pflege der Haut lassen die Erscheinungen in der Regel langsam zurückgehen.

Bei Tieren sind von Barthélemy und Darier[1]) bei intensiver Durchstrahlung Lähmungen der hinteren Extremitäten, von Rollet und Bertin-Sans an Meerschweinchen Entzündungserscheinungen und Verwachsungen am Zentralnervensystem beobachtet.

Welche Agentien im einzelnen den schädigenden Einfluß auf die Haut ausüben, hat noch nicht mit voller Sicherheit festgestellt werden können. Einmal sind die Röntgenstrahlen an sich dafür verantwortlich gemacht, wobei es wieder unsicher geblieben ist, ob den Strahlen aus weicheren oder härteren Röhren eine größere Wirksamkeit in dieser Richtung innewohnt. Da erstere in größerer Menge in den oberen Schichten zurückgehalten werden, müßte man von ihnen eine größere Wirkung voraussetzen, doch auch von den Strahlen hoch evakuierter Röhren sind die gleichen Folgen bekannt. Eine andere Erklärung schiebt die Schuld auf die von den Drähten und Röhren ausgehenden hochgespannten elektrischen Ausströmungen, was mit der größeren Gefährlichkeit zu nahe an die Haut gebrachter Röhren und mit der Tatsache gut übereinstimmt, daß schon ein dünnes, die X-Strahlen hindurchlassendes, an Erde angeschlossenes Metallblatt vor den Wirkungen schützt. Allein anderweitig werden sehr hoch gespannte Ströme therapeutisch ohne jeden derartigen Schaden benutzt (d'Arsonvalisation), so daß ihre schädigende Wirkung in

---

1) Internationaler Kongreß für medizinische Elektrologie und Radiologie zu Bern 1902, Vortrag von Audin. S. Fortschritte auf dem Gebiete der Röntgenstrahlen 1902 Bd. VI S. 43.

diesem besonderen Fall nicht recht erklärlich ist. Am wahrscheinlichsten sind die X-Strahlen, auf deren Bahnen große Energiemengen fortbewegt und dem Körper zugeführt werden, in Verbindung mit den hochgespannten elektrischen Ausströmungen die Ursache der bekannten Schädigungen.

Therapeutische Verwendung der Röntgenstrahlen.

So ausgedehnt das Gebiet ist, welches in diagnostischer Beziehung der X-Strahlen nicht mehr entraten kann, so gering ist im Vergleich bislang noch der Nutzen, welchen man in therapeutischer Beziehung aus diesem mächtigen Agens zu ziehen vermag. Zunächst ist das Gebiet noch wenig bebaut, da die gleichmäßige Erzeugung von X-Strahlen bis vor kurzem auf Schwierigkeiten stieß. Offenbar erfordert die länger andauernde Bestrahlung besonders haltbare elektrische Apparate und Röhren sowie eine viel größere Aufwendung von elektrischem Strom als kleine Kabinette mit Akkumulatoren sie zu leisten vermögen. Nur größere mit Anschluß an Zentralen werden in der Lage sein, diesen Anforderungen zu genügen.

Die ursprünglichen Hoffnungen, mit den alles durchdringenden Strahlen namentlich parasitäre Krankheiten sowohl an der Oberfläche als im Innern des Körpers erreichen und heilen zu können, haben sich nur in bescheidenem Maße erfüllt. Die hier[1]) und da gefundenen bakteriziden Eigenschaften haben von anderen Beobachtern nicht bestätigt werden können. Es hat damit wenigstens vorläufig auch die Hoffnung aufgegeben werden müssen, durch den Brustkorb hindurch die tuberkulöse Lunge beeinflussen zu können.

Was die Methode anlangt, so geht gegenwärtig wohl allgemein die Meinung dahin, daß nur besonders weiche Röhren in Betracht kommen, welche in etwa 10 cm von der zu bestrahlenden Hautstelle angebracht und 10 Minuten lang in

---

1) S. die Uebersicht von Albers-Schönberg, Fortschritte auf dem Gebiete der Röntgenstrahlen 1898 Bd. II S. 20. Ferner namentlich Rieder in Münchener med. Wochenschr. 1898 S. 101 und 773. Bei frisch angelegten Kulturen von Cholerabakterien, Bacterium coli, Staphylococcus pyogenes aureus, Streptococcus pyogenes, Diphtherie-, Typhus- und Milzbrandbazillen erwiesen sich X-Strahlen als deutlich entwickelungshemmend.

Gang gesetzt werden. Solche Sitzungen sind ungefähr acht Tage lang fortzusetzen, falls es zu keinen Reaktionserscheinungen kommt. Alsdann wird 8—10 Tage pausiert, da ja die Reaktion erst so spät einzutreten pflegt und erst einmal gewartet werden muß, um die Empfindlichkeit der Haut kennen zu lernen. Sorgsamer Schutz der umliegenden Körperteile durch Bleiblech von mindestens 2 mm Dicke ist unbedingt erforderlich.

Für die Bestrahlung geeignet sind eine Anzahl Hautaffektionen, welche kurz aufgeführt werden sollen.

Zunächst lenkte der nach Bestrahlungen beobachtete Haarausfall auf die Idee, abnormen Haarwuchs durch Röntgenstrahlen zu beseitigen. In der Tat fallen die Haare nach voraufgehender oberflächlicher Hautentzündung prompt aus, doch bilden sie sich wieder und können vielfach erst durch oft wiederholte Bestrahlungen definitiv beseitigt werden, wobei die Gefahren weitreichender Hautentzündungen und deren Folgezustände im Auge zu behalten sind[1]).

Nächstdem hat der gewöhnliche Lupus[2]) am meisten Aussicht auf erfolgreiche Behandlung, sei es, daß die X-Strahlen allein angewendet oder daß sie mit Galvanopunktur oder mit der grünen Salbe Unnas verbunden werden. Ob diese Methode bessere Resultate und in kürzerer Zeit als die Finsen'sche Lichtbehandlung ergibt, ist zur Zeit noch zweifelhaft. Bequem für den Patienten und schonend für das gesunde Gewebe ist sie sicherlich. Unter vorsichtig geleiteten Bestrahlungen tritt zunächst eine Hyperämie auf, die zu einer gesteigerten Leukocytenauswanderung aus den Gefäßen führt. Die Lupuszellen verfallen einer Degeneration, die sich in herabgesetzter Färbbarkeit und Zerfall des Kernes und Vakuolisierung des Protoplasmas äußert. In späteren Stadien findet man das Bindegewebe vermehrt und die Lupusherde in derben Zügen einkapselnd und durchsetzend. Daß die lupösen Herde vollkommen zu Grunde gehen, ist indessen nicht immer konstatiert, vielmehr sind auch nach anfänglich

---

1) Kümmell, Verhandlungen der Deutschen Gesellschaft für Chirurgie 1898 S. 345.

2) S. Gassmann und Schenkel, Fortschritte auf dem Gebiete der Röntgenstrahlen 1899 Bd. II S. 121; Sjögren und Sederholm, ebendas. 1901 Bd. IV S. 145 und Bd. V S. 37; Grouven, ebendas. Bd. V S. 35 u. 186.

guten Resultaten Recidive in der anscheinend vollkommen gesunden Narbe vorgekommen. Daß in Zukunft noch bessere Resultate erhalten werden, ist wohl zu erwarten.

Bei Lupus erythematodes sind ebenfalls[1]) günstige Erfolge zu verzeichnen, doch muß die Behandlung oft sehr lange ausgedehnt werden und Recidive treten leicht auf.

Bei chronischem Ekzem erhielt Albers-Schönberg[2]) ein durchaus befriedigendes Resultat.

Pruritus ani et vulvae, Psoriasis, Acne, Scrofuloderma, Ulcerationen aus nicht klar gestellter Ursache, Epitheliom, Warzen, Favus[3]) sind ebenfalls mit Erfolg durch X-Strahlen behandelt. Bei Carcinom sind gute Erfolge beobachtet in Bezug auf Erweichung und Involution der Massen, Schwinden der Oedeme, namentlich aber der Schmerzen.

Die gemeinsame Ursache der Wirkung wird man darin suchen dürfen, daß bei geeigneter Dosierung der X-Strahlen eine Entzündung und Obliterierung der Gefäße sowie eine Wucherung des Bindegewebes eintritt, wobei die pathologischen Elemente zu Grunde gehen.

Gelegenheit zu therapeutischer Verwendung der X-Strahlen wird sich infolge der Zusammensetzung des Krankenmaterials in Militärlazaretten im allgemeinen nur selten finden. Nur diejenigen Lazarette werden überhaupt in der Lage sein, geeignete Fälle mit X-Strahlen zu behandeln, welche von Zentralen mit Strom versorgt und in der Beschaffung der erforderlichen Zahl von Röhren nicht beschränkt sind.

---

1) Schiff, Fortschritte auf dem Gebiete der Röntgenstrahlen 1899 Bd. II S. 135; Sjögren und Sederholm, ebendas. Bd. IV S. 145.

2) Fortschr. auf dem Gebiete d. Röntgenstrahlen 1899 Bd. II S. 20.

3) Grouven, Fortschritte auf dem Gebiete der Röntgenstrahlen 1901 Bd. IV S. 182

6. Transportable Röntgeneinrichtungen.

Die tiefgreifende Bedeutung, welche die Röntgenstrahlen binnen kurzer Zeit erlangten, und welche sie bald als ein unentbehrliches Hilfsmittel für jeden gewissenhaften Chirurgen erscheinen ließen, rief bald den Wunsch hervor, neben der schwerfälligen stationären Einrichtung des Krankenhauses auch bewegliche Apparate zur Verfügung zu haben, welche sich leicht transportieren lassen und Aufnahmen auf den Stationen in jedem beliebigen Bett oder im Hause des Kranken gestatten sollten. Ferner war es von ganz besonderer Bedeutung, die im Frieden gewonnenen Erfahrungen auch auf Kriegsverhältnisse übertragen und dem verwundeten Soldaten draußen dieselben Vorteile der genauen Untersuchung zuwenden zu können, deren er daheim teilhaftig wird. Es sind daher transportable Apparate schon seit einigen Jahren konstruiert und für alle erwähnten Zwecke empfohlen worden.

Was zunächst die Verwendung solcher Apparate im Frieden betrifft, so stehen derselben Schwierigkeiten prinzipieller Natur nicht entgegen. Der Induktor ist selbst bei 40 cm Funkenlänge nicht zu schwer und ein wenig empfindliches Instrument. Auch der Transport eines Unterbrechers bietet keine besondere Schwierigkeit. Der Platin-Unterbrecher ist völlig unempfindlich, aber auch die Motor-, Turbinen- und Wehnelt-Unterbrecher sind in Ausführungen herstellbar, welche sehr wohl transportabel sind. Am meisten sind der Gefahr des Zerbrechens die Röntgenröhren ausgesetzt, doch gelingt es durch besondere Kästen mit guter Lagerung und Polsterung auch hier den Transport sicher zu ermöglichen. Was die Stromquelle anbetrifft, so findet sich in den meisten Krankensälen und in vielen Privathäusern Anschluß an Netzstrom, der unmittelbar verwendet werden kann. Fehlt derselbe, so sind auch Kästen mit Akkumulatoren ohne zu große Unbequemlichkeit mitzuführen. Solche für Friedensverhältnisse ausreichenden Zusammenstellungen aller notwendigen Apparate sind von verschiedenen Firmen auf

den Ausstellungen der letzten Jahre gezeigt. Ob von ihnen
ein ausgedehnter Gebrauch gemacht ist, darf füglich bezweifelt werden. Denn die notwendige sorgfältige Ueberwachung der Instrumente, das Fehlen mancher Bequemlich-

Fig. 84.

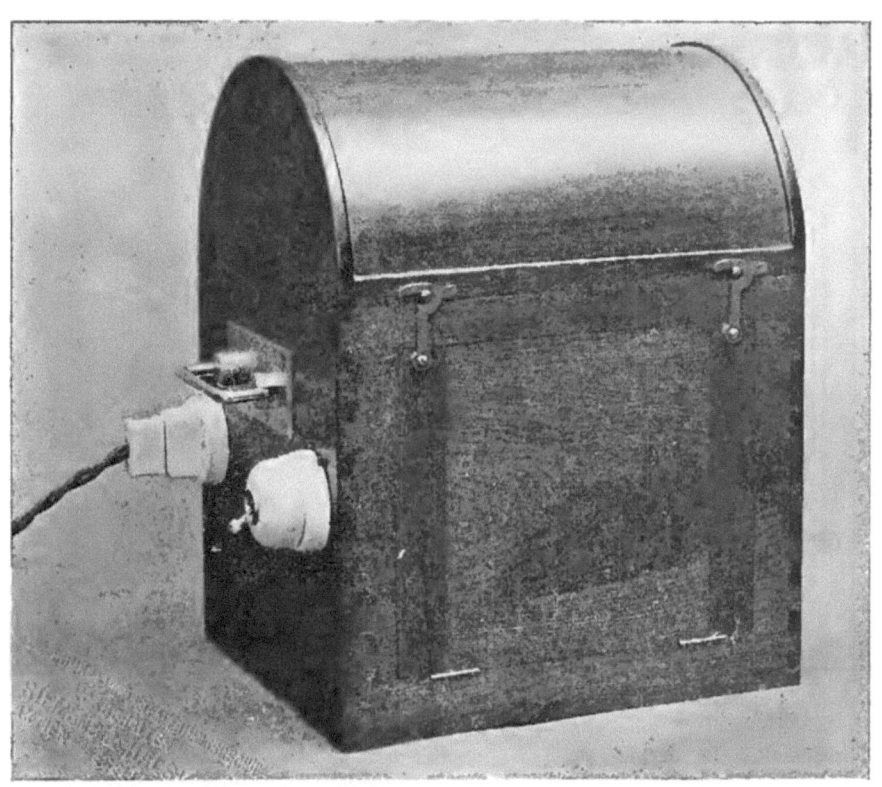

Transportable Röntgeneinrichtung von Siemens & Halske (geschlossen).
Maßstab etwa 1 : 5.

keiten bei der Aufnahme erleichtern demjenigen die Arbeit
nicht gerade, der es übernimmt, außerhalb des wohl eingerichteten Kabinettes zu operieren. Diese Bequemlichkeiten
kommen nicht etwa allein dem Röntgographen zu gute,
sondern sie sichern bei dem vielfach komplizierten Verfahren

Fig. 85.

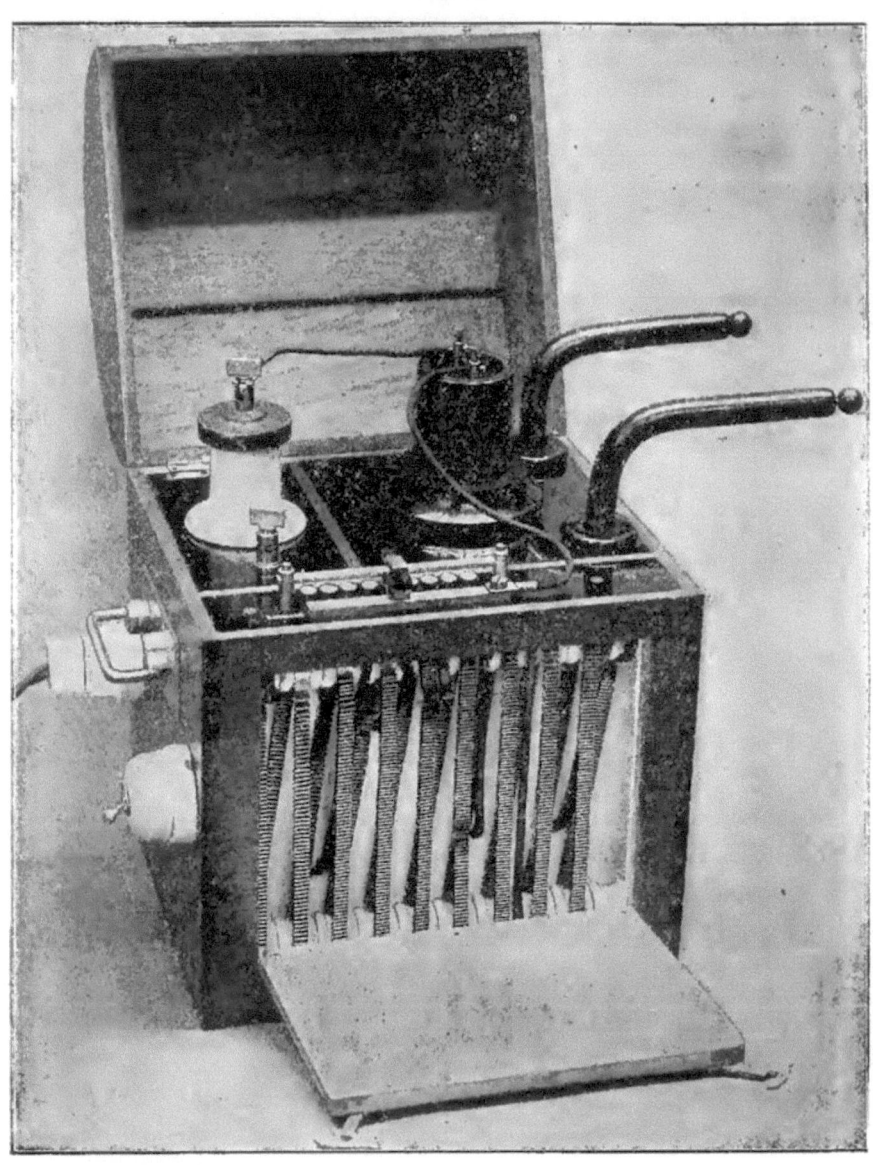

Transportable Röntgeneinrichtung von Siemens & Halske (geöffnet).

Transportable Röntgeneinrichtungen.

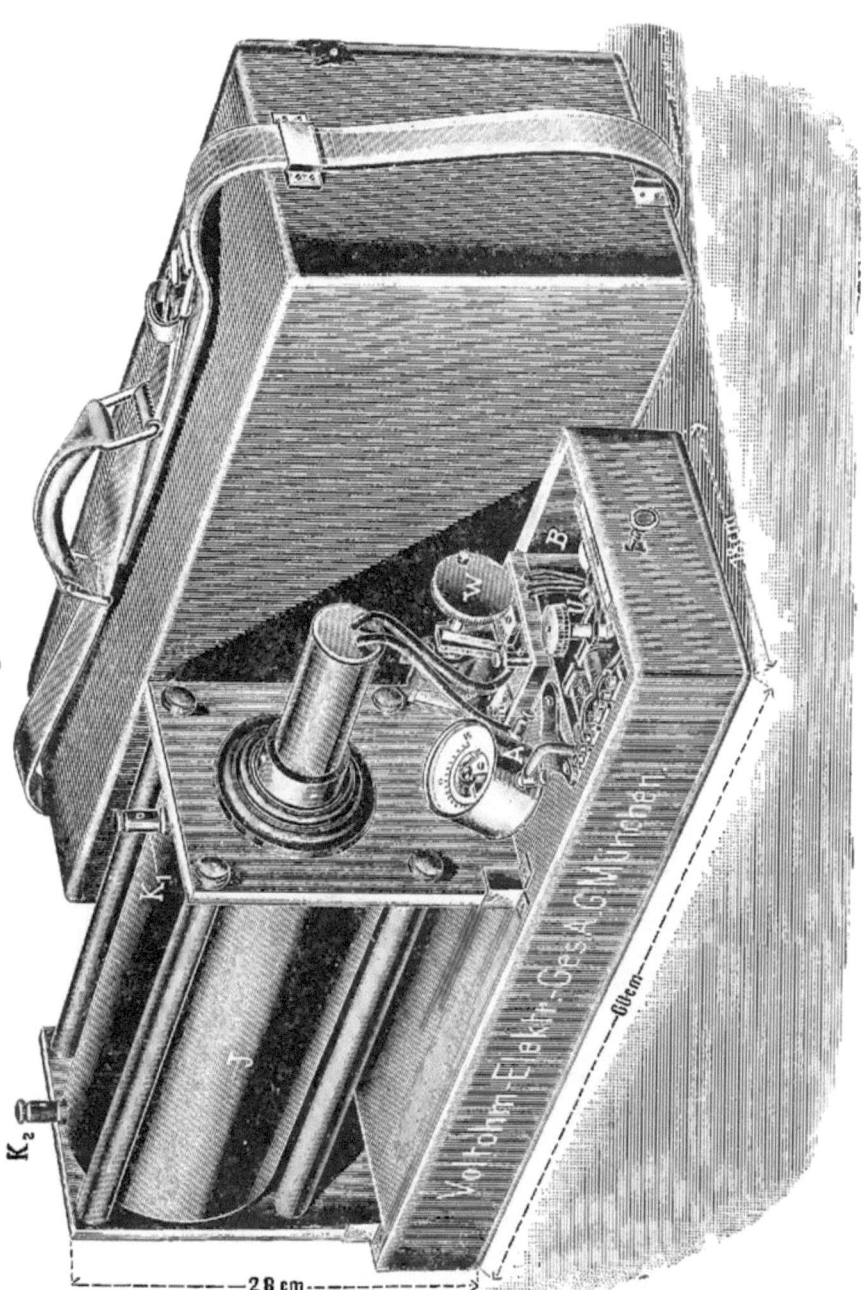

Fig. 86. Transportable Röntgeneinrichtung der Voltohm-Elektrizitäts-Gesellschaft, München.

das Endresultat, die Güte des Bildes, die Diagnose und sind so von erheblicher Bedeutung für den Kranken selbst. Dazu kommt, daß derartig zu untersuchende Kranke meist chirurgischer Hilfeleistungen bedürfen, welche schließlich doch nur in hierfür besonders eingerichteten Krankenhäusern ausgeführt werden können. Es dürfte deshalb den transportablen Apparaten im Frieden eine größere Verwendung nicht beschieden sein.

Auch für die Zwecke der Landpraxis hat man derartige Einrichtungen empfohlen und wohl gar schon daran gedacht,

Fig. 87.

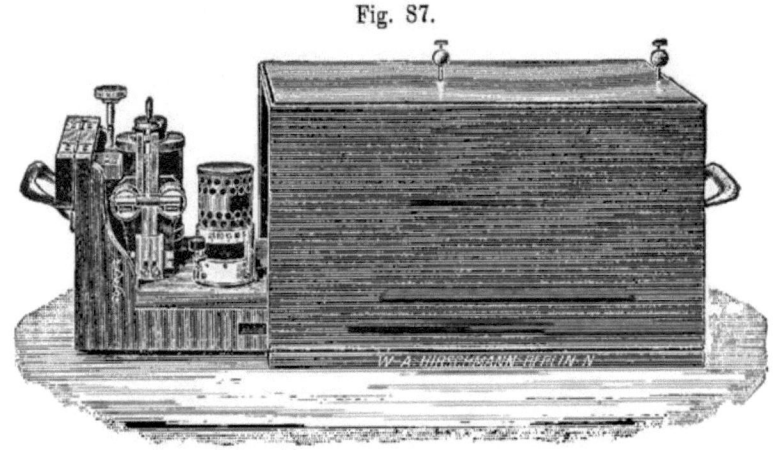

Transportable Röntgeneinrichtung von W. A. Hirschmann.

daß der auf dem Automobil mit allen Röntgenapparaten herumfahrende Landarzt seine Maschine auf eine kleine Dynamo umschaltet und nun an beliebiger Stelle seine Aufnahmen macht. Es ist keine Wahrscheinlichkeit dafür vorhanden, daß dieser Traum so bald zur Wirklichkeit werden wird. Es ist vielmehr mit Sicherheit anzunehmen, daß für absehbare Zeit und bei der andauernden Verbesserung der Wege und Transportmittel es noch immer leichter und auch weniger kostspielig sein wird, einen Kranken, der doch der chirurgischen Behandlung in einem Krankenhause zugeführt werden muß, auch schon zur Röntgenaufnahme in ein mit allen Vorrichtungen versehenes Laboratorium zu transportieren[1]).

Wie steht es nun mit der Verwendung der Röntgenstrahlen im Kriege? Unzweifelhaft hat einerseits der Krieger ein Anrecht wie auf die neuesten, wirksamsten Waffen so auf alle Errungenschaften der heilenden Wissenschaft, andererseits kann die Militärverwaltung sich der Verpflichtung nicht entziehen, den verwundeten Söhnen des Landes alle Hilfsmittel zur Erleichterung ihres Loses, soweit es irgend möglich, zugänglich zu machen. Es fragt sich nur, wieweit die Technik vorgeschritten ist, welche kriegsbrauchbaren Formen der Apparate zur Zeit vorhanden oder in Aussicht sind. Ferner muß man sich darüber klar werden, welche Stellen der Feldsanitätsformationen mit solchen Einrichtungen zu versehen sind.

Daß es möglich ist, auch unter schwierigen Verhältnissen einen Röntgenapparat zu transportieren, lehren die Erfahrungen des Surgeon-Major W. C. Beevor[2]), der bereits im Jahre 1897 in den Kämpfen der Engländer an der indischen Nordwestgrenze gegen die Afridis es fertig brachte, in den vordersten Lazaretten Aufnahmen zu machen. Er ließ die Apparate an einer Bambusstange aufgehängt von Kulis tragen und hatte trotz unwegsamer Felsen, trotz eiskalten Wassers, herabstürzender Gebirgsbäche, Regen und Schnee keinen Unfall zu beklagen. Zwei Mann zum Tragen, zwei zur Reserve genügten. Die Sicherheit dieses Transportes war dem mit Maultieren, Kameelen und auf Fahrzeugen bei weitem überlegen. Zum Betrieb empfahl er eine von Menschen in Bewegung gesetzte Dynamo und einen tragbaren Akkumulator, welche wechsel- und aushilfsweise verwendet werden sollten. Um in heißen Klimaten ein Schmelzen der Isolierungen des Induktors zu vermeiden, wurde eine Mischung aus Paraffin und Harz, welche erst bei 150° Fahr. = 65,5° C. schmilzt, am sichersten befunden.

Wenn diese Vorrichtungen auch wohl für unkultivierte

---

1) Auf die Schwierigkeiten, welche die Ausübung des Verfahrens für den praktischen Arzt mit sich bringt, machte neuerdings nachdrücklich Faulhaber aufmerksam. Deutsche medizin. Wochenschrift 1902 S. 855.

2) Nach einem am 20. Mai 1898 zu London gehaltenen Vortrage.

Gegenden ausreichen oder vielleicht zur Zeit die einzig möglichen sein mögen, so muß man doch für europäische Verhältnisse vollkommenere Apparate ins Auge fassen.

Was zunächst die Apparate im allgemeinen betrifft, so ist der Verwaltung mit den meisten der bisher angebotenen Zusammenstellungen wenig gedient. Alle nötigen Teile lassen sich zwar erwiesenermaßen in einer genügend kompendiösen, transportablen Form herstellen, allein die fast stets als Stromquelle beigegebenen Akkumulatoren sind für den Feldgebrauch nicht hinreichend widerstandsfähig. Auf ihre Verwendung muß, solange die Konstruktionen nicht erheblich über die heute bekannten hinauskommen [1]), sowohl der Verletzlichkeit der aktiven Schicht als der Schwere wegen vollkommen verzichtet werden. Zwar könnte man daran denken, daß größere oder kleinere Stromzentralen heut schon häufig gefunden werden und nur das Mitführen der übrigen Apparate für ausreichend halten. Demgegenüber muß aber hervorgehoben werden, daß dann die Einrichtung eben unvollständig und daher nicht kriegsfertig ist. Dazu kommt aber noch der andere Umstand, daß auch für diese übrigen Instrumente auf den bisher vorhandenen Wagen der Sanitätsformationen ohne weiteres kein Raum vorhanden ist. Es muß darauf gerechnet werden, daß durch die Röntgen-Einrichtung ein neues Fahrzeug notwendig wird, dem dann aber zweckmäßig, wenn möglich, gleich die Aufgabe zugewiesen wird, die erforderliche Kraftstation mitzuführen.

Die einzige Konstruktion, welche in dieser Beziehung bekannt und praktisch erprobt ist, rührt von der Firma Siemens & Halske her, welche für Zwecke der militärischen Funkentelegraphie solche Wagen gebaut, auch drei derartige Fahrzeuge zur Verwendung für Röntgenaufnahmen für das deutsche Expeditionskorps während der chinesischen Wirren geliefert hat [2]). Während der Erprobung der letzteren hat sich herausgestellt, daß Erfolge nur zu erzielen sind, wenn die Apparate dauernd unter sachverständiger Kontrolle gehalten werden. Ist dies der Fall, so ist man allerdings im-

---

1) Vielleicht ist der lange erhoffte Eisen-Nickel-Akkumulator Edisons eine solche Konstruktion.

2) Fortschritte auf dem Gebiete der Röntgenstrahlen, Ergänzungsband 7 S. 13. Später sind noch Lieferungen für die japanische Regierung ausgeführt.

Transportable Röntgeneinrichtungen.

Fig. 88. Fahrbare Röntgeneinrichtung von Siemens & Halske.

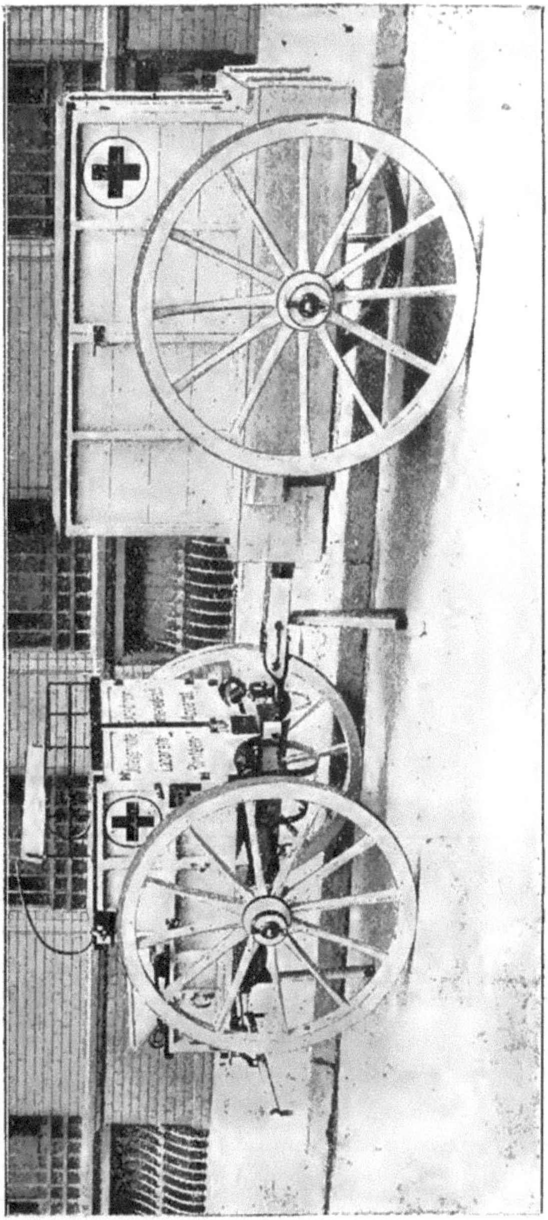

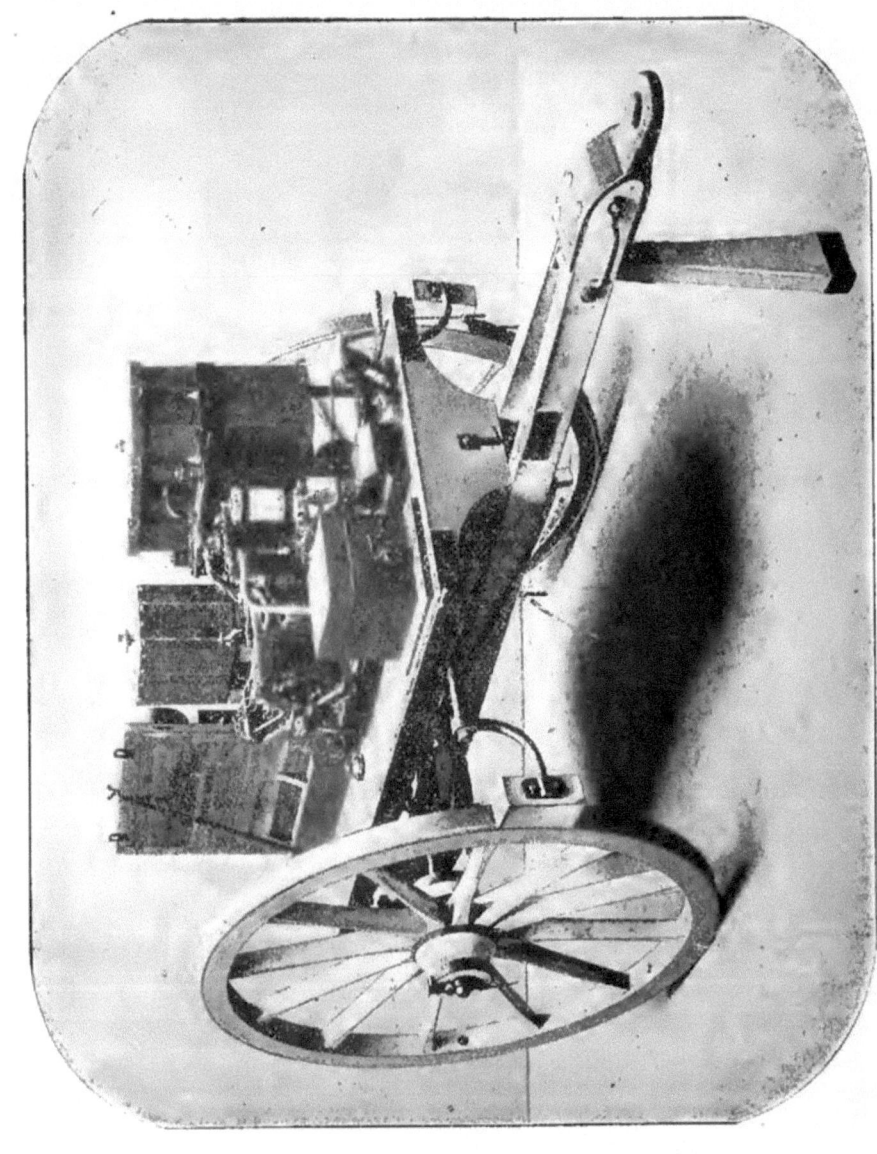

Fig. 89.

Fahrbare Röntgeneinrichtung von Siemens & Halske.

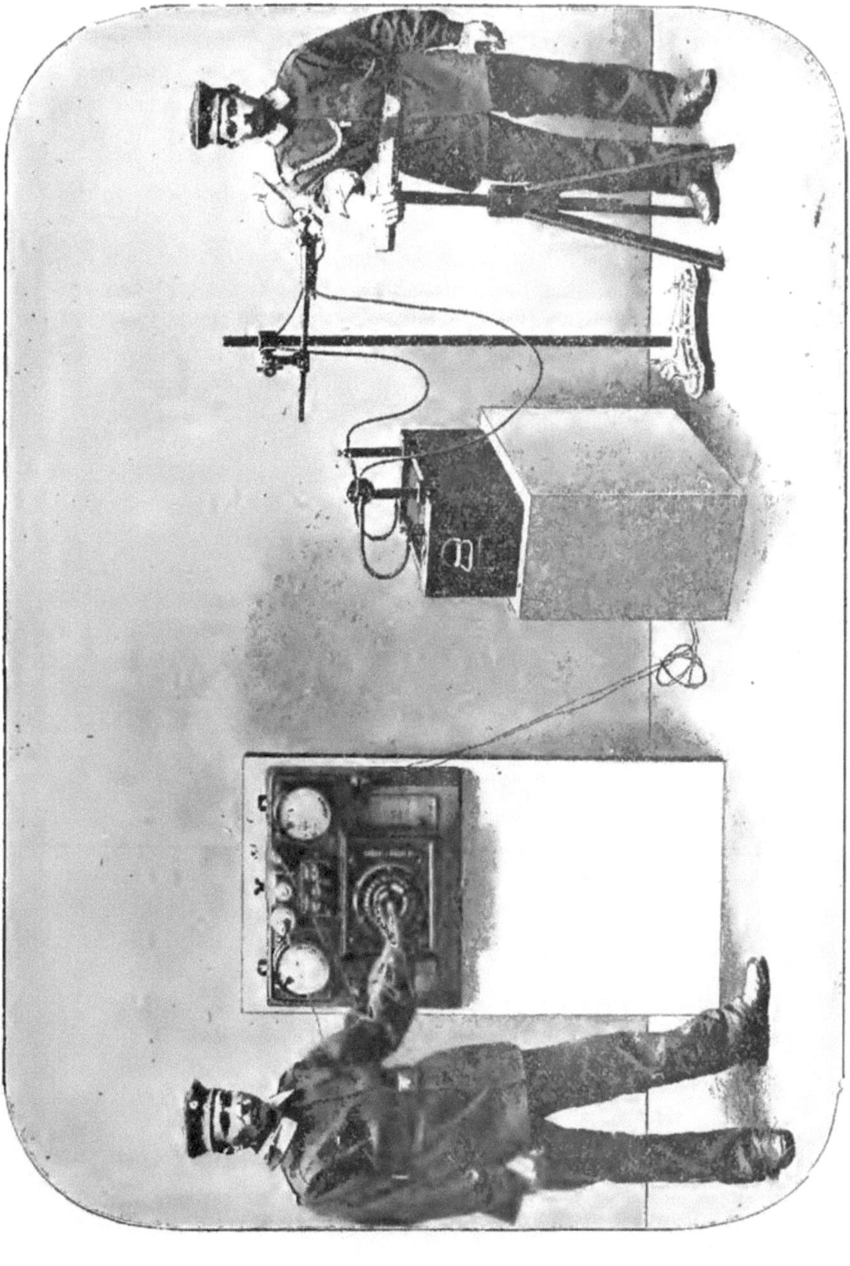

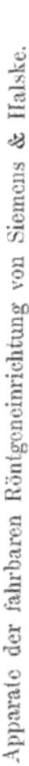

Apparate der fahrbaren Röntgeneinrichtung von Siemens & Halske.

stande, sowohl gute Röntgenbilder zu erzeugen als auch mit demselben Motor von etwa 3—4, höchstens 10 PS auch den Operationssaal, Kasino oder dergl. Räume zu beleuchten, wenn seine Leistung nicht gerade für den Röntgenapparat gebraucht wird. Aber es ist doch zu betonen, daß erst eine genaue Einarbeitung dazu gehört, um den Motor dauernd leistungsfähig zu erhalten. Ist dieselbe nicht vorhanden, so hat sich gezeigt, daß ein kleiner Dampfmotor leichter zu bedienen ist als eine Explosionsmaschine.

Auf einen Uebelstand des Exlosionsmotors muß noch hingewiesen werden, d. i. das untrennbar mit seinem Arbeiten verbundene Geräusch. Bis jetzt ist noch kein Schalldämpfer erfunden, welcher hiergegen genügend wirksam ist. Für den in freier Luft im offenen Wagen Fahrenden ist das wohl zu ertragen, innerhalb eines Lazarettes aber kann der Motor nur in weiter Ferne von belegten Räumen geduldet werden. Bei den neueren protzenartig gebauten Kriegswagen ist daher die Einrichtung so getroffen, daß der Motor und die Dynamomaschine fest auf dem Wagen montiert und außerhalb in einem Schuppen aufgestellt, Induktor und Unterbrecher aber in das Röntgenzimmer transportiert werden können. Kabel und Telephonleitung für den Mann am Motor stellen die Verbindung her. Daß diese räumliche Trennung der einzelnen Apparate nicht gerade zur Bequemlichkeit der Bedienung beiträgt, leuchtet ein. Auf wie unerwartete Schwierigkeiten man beim Gebrauch unter Feldverhältnissen stößt, lehrt die Erfahrung in Ostasien. Dort verstaubte die Maschine bei den häufigen Sandstürmen jedesmal dermaßen, daß eine peinliche Reinigung mit Auseinandernehmen der einzelnen Teile erforderlich war.

Eine weitere Vervollkommnung ist von der Firma Siemens & Halske neuerdings in der Art angebracht, daß die ganze Einrichtung auf zwei zweirädrige, von einander unabhängige Karren verteilt ist. Auf dem einen befindet sich der Stromerzeuger, bestehend aus einem etwa 4 PS Benzinmotor, direkt gekuppelt mit einer Gleichstromdynamo von 65 Volt und 20 Ampère. Auf demselben Karren kann noch der Wehnelt-Unterbrecher installiert werden. Dieser Wagen kann auch allein für Beleuchtungszwecke, z. B. des Operationssaales, verwendet werden.

Alle anderen Apparate, wie Induktor (40 cm), Schaltbrett, Fluoreszenzschirm, Röntgenröhren und photographische

Transportable Röntgeneinrichtungen.

Fig. 91. Funkenkarren von Siemens & Halske, bespannt.

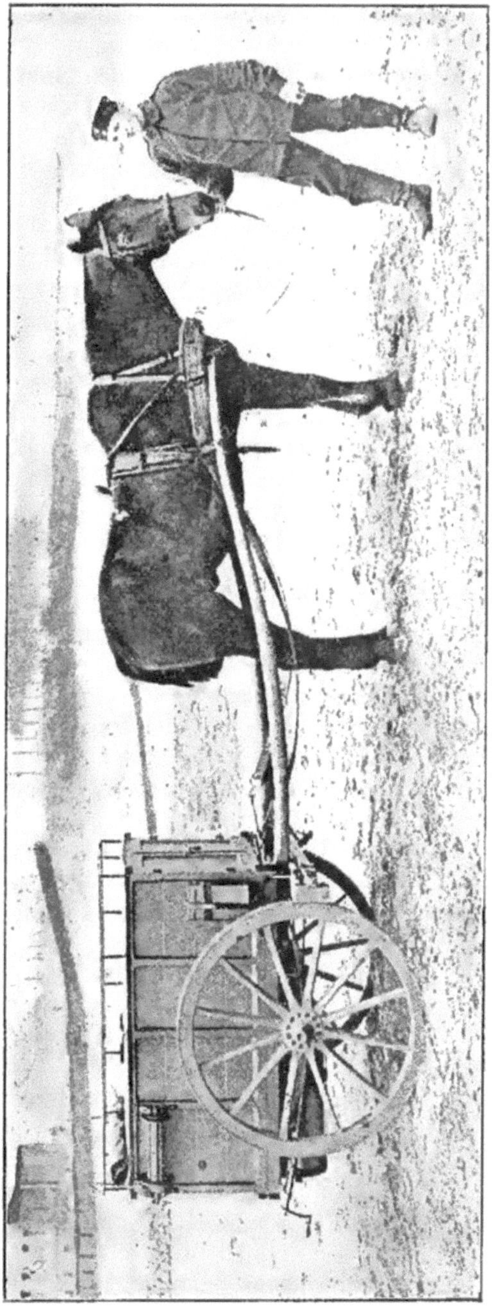

Einrichtung befinden sich auf dem zweiten zweirädrigen Karren und sind ohne weiteres daraus zu entnehmen.

Um nicht bei jeder Aufnahme von den Launen des Motors abhängig zu sein, ist es ratsam, an solchen Stellen, wo Akkumulatoren gehalten werden können, dieselben erst mittelst des Motors zu laden. Da das nur alle 4—6 Wochen zu geschehen braucht, hat man immer Zeit, für richtiges Funktionieren des Motors zu sorgen. Diese Methode ist im Frieden überall anwendbar, wo Akkumulatoren fest aufgestellt werden können oder etwa nur innerhalb des Lazarettes zum Laden umherzutragen sind. Für Kriegszwecke kann auf das Mitführen von Akkumulatoren noch nicht gerechnet werden; da ihr Gefüge den Unbilden öfteren Transports auf schlechten Wegen noch nicht gewachsen ist.

Bleibt man also für Kriegszwecke an den unmittelbaren Betrieb mit dem Motor gebunden, so wäre es jedenfalls sehr erwünscht, ein Modell zu besitzen, welches die oben genannten Schattenseiten des Benzinmotors nicht aufweist. Hier eröffnet sich nun der Ausblick auf den modernen Dampfmotor.

Die Dampfmaschinentechnik hat in ihrer mehr als 150 jährigen Entwickelung einerseits zur Schaffung ganz großer Typen von Tausenden von Pferdestärken geführt, neuerdings aber auch wieder zu kleineren Maschinen, welche nur wenige Pferdestärken Leistung haben und im Kleingewerbe sowie im Automobilbau Verwendung finden. Dies ist möglich geworden namentlich durch die Konstruktion von Kesseln, welche rasche Dampferzeugung mit großer Sicherheit gegen die Gefahren einer Explosion verbinden. Die Konstruktion der eigentlichen, den Dampf verbrauchenden und nutzbar machenden Maschinerie ist seit langem durchgearbeitet und hat feststehende Normen erlangt. Die Vorzüge der Dampfmaschine sind bis jetzt ihr elastischer, stoßfreier Gang, ihre relative Unempfindlichkeit gegenüber kleinen Schädlichkeiten und ihr geräuschloses Arbeiten. Es muß hervorgehoben werden, daß der eine der deutschen Röntgenapparate in Tientsin erst ordentlich in Gang gebracht werden konnte, nachdem eine in einem chinesischen Arsenal vorgefundene kleine stationäre Dampfmaschine zum Betriebe herangezogen war.

Allerdings ist die Dampfmaschine nicht im Augenblick betriebsbereit wie der gut gehende Explosionsmotor. Wenn man aber imstande ist, in 7—10 Minuten vom Anheizen an Dampf von der erforderlichen Spannung (20—40 Atmosphären) zur Verfügung zu haben, so dürfte diese Schnelligkeit der Betriebsbereitschaft für Röntgenzwecke vollauf genügen. Derartige Kessel, zuerst von der Locomobile Co. of Amerika für Automobile verwendet, werden jetzt auch in Deutschland gebaut. Es sind Kessel von Stahlblech mit zahlreichen kupfernen Siederöhren im Innern, welche durch eine besondere Vorrichtung die Brennstoffleitung (Benzin oder Spiritus) abdrosseln, sobald der zulässige Betriebsdruck von 15 Atmosphären erreicht ist und sie wieder öffnen, wenn durch Dampfentnahme der Druck sinkt.

Einen weiteren Fortschritt in der Heiztechnik für kleine Motoren bedeuten sicherlich die durch Patente geschützten Erfindungen des Ingenieurs Stoltz von der Motorfahrzeugfabrik Deutschland. Die einzelnen Heizelemente bestehen aus etwa daumdicken Stahlplatten von der Größe einer Ofenkachel, mit Durchbohrungen, welche wie neben einander liegende Flintenläufe die Platten durchsetzen. Sie halten einen Druck von 800 Atmosphären ohne jede Deformierung aus und werden durch besondere Brenner mit vollkommen vergastem Petroleum angeheizt.[1])

Falls die Explosionsmotoren nicht noch besondere Fortschritte inbezug auf Einfachheit, Schmiegsamkeit und Geräuschlosigkeit machen, sind Versuche mit den oben genannten oder ähnlichen Dampfmotoren angezeigt und aussichtsvoll.

Es kann also festgestellt werden, daß für europäische Verhältnisse auf einem besonderen Wagen montierte Röntgeneinrichtungen mit Stromquelle im Felde notwendig und schon heut herstellbar sind. Der Wagen hätte dann gleichzeitig die photographische Ausrüstung mitzuführen, während die notwendige Dunkeleinrichtung jeweils am Orte der Tätigkeit zu improvisieren bleibt. Ferner sind Verbesserungen der jetzt vorhandenen Motoren mit Sicherheit zu erwarten.

Es bleibt nun noch die Frage zu beantworten, welchen Feldformationen diese Apparate zuzuweisen sind, da von einer allgemeinen Einführung selbstverständlich nicht die Rede sein kann. Der hier und da geäußerte Gedanke, einfach die Wagen für Funkentelegraphie für Sanitätszwecke heranzu-

---

1) Die Patente sind von der Germania-Werft (Friedr. Krupp) Kiel erworben, um zunächst im Automobilbau ausgedehnte Verwendung zu finden.

ziehen, kann kaum ernst genommen werden. Sie sind sicherlich weder in genügender Anzahl noch gerade an den Orten der Lazarette vorhanden und müssen, wenn auch technisch den Röntgenzwecken entsprechend gebaut, für andere Aufgaben jeden Augenblick zur Verfügung stehen. Der Sanitätsdienst kann sich auf fremde Hülfe nicht basieren, sondern muß, wenn die Mitführung überhaupt möglich ist, über eigene Apparate verfügen.

Die Sanitätskompagnieen bilden die erste größere Etappe auf dem Wege zur Heilung und zur Heimat. Es ist daher daran gedacht, daß die Röntgenapparate hier besonders am Platze wären, zumal diese Dienststellen es nur mit Verwundeten, niemals mit Kranken zu tun haben. Vergegenwärtigt man sich aber die Tätigkeit auf dem Hauptverbandplatz, so erscheint die Verwendung der X-Strahlen hier kaum möglich. Eine derartige Untersuchung bedarf immer der Ruhe und einiger Vorbereitung. An Aufnahmen kann nicht gedacht werden, für Betrachtung auf dem leuchtenden Schirm fehlt das notwendige Dunkelzimmer. Die Hauptaufgabe besteht hier nicht in einer Behandlung der Verwundeten, sondern in deren schleuniger Sonderung und Herrichtung zum Transport. Ist dies erreicht, so ist die Tätigkeit der Sanitätskompagnie erfüllt und ihre Hülfsmittel erschöpft. Da die heutigen Verbandmethoden (Jodoformgaze, aseptischer Mull, Nichtberühren der Wunde, Immobilisierung) gestatten, eine nicht infizierte Wunde mit vollkommener Sicherheit längere Zeit frisch zu erhalten, so bringt die Verschiebung einer gründlichen Behandlung, die nur in der Ruhe mit allen Hilfsmitteln ausgeführt werden kann, um einige Tage in den meisten Fällen dem Verletzten keinen Schaden, sondern sichert ihm vielmehr die unentbehrliche Sorgfalt.

Die Feldlazarette sind der erste Ort, in welchen die Verwundeten zunächst zur Ruhe kommen, und in welchen nun die definitive Versorgung aller Verletzungen vorgenommen wird. Der eigentliche Ort für Anwendung der Röntgenstrahlen ist also hier zu suchen, zumal auch bei der Unterbringung der Feldlazarette in vorhandenen Gebäuden die nötigen Räumlichkeiten überall gefunden werden können.

Soll nun jedes Feldlazarett mit einem Röntgen-Apparat ausgestattet werden? Dies würde immer einen Wagen mehr, also eine erhebliche Vermehrung des Trosses bedeuten und recht bedeutende Kosten verursachen. Zudem ist ein großer

Teil der Feldlazarette längere Zeit nicht etabliert oder aber mit innerlich Kranken belegt, welche der X-Strahlen nicht bedürfen.

Unter Abwägung aller Verhältnisse und der in der deutschen Armee eingeführten Formationen erscheint zur Zeit die allgemeine Beigabe von Röntgenwagen zu den Feldlazaretten verfrüht. Ihr eigentlicher Platz muß zunächst noch hinter dieser Linie, also bei dem Lazarett-Reserve-Depot gesucht werden, dem ja auch die Aufgabe der Versorgung der Feldlazarette mit anderen Hilfsmitteln zufällt. Hier müßten sie allerdings in genügender Anzahl und hinreichend beweglich vorhanden sein, um sogleich nach den etablierten Lazaretten, welche ihrer bedürfen, in Marsch gesetzt zu werden. Drei Wagen dürften für ein Armeekorps genügen, da die Lazarette nach einander aufgesucht werden können. Die Wagen müßten fahrbereit sein, Pferde könnten nach Bedarf gestellt werden. Daß die Sanitäts-Offiziere mit den eigentlichen Röntgenapparaten umzugehen verstehen, darf in Zukunft allgemein erwartet werden. Für die Bedienung des Motors wären Maschinisten, Schlosser oder ähnliche Leute bei den Lazarett-Reserve-Depots einzustellen und von hier den Wagen beizugeben. Dieser Weg erscheint vorläufig als der einzig gangbare, um auch im Felde die rechtzeitige Anwendung der Röntgenstrahlen zu ermöglichen. Daß dabei die Gelegenheit, die Hilfsquellen des Landes zur Versorgung der Armee heranzuziehen, auch in dieser Hinsicht ausgenutzt wird, daß in größeren Städten vielleicht Röntgeneinrichtungen vorgefunden und in Anspruch genommen werden können, bedarf keiner weiteren Begründung.

Verlag von **August Hirschwald** in Berlin.
(Durch alle Buchhandlungen zu beziehen.)

Bd. Bibliothek von Coler-Schjerning.

1. **Kübler**, Geschichte der Pocken und der Impfung. Mit 12 Abb. und 1 Taf., 1901. 8 M.
2. **E. von Behring**, Diphtherie. (Begriffsbestimmung, Zustandekommen, Erkennung und Verhütung.) Mit 2 Abbildungen im Text. 1901. 5 M.
3. **Battersack**, Nichtarzneiliche Therapie innerer Krankheiten. Skizzen für physiologisch-denkende Aerzte. Mit 8 Abbildungen im Text. Zweite Aufl. 1903. 4 M. 50 Pf.
4. **Trautmann**, Leitfaden für Operationen am Gehörorgan. Mit 27 Abbildungen im Text. 1901. 4 M.
5. **Hermann Fischer**, Leitfaden der kriegschirurgischen Operationen. Mit 56 Abbildungen. 1901. 4 M.
6. **N. Zuntz u. Schumburg**, Studien zu einer Physiologie des Marsches. Mit Abb., Curven im Text und 1 Tafel. 8 M.
7. **Alb. Köhler**, Grundriss einer Geschichte der Kriegschirurgie. Mit 21 Abbildungen. 1901. 4 M.
8. **P. Musehold**, Die Pest und ihre Bekämpfung. Mit 4 Lichtdrucktafeln. 1901. 7 M.
9. **H. Jaeger**, Die Cerebrospinalmeningitis als Heeresseuche. In ätiologischer, epidemiologischer, diagnostischer und prophylaktischer Beziehung. Mit 33 Texttaf. 1901. 7 M.
10. **Gerhardt**, Die Therapie der Infectionskrankheiten. In Verbindung mit Stabsarzt Dr. Dorendorf, Oberstabsarzt Prof. Dr. Grawitz, Oberstabsarzt Dr. Hertel, Oberstabsarzt Dr. Ilberg, Oberstabsarzt Dr. Landgraf, Generaloberarzt Prof. Dr. Martius, Stabsarzt Dr. Schulz, Oberstabsarzt Dr. Schultzen, Stabsarzt Dr. Stuertz und Stabsarzt Dr. Widenmann. Mit Curven im Text. 1902. 8 M.
11. **E. Marx**, Die experimentelle Diagnostik, Serumtherapie und Prophylaxe der Infectionskrankheiten. Mit 1 Textfigur und 2 Tafeln. 1902. 8 M.
12. **Martens**, Die Verletzungen und Verengerungen der Harnröhre und ihre Behandlung. Auf Grund des König'schen Materials (1875—1900). 8. Mit einem Vorwort von Geh. Rath Prof. Dr. König. 1902. 4 M.
13. **A. Menzer**, Die Aetiologie des acuten Gelenkrheumatismus nebst kritischen Bemerkungen zu seiner Therapie. Mit Verwort von Geh. Rath Prof. Dr. Senator. Mit 5 Tafeln. 1902. 5 M.
14. **A. Hiller**, Der Hitzschlag auf Märschen. Mit Benutzung der Acten der Medicinal-Abtheilung des Preussischen Kriegsministeriums. Mit 6 Holzschn. und 3 Curven. 1902. 7 M.
15/16. **Sonnenburg** und **Mühsam**, Compendium der Operations- und Verbandstechnik. I. Theil. Mit 150 Textfig. 1903. 4 M. — II. Theil. Mit 194 Textfiguren. 1903. 6 M.
17. **Niedner**, Die Kriegsepidemieen des 19. Jahrhunderts. 1903. 5 M.
18. **Stechow**, Das Röntgen-Verfahren mit besonderer Berücksichtigung der militärischen Verhältnisse. Mit 91 Abbildungen im Text. 1903. 6 M.
19. **J. Boldt**, Das Trachom als Volks- und Heereskrankheit. 1903. 5 M.